MENTORIA
NA FORMAÇÃO MÉDICA

A medicina é uma área do conhecimento em constante evolução. Os protocolos de segurança devem ser seguidos, porém novas pesquisas e testes clínicos podem merecer análises e revisões, inclusive de regulação, normas técnicas e regras do órgão de classe, como códigos de ética, aplicáveis à matéria. Alterações em tratamentos medicamentosos ou decorrentes de procedimentos tornam-se necessárias e adequadas. Os leitores, profissionais da saúde que se sirvam desta obra como apoio ao conhecimento, são aconselhados a conferir as informações fornecidas pelo fabricante de cada medicamento a ser administrado, verificando as condições clínicas e de saúde do paciente, dose recomendada, o modo e a duração da administração, bem como as contraindicações e os efeitos adversos. Da mesma forma, são aconselhados a verificar também as informações fornecidas sobre a utilização de equipamentos médicos e/ou a interpretação de seus resultados em respectivos manuais do fabricante. É responsabilidade do médico, com base na sua experiência e na avaliação clínica do paciente e de suas condições de saúde e de eventuais comorbidades, determinar as dosagens e o melhor tratamento aplicável a cada situação. As linhas de pesquisa ou de argumentação do autor, assim como suas opiniões, não são necessariamente as da editora.

Esta obra serve apenas de apoio complementar a estudantes e à prática médica, mas não substitui a avaliação clínica e de saúde de pacientes, sendo do leitor – estudante ou profissional da saúde – a responsabilidade pelo uso da obra como instrumento complementar à sua experiência e ao seu conhecimento próprio e individual.

Do mesmo modo, foram empregados todos os esforços para garantir a proteção dos direitos de autor envolvidos na obra, inclusive quanto às obras de terceiros e imagens e ilustrações aqui reproduzidas. Caso algum autor se sinta prejudicado, favor entrar em contato com a editora.

Finalmente, cabe orientar o leitor que a citação de passagens desta obra com o objetivo de debate ou exemplificação ou ainda a reprodução de pequenos trechos desta obra para uso privado, sem intuito comercial e desde que não prejudique a normal exploração da obra, são, por um lado, permitidas pela lei de direitos autorais, art. 46, Incisos ii e iii. Por outro, a mesma lei de direitos autorais, no art. 29, Incisos i, vi e vii, proíbe a reprodução parcial ou integral desta obra, sem prévia autorização, para uso coletivo, bem como o compartilhamento indiscriminado de cópias não autorizadas, inclusive em grupos de grande audiência em redes sociais e aplicativos de mensagens instantâneas. Essa prática prejudica a normal exploração da obra pelo seu autor, ameaçando a edição técnica e universitária de livros científicos e didáticos e a produção de novas obras de qualquer autor.

Editora Manole

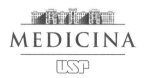

MENTORIA
NA FORMAÇÃO MÉDICA

Patrícia Lacerda Bellodi
Milton de Arruda Martins
E COLABORADORES

manole
editora

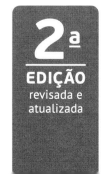
2ª
EDIÇÃO
revisada e
atualizada

Copyright © 2023 Editora Manole Ltda., conforme contrato com os autores.
"A edição desta obra foi financiada com recursos da Editora Manole Ltda., um projeto de iniciativa da Fundação Faculdade de Medicina em conjunto e com a anuência da Faculdade de Medicina da Universidade de São Paulo – FMUSP."
Logotipos   *Copyright* © Faculdade de Medicina da Universidade de São Paulo
         Copyright © Hospital das Clínicas – FMUSP

Produção Editorial: Rosana Arruda da Silva
Capa: Ricardo Yoshiaki Nitta Rodrigues
Imagem de capa: Faculdade de Medicina da USP, com permissão
Projeto gráfico: Departamento de Arte da Editora Manole
Editoração eletrônica: Estúdio Castellani

CIP-BRASIL. CATALOGAÇÃO NA PUBLICAÇÃO
SINDICATO NACIONAL DOS EDITORES DE LIVROS, RJ

B386m
2 ed.
    Bellodi, Patrícia Lacerda
    Mentoria na formação médica / Patrícia Lacerda Bellodi, Milton de Arruda Martins. – 2. ed. – Barueri [SP] : Manole, 2023.

    Inclui bibliografia e índice
    ISBN 9786555760941

    1. Medicina – Orientação profissional. 2. Mentoria – Formação médica.
I. Martins, Milton de Arruda. II. Título.

| 22-79889 | CDD: 610.71 |
| | CDU: 61:37 |

Gabriela Faray Ferreira Lopes – Bibliotecária – CRB-7/6643

Todos os direitos reservados.
Nenhuma parte deste livro poderá ser reproduzida, por qualquer processo, sem a permissão expressa dos editores. É proibida a reprodução por fotocópia.

A Editora Manole é filiada à ABDR – Associação Brasileira de Direitos Reprográficos.

Editora Manole Ltda.
Alameda América, 876 – Tamboré
06543-315 – Santana de Parnaíba – SP – Brasil
Tel.: (11) 4196-6000

www.manole.com.br | https://atendimento.manole.com.br/
Impresso no Brasil | *Printed in Brazil*

Dedicatórias

Esta nova edição só poderia ser dedicada a ela, Fernanda, minha irmã, que me ensinou a amar da forma mais ingênua e pura. É só o amor que conhece a verdade.

Patrícia

Para Aécio Góes, médico fantástico, modelo e grande amigo.

Milton

A todos os mentores da Faculdade de Medicina da Universidade de São Paulo, que aceitaram, de forma generosa e dedicada, a tarefa de contribuir para uma formação integral do estudante de Medicina.

A todos os alunos que aceitaram, de forma interessada e comprometida, o convite para conhecer e participar dessa clássica, e ao mesmo tempo nova, atividade – a mentoria.

Patrícia e Milton

Sobre os autores

Patrícia Lacerda Bellodi

Coordenadora do Programa de Mentoria da Faculdade de Medicina da Universidade de São Paulo (FMUSP).

Doutora em Psicologia Clínica pela Universidade de São Paulo.

Pesquisadora do Centro de Desenvolvimento de Educação Médica (CEDEM) da Faculdade de Medicina da Universidade de São Paulo (FMUSP).

Autora do livro *O clínico e o cirurgião – estereótipos, personalidade e escolha da especialidade médica.*

Milton de Arruda Martins

Professor titular de Clínica Médica Geral da Faculdade de Medicina da Universidade de São Paulo (FMUSP).

Diretor do Serviço de Clínica Geral do Hospital das Clínicas da FMUSP.

Presidente da Comissão de Graduação da FMUSP.

Coordenador do Centro de Desenvolvimento da Educação Médica (CEDEM) da FMUSP.

Chefe do Laboratório de Terapêutica Experimental (LIM/20) da FMUSP.

Membro da diretoria da Associação Brasileira de Educação Médica (ABEM).

Colaboradores

MENTORES

Adérson Omar M. C. Damião
Alberto Cukier
Alessandra Grassi Salles
Alexandre Archanjo Ferraro
Alexandre Saadeh
Alexandre Sizilio
Ana Cláudia Germani
André Mathias Baptista
André Nathan
André Pedrinelli
André Russowsky Brunoni
Angela Francisca Trinconi
Angelo Fernandez
Antonio Abílio Motta
Antonio Carlos Seguro
Antonio Sérgio Prado Terreri
Arlene de Maria Perez
Arnaldo Lichtenstein
Artur Ramos
Augusto Scalabrini Neto
Beatriz Tess
Belchor Fontes
Berenice Mendonça

Bruno Zilberstein
Caio Lamounier
Camila Eleuterio Rodrigues
Carla Romagnolli
Carlos Eduardo Pereira Corbett
Carlos Eduardo Pompilio
Célio Roberto Gonçalves
Celso de Oliveira Bernini
Chin An Lin
Cicero Nardini Querido
Claudette Hajaj Gonzalez
Claudia de Brito Fonseca
Cláudia Helou
Claudia Maria de Barros Helou
Cornelius Mitteldorf
Cristina Camargo
Cristina de Freitas Madeira Barretti
Dahir Ramos de Andrade Júnior
Décio Mion Júnior
Diana Helena Benedetto Pozzi
Dorival Carlucci
Dulce Pereira de Brito
Dulce Reis Guarita
Edilberto Olivalves

Edna Strauss
Eduardo Genaro Mutarelli
Eduardo Vieira da Motta
Eliana Steinman
Elnara Márcia Negri
Fábio Cantinelli
Fábio Luiz de Menezes Montenegro
Felipe Brasileiro Vanderlei
Fernanda de Azevedo Correa
Fernando Campos
Fernando Marcuz Silva
Filomena Regina B. G. Galas
Flair José Carrilho
Flávio Hojaij
Flávio Roberto Takeda
Geraldo Lorenzi Filho
Gerson Ballester
Gilberto de Castro Junior
Guilherme Polanczyk
Gustavo Marcolongo Bezerra
Hazem Adel Ashmawi
Hillegonda Maria Dutilh Novaes
Humberto Carlos M. Fadiga Jr.
Ieda Maria Magalhães Laurindo
Iolanda de F. Lopes Calvo Tibério
Isabela J. M. Benseñor
Itamar Santos
Ivete Bedin Prado
Jesus Paula Carvalho
João Gilberto Carazzato
Joel Cláudio Heimann
José Antonio Atta
José Antonio Curiati
José Eduardo M. da Cunha
José Eluf Neto
José Luiz Dias Gherpelli

José Luiz Santello
José Otávio Costa Auler
José Ricardo Ayres
José Ricardo Pécora
Júlia Maria D'Andréa Greve
Leandro Ejnisman
Liana Tortato
Lisete Ribeiro Teixeira
Lucas Jose Neves Tachotti Pires
Luis Miguel Melero Sancho
Luis Yu
Luiz Aparecido Bortolotto
Luiz Eugênio Garcez Leme
Luiz Fernando Onuchic
Luiz Francisco Cardoso
Luiz Henrique Martins Castro
Luiz Roberto Medina dos Santos
Luiz Vicente Rizzo
Luiza Arthemia S. Mascaretti
Lys Esther Rocha
Marco Aurélio Knippel Galletta
Marcos Samano
Marcos Tadashi Kakitani Toyoshima
Marcos Tavares
Maria Aparecida Basile
Maria Del Pilar Esteves Diz
Maria do Patrocínio T. Nunes
Maria Ivete Castro Boulos
Maria José Carvalho Carmona
Maria Laura Sandeville
Maria Luiza Nogueira Dias Genta
Maria Rita Bortolotto
Mariana Sato
Marília Bréscia
Mario Augusto Taricco
Mario Terra Filho

Marisa Dolhnikoff
Maurício Rocha e Silva
Maurício Simões Abrão
Max Grinberg
Milena de Souza
Milton de Arruda Martins
Moises Goldbaum
Myrthes Toledo Barros
Naira Hossepian Hojaij
Newton Kara José Jr.
Niels Olsen Saraiva Camara
Olavo Mion
Olavo Pires de Camargo
Oswaldo F. Leite Netto
Patrícia Tempski
Paulo Celso Bosco Massarollo
Paulo Eduardo Mangeon Elias
Paulo Hilário N. Saldiva
Paulo Rossi Menezes
Pedro Carricondo
Pedro Puech-Leão
Pedro Rodrigues Genta
Rafael da Silva Giannasi Severini
Rames Mattar Júnior
Raymundo S. de Azevedo Neto
Renata Mahfuz Daud Galloti
Ricardo Tapajós M. C. Pereira
Richard Halti Cabral
Roberto Guarniero
Roberto Tobaldini
Rogério Muniz
Rubens Vuono de Brito Neto
Rui Maciel de Godoy Júnior
Sergio Masili
Sergio Yoshimasa Okane
Simão Augusto Lottenberg

Sonia Penteado
Tânia Vannucci Guimarães
Tarcísio E. P. Barros Filho
Telesforo Bacchella
Toshio Chiba
Valeria Bigliani Ferreira
Vera Aparecida dos Santos
Vergilius José F. de Araújo Filho
Yolanda Marcia Garcia

COMENTORES

Ahmed Aydar
Alexandre Henrique Jácome Oliveira
Alissom Vitti Cincoto
Amanda Santos Ramos
Amanda Wick Fabri
Ana Beatrice Boncagni Zanon
Ana Carolina Devito Grisotto
Ana Carolina Schoueri
Ana Luiza Cruz
Ana Luiza Momi
Arthur de Campos Soares
Arthur Pires
Aurélio Canabrava Garrido
Bárbara de Freitas Marques Coimbra
Bárbara Lívia Corrêa Serafim
Bianca de Andrade Silva
Bruna Cristofolini
Caio Tokashiki
Caio Vinícius Fernandes Rodrigues
Camila Nunes
Carlos Henrique Mesquita Peres
Carolina Vilela Martins Tonin
Caroline de Cássia Gomes
Cláudia Keler de Oliveira
Daniel Abdalla Added Filho

Daniel Added
Daniel Lucas Rodrigues
Daniel Romano Pereira
Danilo Suzuki
Dany Beraldo
Débora Tseng Chou
Denise Costa Oliveira
Eduardo Messias Hirano Padrão
Eliezer Cunha
Emerson Seo
Emilio Abelama Neto
Eric Picon Trevisanato
Felipe Alexandre Fernandes
Felipe Shida
Fernanda Cotrim
Fernando Galassi Stocco Neto
Gabriel de Jesus Lima
Gabriela Cristina Sarti
Geovana Rodrigues
Giovanna de Paula Caruso
Guilherme Kazuo Marchi Ogawa
Guilherme Perez
Gustavo Antonio Marcolongo Bezerra
Gustavo Boog
Gustavo Camolesi
Gustavo Gameiro
Gustavo Henrique de Oliveira Amorim
Isabella Sales de Macêdo
Ivan Ken Nakamae
Jacob Kiderlen Fritz
Jéssica Adamucho
Jéssica Kipper Martinez
Jéssica Silva Nicolau
João Gabriel Magalhães Dias
João Paulo Mota Telles
João Vitor Ziroldo Lopes

Johnny Gonçalves
Juan David Ruiz Perez
Julien Ramos Stein
Jurandir Batista da Cruz Junior
Karoline Costal dos Santos
Karynne Bossolani Machado
Kauy Martinez
Kleber Jessivaldo Gomes das Chagas
Larissa Chignolli
Leandro Iuamoto
Leonardo André Hage Fabri
Leonardo Borges
Leonardo Koyama
Leonardo Mateus de Lima
Leonardo Torres Branco
Letícia Aparecida Pereira
Letícia Harumi Miyoshi
Lia Iida Imbiriba Rodrigues
Liana Tortato
Livia Mansano dos Santos
Lucas Chinelatto
Lucas de Abreu Machado
Lucas Torres Oliveira
Lucas Yongsoo Park
Luis Carlos Farhat
Luis Felipe Bruno de Almeida
Luiza Ribeiro
Lukas Blumrich
Lyna Kyria Rodrigues de Almeida
Marco Antonio Duarte Carneiro
Maria Luiza Villela Corullon
Mariana Calasans
Mariane Hiromi
Mario Sergio Boff
Marjorie Raposo
Mateus Belloni Torsani

Mateus Marinho Nogueira Soares
Mateus Zapparoli Claro
Matheus Belo
Mauro Shigueharu Oide Júnior
Mayra Rayane Freire Andrade
Milena da Cruz Palma
Natasha Passos Nunes
Nayara Stephanie Sousa Santos
Nicole Kemberly Ribeiro Rocha
Paulo Victor Dias Macedo
Paulo Vinícius Toazza de Oliveira
Pedro Chama
Pedro Luis Iwasaka Neder
Rachel Takahashi
Rafael Berenguer Luna
Rafael Tomio Vicentini Otani
Raif Restivo Simão
Raony Ferreira França
Raphael Menezes Vianna
Renata Mendonça
Renato Lobo
Rodolfo Furlan Damiano
Rodrigo Bolini
Rodrigo Toccoli
Sara Terrin
Tatiana Lulai
Thais Muriel Marin
Thalita Bento Talizin
Thamara Rodrighes da Costa
Thiago Cavalcanti Matos
Thiago Gonzaga
Thiago Landim
Valentina Crosso
Vanessa Malfatti

Vinicius Gaby
Vitor Iglesias Mangolini
Wellington Vidigal de Araújo

MENTORADOS
Ademir Lopes Júnior
Ana Cláudia Lopes Calças
André Russowsky Brunoni
Bianca Massaroppe
Cinthya Akemi Taniguchi
Erika Mendonça de Morais
Eron Luiz dos Santos
Fabricio Lopes de Fonseca
Jonathan Yugo Maesaka
Marco Antonio Silva dos Santos
Renato Santos Ferreira Lima
Tania Martinho
Vivian Carla da Silva Gomes

SUPERVISORES
Marcia Szajnbok

EQUIPE TÉCNICA
Maria Eugenia Vanzolini
Rachel Chebabo
Silvia Abensur

PROFISSIONAIS DE OUTRAS INSTITUIÇÕES
Maria Bernadete A. C. de Assis
Sociedade Brasileira de Psicanálise de São Paulo (SBPSP) e da Sociedade Brasileira de Psicanálise de Ribeirão Preto.

Telêmaco, de ora em diante deves perder a timidez.

Cortastes as ondas do mar para obter notícias de teu pai, saber em que lugar a terra o esconde e qual o seu destino.

Dirige-te, pois, em linha reta a Nestor, domador de cavalos, e tentemos conhecer que plano oculta em seu peito.

Pede-lhe que te fale sem rebuço.

Não te mentirá, pois todo ele é sabedoria.

O prudente Telêmaco lhe volveu:
Mentor, de que modo devo ir?
E como me insinuarei junto dele?
Não possuo ainda a prática de discursos persuasivos, além de que um jovem sempre se arreceia a falar a um ancião.

Atena, a deusa dos olhos brilhantes, respondeu-lhe:
Telêmaco, por ti próprio encontrarás
certas palavras em teu espírito;
uma divindade te inspirará outras;
pois não acredito que tenhas nascido e crescido
contra a vontade dos deuses.

Odisseia
(Homero – século VIII a.C.)

Sumário

Apresentação à segunda edição... xxi

Prefácio.. xxiii

Introdução.. xxvii
Patrícia Lacerda Bellodi

PARTE I
DOS CONCEITOS

1 A universidade e o aluno... 2
Patrícia Lacerda Bellodi
Por que programas de mentoria na universidade? 2
O ciclo de vida acadêmico... 5
O estudante universitário 9
Integração à universidade e apoio.. 12

2 Mentoria... 14
Patrícia Lacerda Bellodi
A natureza da atividade... 14
Objetivos 17
Enquadres da atividade 18

3 Mentor... 22
Patrícia Lacerda Bellodi
Papel... 22
Tarefas... 29
Atributos... 30
Habilidades 33

4 Mentorando 41
Por que Telêmaco deve crescer?.. 41
Fábio Luiz de Menezes Montenegro
Os "Telêmacos" de hoje.. 47
Patrícia Lacerda Bellodi

5 Mentorar 52
Patrícia Lacerda Bellodi
Fases e evolução da relação 52
Como a atividade funciona e promove mudanças? 64

xviii Mentoria na formação médica

PARTE II
DA PRÁTICA NA MEDICINA

6   A formação médica e o aluno 78
Patrícia Lacerda Bellodi e Milton de Arruda Martins
Por que programas de mentoria em escolas médicas? 78
Por que um programa de mentoria na Faculdade de Medicina da
   Universidade de São Paulo? 81

7   A mentoria FMUSP 83
Patrícia Lacerda Bellodi e Milton de Arruda Martins
Objetivos e estrutura 83
A implantação 84

8   Os mentores da FMUSP 86
Patrícia Lacerda Bellodi
Recrutamento 86
Seleção 87
Treinamento 89
Desligamento 93

9   Os mentorandos na FMUSP 95
Parceria e participação 95
Patrícia Lacerda Bellodi e Milton de Arruda Martins
Expectativas: Grupos de opinião 98
Patrícia Lacerda Bellodi, Maria Eugenia Vanzolini
Necessidades: temário 102
Patrícia Lacerda Bellodi

10   Suporte à atividade 109
Supervisão de mentores 109
Marcia Szajnbok
Equipe técnica 114
Patrícia Lacerda Bellodi, Rachel Chebabo e Silvia Abensur

PARTE III
DO COTIDIANO

11   Experiências de mentor 118
Patrícia Lacerda Bellodi (organizadora)
Mentores da FMUSP
Cuidados éticos 118
Os primeiros encontros 119
Ser mentor 122
Acolhendo calouros 125
Suporte pessoal 128
Desenvolvimento profissional 129
Cotidiano acadêmico 132
Veteranos e residentes 137
Também tem residente na mentoria! 139
Atividades sociais 139
Atividades culturais 144
A mentoria em si 145

Para além da medicina 148
Encontros individuais. 150
A relação no tempo 152
Mentoria virtual. 158
Maria Laura Sandeville

Crônica de mentor – *Uma noite qualquer* 163
Chin An Lin

12 Experiências de mentorando 165
Patrícia Lacerda Bellodi (organizadora)
Mentorandos da FMUSP
Especial na multidão 165
Em busca de um mentor 167
Por que vou à mentoria?. 170
Acredito no meu mentor 171
A faculdade de medicina, a mentoria e eu 172
Hoje estou chateado.... 176
Crescer dói. 177
Em volta da fogueira 178

13 Mentor-aluno: dos desencontros ao encontro possível 180
Maria Bernadete Amêndola Contart de Assis

PARTE IV

DA AVALIAÇÃO

14 Impacto da mentoria: é possível avaliar? 190
Patrícia Lacerda Bellodi
Questões metodológicas. 190

15 O programa pelos alunos 197
Primeiras avaliações 197
Maria Eugenia Vanzolini e Patrícia Lacerda Bellodi

Percepções dos diferentes anos. 200
Patricia Lacerda Bellodi

16 O programa pelos mentores 208
Primeiras avaliações 208
Patrícia Lacerda Bellodi e Maria Eugenia Vanzolini

Conversando com cada mentor 210
Patrícia Lacerda Bellodi

PARTE V

SÓ PERMANECE O QUE MUDA

17 De 2015 à pandemia de 2020 238
Patrícia Lacerda Bellodi
Só permanece o que muda 238
O momento das mudanças. 238
As mudanças e suas justificativas 239
Resultados das mudanças. 241
"Porquês" e "Para quês" no desejo pela mentoria e pelos mentores 242
A escolha do mentor 249

PARTE VI
A MENTORIA E A PANDEMIA

18 Longe dos olhos, mas perto do coração: mentoria *online* ... 254

Patrícia Lacerda Bellodi

Uma pandemia e seus deslocamentos 254
Mentoria: jeitos de estar e fazer 255
Mentoria FMUSP *online*: a travessia para as telas 256
Mentoria *online*: funciona? 259
O que é preciso para ser um bom mentor *online* 262
Pandemia: mentorear em um contexto de perigo e incertezas................. 263
Um desafio e uma oportunidade 266

PARTE VII
MENTORANDO EM TEMPOS INCERTOS

19 Vivências de mentoria em tempos de pandemia.............. 270

Patrícia Lacerda Bellodi (organizadora)
Mentores FMUSP

Os diários da mentoria no tempo.. 270
Como não falar sobre telemedicina?... 286

PARTE VIII
DO AMANHÃ

20 O futuro da atividade... 298

Patrícia Lacerda Bellodi e Milton de Arruda Martins

Horizontes 298
Aspectos polêmicos... 299
Barreiras e limites 306
Benefícios.. 310
Cuidados... 313

21 Aprendendo com a natureza 318

Patrícia Lacerda Bellodi

Trabalho e humildade 318
Com capricho 321
A nossa natureza humana 322

Posfácio.. 325

Patrícia Lacerda Bellodi

O mito... 326

Fábio Luiz de Menezes Montenegro

Leitura complementar 330

Índice remissivo 331

Apresentação à segunda edição

Um clássico é um livro que nunca terminou de dizer aquilo que tinha para dizer, já disse o escritor Ítalo Calvino.

Menos com a pretensão da "classicidade" e mais pelo desejo de continuar a contar uma história que tem perdurado ao longo do tempo, nasce esta segunda edição do livro *Tutoria – mentoring na formação médica*, agora renomeado como *Mentoria na formação médica*.

O Programa de Mentoria da FMUSP, iniciado em 2001, completou duas décadas de funcionamento em 2021. Parte da sua história foi registrada na primeira edição, lançada em 2005. Desde então, o programa e o mundo (atravessamos uma pandemia!) passaram por mudanças importantes.

O enfrentamento dessas mudanças não se deu sem esforço, mas valeu a pena! Com resiliência, criatividade e reflexão sobre a experiência, o Programa de Mentoria da FMUSP não apenas sobreviveu ao longo do tempo, mas continuou vivo de forma potente, proporcionando acolhimento, bem-estar e enriquecimento de experiências aos alunos (e aos mentores). Partes originais nesta nova edição contam em detalhes quais as transformações do programa, suas justificativas e efeitos. Trazem também, especialmente, as vivências de mentores e mentorados durante a pandemia, experimentando o encontro de forma *online*.

Desejamos aos leitores deste livro que a continuidade da história da Mentoria na FMUSP, trazida nesta segunda edição, inspire pessoas e programas a iniciarem e, especialmente, a persistirem em sua jornada de criação, desenvolvimento e aprimoramento da atividade de mentoria na formação integral de seus alunos.

Patrícia Lacerda Bellodi
São Paulo, 2022

Prefácio

Este livro é uma obra que conta a história da construção e evolução de um programa de acolhimento e acompanhamento de estudantes universitários na Faculdade de Medicina da Universidade de São Paulo (FMUSP). Está formalmente indicado para estudantes, professores, médicos, gestores, dirigentes de instituições médicas, entidades associativas e profissionais. O livro desperta emoções e suscita reflexões. Elaborado e coordenado por experientes educadores (Patrícia Lacerda Bellodi e Milton de Arruda Martins), dá voz aos atores que participam do cotidiano das escolas médicas. Mostra, em essência, a experiência desenvolvida no Programa de Mentoria da FMUSP. É um texto para ser lido e ouvido. É poesia e música! Tem filosofia, história e mitologia! E, principalmente, fala de gente, pessoas, seres humanos.

Falar e pensar sobre seres humanos que vivem e convivem nas escolas médicas nos remete a um tema relevante e atual: a humanização em saúde. Concomitantemente ao notável desenvolvimento tecnológico – que tem tornado realidade antigos sonhos da Humanidade – estamos, nos últimos anos, assistindo, em parte por alguns indesejáveis efeitos adversos desse incremento tecnológico, ao ressurgimento de um ideário humanista e humanizador, sustentáculo primário do exercício da medicina. Fala-se, hoje, cada vez mais e com maior ênfase, em humanização ou resgate da face humana da medicina. O tema tem sido amplamente discutido hoje no Brasil e diversos planos, programas e políticas de humanização têm vindo à luz em três âmbitos: o da assistência, o da gestão e o da formação em saúde.

Neste contexto, a humanização da formação adquire papel fundamental. Vencido o desafio do vestibular, o estudante de medicina, eufórico, orgulhoso e um pouco arrogante, tem pela frente um árduo e por vezes inesperado caminho a percorrer. Ao longo do curso, o aluno se depara com um conjunto de situações estressantes com as quais tem de lidar. Citemos algumas: o esquema de estudo (diferente do colégio e do cursinho); o sentimento de desamparo do estudante em relação ao poder dos professores (percepção, em algumas situações, do uso arbitrário deste poder); as provas e os exames; a competição entre os colegas; a experiência de contato com a morte no laboratório de anatomia; os primeiros contatos com os pacientes; a anamnese, vivida como uma invasão da privacidade; o contato com a intimidade dos pacientes, tanto corporal (lesões, feridas, deformações, mutilações) como emocional (dor, sofrimento, revolta, raiva, depressão); o medo de contrair doenças ao examinar ou realizar procedimentos médicos; a descoberta de que o médico não é onipotente nem onisciente; o primeiro contato com a psiquiatria e os pacientes psiquiátricos, que provoca no estudante preocupações sobre seus próprios conflitos e problemas emocionais; as dúvidas sobre sua capacidade de absorver as informações dadas ao longo do curso; a preocupação com seus ganhos econômicos no futuro; a escolha de especialidade; o receio de não ser aprovado no exame de residência médica; o medo de ser processado; a necessidade constante de atualização e outros.

O gerenciamento do estresse psicológico associado às experiências vividas ao longo da formação médica costuma ser muito penoso. O impacto emocional do curso médico nos estudantes gera ansiedades que, por sua vez, acionam defesas que podem se incorporar ao seu caráter, funcionando como fortificações de um castelo, onde se refugia e se isola um assustado jovem, envergonhado de se perceber frágil e vulnerável.

A expressão de sentimentos e emoções por parte dos estudantes de medicina habitualmente não encontra continência no ambiente de aprendizagem, em razão de fenômenos grupais e institucionais. Com alguma frequência, o aluno, ao expressar seus sentimentos, é visto por seus professores e colegas como um ser imaturo que cometeu um engano na escolha profissional, sofrendo uma condenação por demonstrar sentimentos. Isso faz com que o estudante passe a lidar com seu mundo emocional de forma solitária, em silêncio, o que configura o fenômeno denominado por vários autores como "conspiração do silêncio".

É no âmbito da criação de espaços propícios para a humanização da formação médica que se insere o presente livro. Na introdução, os autores revelam que vão relatar a experiência de mentoria apoiados no clássico *Odisseia*, de Homero, que narra o que se pode considerar a relação originária de *mentoring*, isto é, a relação que se estabeleceu entre Mentor e Telêmaco, na qual Mentor dá suporte, orientação, inspiração e coragem a Telêmaco. Trata-se de uma relação de ajuda, que envolve um adulto experiente e um jovem iniciante.

Em seguida, é descrito o processo de transição que ocorre quando um jovem estudante ingressa na universidade e a importância de oferecer suporte e acolhimento aos recém-chegados. São caracterizados os tipos de intervenção de suporte e apoio, classificando-as em intervenções de caráter assistencial e intervenções com propostas desenvolvimentistas e abrangentes. Neste último tipo, inclui-se a mentoria.

Com base em extensa e detalhada revisão da literatura, são apresentados e discutidos conceitos sobre essa atividade que, de uma forma sintética, pode ser concebida como "uma modalidade especial de relação de ajuda em que, essencialmente, uma pessoa mais experiente acompanha de perto, orienta e estimula – a partir de sua experiência, conhecimento e comportamento – um jovem iniciante em sua jornada no caminho do desenvolvimento pessoal e profissional". Trata-se, portanto, de uma relação de ajuda centrada nos desafios e tarefas naturais inerentes à profissionalização. Dito de outra forma, o mentor mantém uma relação continuada, compartilha sua experiência, auxilia a lidar com as vicissitudes do processo de profissionalização, estimula a reflexão crítica (incluindo a autocrítica) e contribui para o desenvolvimento de competências ético-profissionais.

São debatidos diversos aspectos sobre a natureza, os objetivos e as definições da atividade de mentoria, com a descrição de vários programas desenvolvidos em universidades norte-americanas e europeias. Destaque especial é dado à caracterização dos papéis do mentor, salientando-se, especialmente, quais os papéis que **não devem** ser assumidos por quem se propõe a desempenhar esta atividade; é dada ênfase à diferenciação dos papéis de mentor, preceptor, supervisor, consultor e treinador.

Dentre as diversas conceituações sobre o papel desempenhado pelos mentores, uma delas, oferecida pelos autores na Parte I deste livro, merece ser destacada e reproduzida. Dizem eles: "Mentores, com sua maior experiência na mesma área em que o jovem acaba de entrar, conhecem algumas das 'pedras do caminho', alguns possíveis atalhos e pontos de alerta necessários. Mesmo que a rota já tenha sido alterada e pouco tenha de seu trajeto original, têm a vivência do viajar. Acreditam que vale a pena seguir em frente e ajudam a construir pontes entre o que já foi e o que será. São sustento e apoio para o presente, assim como encorajamento para o futuro". Penso que esta construção, fruto da experiência acumulada ao longo do desenvolvimento do programa, representa uma importante contribuição para os mentores e alunos que dele participam e, em especial, para instituições que venham a se interessar em implantar sistemas similares. As características e funções do mentor são claras: mostram o alcance e os limites da mentoria, dando uma definição que organiza e tranquiliza os envolvidos, na medida em que cuida das inevitáveis inquietações que assolam os participantes deste tipo de proposta e empreitada.

Todo o processo de criação e implantação do Programa de Mentoria da FMUSP é relatado, descrevendo-se as fases e os cuidados que foram tomados em cada fase, desde o momento de elaboração do projeto até a implantação, o monitoramento e a avaliação do Programa. É de fundamental importância acompanhar todos os passos percorridos nesse processo, pois a forma como foi conduzido, com todo o cuidado e rigor que uma tarefa desta natureza impõe, representa, possivelmente, experiência única em nosso meio acadêmico e um exemplo a ser seguido.

Saúdo os autores, com renovada admiração, pela concretização do sonho e registro da história vivida e a todos os andarilhos desta caminhada – estudantes, mentores, supervisores e outros colaboradores internos e externos ao Programa – que contribuíram para esta notável obra.

Luiz Antonio Nogueira Martins
Professor Adjunto da Disciplina de Psicologia Médica e
Psiquiatria Social do Departamento de Psiquiatria da
Universidade Federal de São Paulo (Unifesp)

Introdução

Patrícia Lacerda Bellodi

UMA ODISSEIA A PARTIR DA *ODISSEIA*

Contar histórias é uma das mais importantes e prazerosas atividades humanas: as histórias dão significado à experiência, nomeiam nossos temores e alegrias, registram nossas dificuldades e vitórias, vinculam as gerações e, especialmente, aproximam as pessoas.

Por intermédio das histórias compartilhadas, desde o princípio dos tempos, os homens procuram entender a origem da vida e seu lugar no mundo. Há histórias de lutas, de descobertas, de amor, de mistérios, do cotidiano ou encantadas – mas todas buscam traduzir e apresentar, de uma forma ou de outra, a experiência e o sentido do viver.

Neste livro, desejamos contar uma história a partir de outra história: a "odisseia" da realização do Programa de Mentoria da Faculdade de Medicina da Universidade de São Paulo (FMUSP) tendo como referência o clássico *Odisseia* de Homero, por isso **uma "odisseia" a partir da *Odisseia***. Esta frase, composta com a mesma palavra em seu sentido próprio e comum, condensa os dois maiores objetivos deste livro e apresenta conceitos importantes.

Introduz, primeiro, a origem da natureza da atividade de mentoria – *mentoring*, em seu conceito original – surgida a partir do personagem **Mentor** da obra de Homero.

Depois, permite contextualizar a narrativa da implantação da mentoria na FMUSP com tudo aquilo que nela esteve presente: vicissitudes, dificuldades, conquistas e vitórias ao longo do tempo.

Por isso, é importante conhecer um pouco dessa obra de Homero para compreender o desenvolvimento da atividade de mentoria na Universidade em geral e na FMUSP em particular.

Ítalo Calvino disse certa vez que "um clássico é um livro que nunca termina de dizer o que ele tem a dizer"; assim é com a *Odisseia*.

Mas, tentemos aqui contar um pouco dessa clássica e originária relação de *mentoring*: a de Mentor e Telêmaco.

MENTOR E TELÊMACO

Mentor, personagem da *Odisseia* de Homero, era um sábio e fiel amigo de Ulisses[1], rei de Ítaca. Quando Ulisses partiu para a Guerra de Troia, ele confiou a seu amigo Mentor o cuidado de seu filho Telêmaco. Mas, muitos anos após o término da guerra, eis que Ulisses ainda não havia conseguido voltar ao seu lar.

Telêmaco assistia então, angustiado e vulnerável em sua juventude, à dilapidação do patrimônio paterno pelos pretendentes a um novo casamento com sua mãe, Penélope, que deles se esquivava, inteligentemente, tecendo, durante o dia, um manto prometido ao sogro, mas o desmanchando à noite.

Essa terrível situação não podia mais continuar e Telêmaco decide partir em busca de notícias do pai. Mas ele não parte sozinho: afinal, ainda era muito jovem. É então acompanhado por Mentor e dele recebe suporte, orientação, inspiração e coragem para seguir em direção a seu objetivo. Ir em busca do pai tem, psicologicamente, um sentido muito importante: trata-se de se aproximar do mundo dos adultos, daquele lugar tão desejado na infância que, com o desenvolvimento e amadurecimento, mostra-se então possível ao jovem.

As vicissitudes da viagem de Telêmaco em direção ao pai, assim como as de Ulisses de volta para casa, os encontros e desencontros na jornada, o auxílio recebido dos deuses e dos amigos compõem o coração da obra.

O QUE FAZIA MENTOR?

Mentor foi largamente responsável pela educação do jovem Telêmaco, pela formação de seu caráter, valores e pela sabedoria de suas decisões. Sua presença era particularmente importante quando decisões práticas eram necessárias ou quando escolhas críticas tinham de ser feitas.

Importante ressaltar que, nessa relação de ajuda, Mentor não estava sozinho. **Palas Atena**, a deusa dos olhos brilhantes (ou dos olhos glaucos, olhos

---

[1] Ulisses (ou Odisseu, em grego, de onde vem *Odisseia*).

verde-mar) e da sabedoria, muitas vezes assumia a forma do amigo de Ulisses para iluminar ainda mais o caminho de Telêmaco. Havia assim, também, um importante elemento espiritual nesta relação de ajuda, além da contribuição pragmática de Mentor. A parceria Mentor-Atena personifica, como um todo, a sabedoria necessária para seguir em frente.

No fim da jornada, e isto é importante para a compreensão dos objetivos do *mentoring*, Telêmaco tinha amadurecido e já tomava decisões independentemente. Nesse sentido, Mentor foi uma fundamental figura de transição na vida de Telêmaco durante sua **jornada da infância à maturidade**.

Bem mais tarde, no fim do século XVII, um educador francês chamado François de Salignac de La Mothe-Fénelon escreveu *As aventuras de Telêmaco* (1699). Neste outro livro, a relação de Mentor com o filho de Ulisses, com todos os seus detalhes, é o centro da narrativa. Enquanto a *Odisseia* concentra-se mais nas experiências de Ulisses, o livro de Fénelon tem como foco a educação de Telêmaco. Fénelon foi mentor do neto de Luís XIV e seu livro inspirou muitos pedagogos no século XVIII. A história é uma "continuação" do poema épico de Homero e, por meio de uma série de aventuras, o autor ilustra a tese de que um monarca ideal deveria ser um homem de paz, sabedoria e estilo de vida simples. Graças a Fénelon e ao Iluminismo, a palavra mentor renasceu depois de três milênios e está presente em nossa linguagem atual.

O termo mentor (como substantivo comum) passa então a ser utilizado para designar, em geral, a relação entre um adulto mais experiente e um jovem iniciante. Uma relação na qual o mentor provê orientação, instrução e encorajamento para o desenvolvimento da competência e do caráter do jovem. Durante o tempo em que permanecem juntos, espera-se que os dois desenvolvam um vínculo especial – de compromisso mútuo, respeito, confiança e identificação – que facilite a transição para a vida adulta.

Voltando à história grega, seja na *Odisseia*, seja no livro de Fénelon, é importante salientar que mais do que tutelar, isto é, ser totalmente responsável por Telêmaco na ausência do pai, **Mentor o mentoreava** (sim, existe o verbo mentorear!). Orientava, guiava, ensinava, inspirava e, acima de tudo, encorajava em direção à independência, à autonomia, à construção de sua própria identidade. Não fazia "pelo jovem", mas o fortalecia, por intermédio do suporte e da experiência, a "fazer por si".

Infelizmente, durante muito tempo nossa linda língua portuguesa (e como ela é bela!) não apresentava em seu repertório as palavras "mentoria" ou "mentoração" – uma possível tradução para *mentoring*. Por isso, a palavra **mentoria** (que, especialmente na Educação Médica, está mais associada ao mentor para facilitação da aprendizagem, dentro de uma determinada modalidade de ensino, a chamada Aprendizagem Baseada em Problemas) foi e ainda é utilizada por programas que, na verdade, são programas de relações de *mentoring*.

O importante é deixar claro aos leitores que, mais do que um papel com um conjunto de responsabilidades determinadas, nomeado dessa ou daquela forma por questões culturais ou linguísticas, o ***mentoring*** deve ser **compreendido** sempre como **um tipo especial de relação**.

Nesse sentido, como bem discutiram Awaya e seus colaboradores (2003), é fundamental **resgatar a essência da atividade** por meio da própria **narrativa da *Odisseia***.

Este resgate não deve ser feito apenas pela origem do termo mentor, mas, principalmente, pelas características da relação entre Mentor e Telêmaco. O poema grego, assinalam esses autores, pode parecer remoto no tempo e desconectado dos problemas atuais de mentores e alunos, mas representa um ponto natural para a exploração da essência da relação de *mentoring*. Como a boa literatura sempre faz, sua narrativa ajuda a compreender as particularidades dessa relação, iluminando seus traços importantes e dando um fundamento filosófico para o *mentoring* moderno.

Nessa perspectiva, os atributos centrais do *mentoring*, derivados do poema grego, seriam (AWAYA *et al.*, 2003):

1. **A relação de *mentoring* como uma jornada:** a *Odisseia* é uma narrativa em que o buscar é o grande desafio: há a busca de Ulisses por sua terra natal, a busca de Telêmaco por seu pai e, em um nível mais profundo, a viagem interna de descoberta de Telêmaco – na qual ele busca provar seu valor como sucessor do pai. A história de Telêmaco e Mentor pode ser lida como uma metáfora da iniciação no mundo adulto, da construção e estabelecimento da identidade de um indivíduo na vida. Telêmaco é o "buscador", Mentor e Atena simbolizam o conhecimento e a sabedoria necessários a essa busca. Nessa analogia, um mentor é um viajante mais experiente que acompanha o iniciante em direção a um novo destino, alguém que está menos interessado em fixar a rota e mais em ajudar o jovem adulto a se tornar um viajante competente.

2. **Uma relação de colaboração:** Mentor é um amigo confiável de Ulisses e Telêmaco é filho do rei, portanto sua autoridade não é derivada de seu *status*, mas sim de sua grande experiência e sabedoria. A relação de *mentoring* é, por essas características, uma relação assimétrica, mas não uma relação

hierárquica, não devendo ser baseada em graduação social, acadêmica ou profissional. O *mentoring* deve existir sempre no contexto de uma relação de colaboração, em uma parceria complementar em que nenhuma parte tem uma posição de poder sobre a outra. Por isso, a "cultura" do *mentoring* encoraja professores e alunos a ver cada um como colaborador e tomador de decisão, mais do que figuras dentro de uma estrutura hierárquica.

3. **O mentor como um guia do conhecimento prático:** embora Mentor seja representado como o real conselheiro de Telêmaco, ele age, em muitas situações, como porta-voz de Atena, deusa da sabedoria, que assume sua forma e voz. Embora "divina", sua orientação através de Mentor é, em todos os aspectos, eminentemente prática: Atena ajuda Telêmaco com problemas e desafios que ele encontra no caminho, ajuda-o a ver novas maneiras de resolvê-los, o protege de perigos. Também os mentores modernos compartilham conhecimento prático com seus alunos através do diálogo. Apresentam as regras e a estrutura da instituição, sua cultura e política e estão alertas aos problemas e dilemas dos alunos. Ajudam a encontrar um caminho não a partir da oferta de soluções, mas auxiliando a reconfigurar as questões para que eles mesmos as possam resolver.

4. **O mentor como uma força de suporte moral e pessoal:** Atena informa Zeus, no início da narrativa, que seu objetivo inicial é "instilar mais energia e força no filho de Ulisses" para confrontar os pretendentes da mãe e ir em busca do pai desaparecido. Em momentos críticos da história, Atena encoraja Telêmaco a encontrar novos desafios. Também Mentor, ele mesmo, motiva seu protegido à ação. Prover suporte pessoal está no topo da lista dos elementos críticos ao desenvolvimento de uma forte relação de *mentoring*, na medida em que muitos alunos experimentam momentos de dúvida na jornada: ser uma caixa de ressonância, estar atento às mensagens de estresse, discutir e orientar como lidar com situações difíceis é crucial para o papel de mentor.

5. **O mentor dá espaço para o jovem provar seu valor:** embora Mentor frequentemente ofereça conselho e orientação, ele também sabe quando ficar atrás, deixando Telêmaco provar seu valor. Este deve demonstrar qualidades de liderança, por meio da busca pelo pai, para só então "ganhar o mérito dos homens": deve fazer isso sem que Mentor e Atena intercedam a seu favor. Embora Atena, divina que era, tivesse poder para agir por Telêmaco, também ela fica nos bastidores. Em um determinado momento da narrativa, por exemplo, Atena assume a forma de uma ave e observa passiva a luta,

representando, com essa ação, a medida de sua confiança em Telêmaco. Ela nunca garante a vitória e sempre coloca Ulisses e seu nobre filho em teste. O mentor moderno deve também orientar, mas jamais controlar as ações de seus alunos que, por sua vez, devem assumir a responsabilidade por suas ações.

ESTE LIVRO

Falemos agora da narrativa da nossa "odisseia" – a da mentoria na FMUSP. Como este livro encontra-se organizado para contar esta moderna história de *mentoring* na medicina?

A **primeira parte** do livro introduz ao leitor o contexto no qual programas de *mentoring* na universidade têm lugar, apresentando especialmente a jornada do aluno universitário durante sua formação superior. Depois apresenta a natureza da relação de *mentoring*, as definições e os conceitos sobre a função e os atributos do mentor e as possíveis modalidades da atividade no contexto do ensino superior. Embora claramente inspirado no personagem da *Odisseia*, o papel do mentor não é ainda suficientemente claro e abriga várias possibilidades de compreensão – as quais têm implicações importantes para sua atuação prática e devem ser discutidas em profundidade.

Depois, em sua **segunda parte**, o livro conta a história da realização, na prática, de um, o nosso, **programa de mentoria em uma faculdade de medicina, a FMUSP**. O foco, embora haja vários exemplos de *mentoring* em outras profissões, será na experiência de graduação em medicina, não esquecendo que também existem trabalhos importantes junto com residentes e jovens professores em início de carreira.

A estrutura e os objetivos da Mentoria FMUSP, as atividades realizadas (recrutamento, seleção, treinamento e supervisão de mentores) e as primeiras avaliações do programa serão apresentadas.

Especialmente as interações entre os mentores e seus alunos, seus encontros e desencontros, terão espaço e ilustrarão o cotidiano do programa para oferecer um retrato da experiência na **terceira parte** do livro. Mentores e alunos contam, em primeira pessoa, suas experiências na jornada. O respeito à confidencialidade foi mantido sempre que necessário: informação pessoal foi omitida ou alterada e a autoria está presente apenas nos relatos sem prejuízo aos alunos e mentores. Na **quarta parte** alguns resultados de avaliações do programa em seu início e uma importante discussão sobre as possibilidades de avaliação da complexa relação de *mentoring* são apresentados.

Só permanece o que muda e as mudanças realizadas no programa ao longo do tempo são trazidas em uma nova **quinta parte** desta edição. Ainda atualizando a passagem do tempo, não poderíamos deixar de apresentar, **na sexta e sétima partes**, a realização da mentoria durante a pandemia do novo coronavírus, no período de 2020 a 2022, na necessária modalidade *online*. Os desafios de uma relação de *mentoring* a distância e o acolhimento proporcionado por ela durante esse período tão difícil e incerto são ilustrados pelos relatos dos mentores.

Algumas reflexões sobre **o futuro da atividade**, suas possibilidades e limites encerram o livro, em sua **oitava parte** – mas não a "viagem" da mentoria na FMUSP. Esta permanece no tempo e, sendo ela também uma "odisseia", devemos sempre estar preparados para terras desconhecidas e novas aventuras.

Um outro **aviso importante**: este livro não pretende ser um manual para outros programas do gênero, muito menos é exaustivo em suas referências sobre a atividade de mentoria. Apresenta, na verdade, escolhas feitas ao longo do programa que fizeram sentido dentro da natureza da atividade e, especialmente, do contexto institucional da FMUSP.

Os textos, livros e artigos escolhidos foram aqueles que, em nosso caminho, mostraram-se úteis para compreender o que acontecia e ajudar a tomar decisões para correções de rumo. Não se trata de uma revisão da literatura, mas sim da escolha de alguns "mapas" para a compreensão do fenômeno do *mentoring*. Nesse sentido, é importante lembrar que:

> O que está num mapa depende claramente dos interesses do cartógrafo e o mapa que escolhemos depende do que nós desejamos saber... (os cartógrafos) fazem escolhas ao construir seus mapas, iluminando alguns elementos e ignorando outros. Essas escolhas, inevitavelmente, afetam o viajante que está usando o mapa. Mas, bons mapas também oferecem escolhas... eles não são meras fórmulas, não insistem que a jornada deve ser feita de apenas uma maneira ou que ela precisa ser, de fato, completada. O mapa indica pontos de referência, de perigo, sugere possíveis rotas e destinos, mas deixa o caminhar para nós (DALOZ, 1986, p. 46).

Nesse sentido, posso até dizer que seus autores foram, para mim, coordenadora do programa, quase que meus "mentores" a distância, companheiros de viagem: orientaram-me, inspiraram-me, ensinaram-me.

É preciso agradecer a **Laurent A. Daloz** e suas considerações sobre o poder transformador do *mentoring* nas experiências de aprendizagem de adultos, assim como a **Daniel J. Levinson**, por sua obra fundamental para a compreensão do valor de mentores no ciclo de vida adulta. Também foram valiosos para mim os trabalhos de **Rosslynne Freeman**, coordenadora de um programa de *mentoring* para clínicos gerais na Inglaterra, e de **Sue Wheeler** e **Jan Birtle**, com seu conhecimento sobre os *personal mentors* da Universidade de Birmingham. E, especialmente, gostaria de destacar **Jean Rhodes**, da Universidade Harvard, grande estudiosa de programas de *mentoring* para jovens americanos, segundo a qual: "Nenhuma diretriz rígida deve substituir o julgamento, a experiência e a flexibilidade que seres humanos reais trazem para esta atividade muito humana" (2002, p. 5). E como é humana... Com tudo aquilo que nos encanta e nos assombra nas relações entre pessoas.

Grandes pensadores da psicologia, da psicanálise e da psicoterapia também me permitiram compreender muito do que acontece na relação mentor-aluno: **Freud**, **Bion**, **Winnicott**, **Erikson** e **Rogers**, entre outros.

É preciso ainda, salientar especialmente que, com o que aprendi com os "meus" mentores e alunos, também cresci no caminho.

Falando em caminhar, lembrei que, certa vez, li a respeito da experiência de viajar (de um autor francês do qual não consegui recuperar o nome): "A gente pensa que vai fazer uma viagem, mas, na verdade, é a viagem que nos faz e... desfaz".

Acredito que este é o grande valor dessa experiência chamada *mentoring*: o crescimento, a transformação pessoal, muitas vezes inesperada em seu sentido, que, por meio da troca generosa de experiências, atinge a todos que a ela estejam abertos por inteiro – mente e coração.

Que este livro possa ser companheiro de viagem de outros que também desejem "viajar" nessa atividade, lembrando, mais uma vez, que os mapas jamais podem substituir a jornada em si: as pessoas são sempre maiores que nossas ideias sobre elas e há, ainda, muitos territórios a serem explorados.

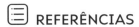

REFERÊNCIAS

AWAYA, A. et al. Mentoring as a journey. *Teaching and Teacher Education*, 2003, v. 19, n. 1, p. 45-56, 2003.
DALOZ, L. A. *Effective teaching and mentoring*: realizing the transformational power of adult learning experiences. San Francisco: Jossey-Bass Higher and Adult Education Series, 1986.
FÉNELON, F. S. M. *Les aventures de Télémaque* (1699). Paris: Garnier, 1987.
RHODES, J. *Stand by me* – the risks and rewards of mentoring today's youth. Cambridge: Harvard University Press, 2002.

Parte I
Dos conceitos

1

A universidade e o aluno

Patrícia Lacerda Bellodi

💬 POR QUE PROGRAMAS DE MENTORIA NA UNIVERSIDADE?

A entrada na universidade é, em nossa cultura, um momento de **especial significado** e com importantes **implicações** para o aluno, para sua família e para a sociedade em geral.

A **universidade**, como uma comunidade de mestres e alunos reunidos para assegurar o ensino de um determinado conjunto de disciplinas de nível superior, tornou-se, ao longo do tempo, cada vez mais universal e indispensável à vida social, política, cultural e econômica das nações (CHARLES e VERGE, 1996).

Para muitos, a entrada nessa comunidade especial significa também uma "**odisseia**": é a concretização de um sonho (porque repleta de expectativas de crescimento e desenvolvimento), a recompensa de um esforço (porque o acesso, embora mais democrático ao longo do tempo, é ditado especialmente pelo mérito) e o início de uma nova fase da vida (porque exige e desenvolve novos conhecimentos, habilidades e atitudes).

Que elementos estão presentes nesse sonho?

A **universidade sonhada** ocupa o espaço real e imaginário de centro de saber, de formação, de transmissão de cultura e de ascensão social e prestígio (CHAUÍ, 2001). Seja em uma concepção humanista-idealista ou mais pragmática e profissionalizante, a universidade possibilita e estimula o conhecimento (ou o reconhecimento) da realidade e do mundo que nos cerca por meio de um **novo método** e de um **novo olhar** – sistematizado, com rigor e planejamento. E, o mais importante, por meio de uma **nova relação** entre professores e alunos:

> A qualidade e a excelência (da Universidade) não devem ser encontradas nem apenas nas características místicas dos conteúdos nem nas rudes demandas do mercado, mas no comportamento e nas atitudes dos seres humanos que incorporam essa questão – no professor e no aluno (DALOZ, 1986, p. xii).

Espera-se assim que a universidade amplie a visão do mundo e a visão de si mesmo daqueles que a ela passam a pertencer. E que também, ao cuidar das pessoas que nela entram, dê continência aos seus sonhos.

Mas o "**sonho universitário**", isto é, as expectativas daqueles que buscam o ensino superior, mostra, na realidade, ter duas dimensões: o curso em si e a vida universitária (PACHANE, 2003).

No **curso universitário**, sem dúvida, os alunos buscam a formação para o mundo do trabalho. Entretanto, além disso, os alunos esperam, e isto deve ser seriamente considerado, que a **vida universitária** lhes traga **crescimento pessoal**.

Nesse sentido, educar é também cuidar:

> Nós sabemos que a qualidade da aprendizagem é alta quando os alunos mostram crescimento intelectual, emocional e ético; nós sabemos que o ensino é de excelência quando ele estimula tal crescimento, quando nós temos professores que estão dispostos a cuidar – tanto de suas disciplinas quanto de seus alunos (DALOZ, 1986, p. xii).

É especialmente nessa outra dimensão – a do cuidado – que o **papel atual da universidade** tem sido bastante questionado. Além de suas funções prioritariamente acadêmicas, cada vez mais é enfatizada a necessidade de a universidade estar igualmente preocupada com objetivos mais amplos de formação e desenvolvimento de seus estudantes (ALMEIDA e SOARES, 2003).

Uma formação sociocultural mais ampla, o desenvolvimento de um sistema de valores, a definição de projetos de carreira, a aquisição e o desenvolvimento de competências de relacionamento interpessoal, liderança e empreendedorismo, são áreas de formação no ensino superior nem sempre enfatizadas nos currículos e nas práticas pedagógicas existentes.

E, especialmente, é fundamental uma universidade que, em um ambiente de mudanças, forme seus alunos para enfrentá-las:

> O papel do ensino superior é o de fazer bem o que só ele pode fazer – no caso, formar pessoas para um ambiente de mudanças. Se dermos às pessoas a densidade intelectual, cultural e ética que depois as capacite a enfrentar – e mesmo a esposar – as mudanças que experimentarem ao longo de suas vidas profissional e pessoal, teremos dado a elas o melhor de nós. E os ambientes de trabalho em que elas depois se integrarem proporcionarão a sintonia fina dos meios pelos quais exercerão sua vida profissional (RIBEIRO, 2002).

Além desses aspectos, outra questão está bastante presente nas discussões sobre a formação universitária: a **atuação profissional** tem sido questionada não apenas em relação à **qualidade técnica** do exercício da profissão em si mesma, mas também em relação ao **compromisso ético** inerente à atividade profissional e à forma como o profissional constrói e consolida sua **relação** com clientes e colegas com quem trabalha (DEL PRETTE e DEL PRETTE, 2003).

As **funções tradicionais** das instituições de ensino superior (ensinar, produzir conhecimento e prestar serviços à comunidade) permanecem válidas, mas é necessário afirmar, como o fez a Organização das Nações Unidas para a Educação, a Ciência e a Cultura (Unesco), na Conferência Mundial sobre a Educação Superior no Século XXI: Visão e Ação, em outubro de 1998, que a principal **missão** da universidade hoje é educar **cidadãos responsáveis**, em um espaço aberto de **aprendizagem permanente**.

Para que essa missão e funções da universidade sejam desenvolvidas, três diretrizes se destacam nesta Declaração Mundial sobre Educação Superior no Século XXI. Uma diz respeito ao **desenvolvimento dos docentes universitários**: devem ser tomadas as providências adequadas para atualizar e melhorar as habilidades pedagógicas, estimulando a inovação constante dos currículos e dos métodos de ensino e aprendizagem. É preciso que os docentes de educação superior estejam ocupados, sobretudo, em ensinar seus estudantes a aprender a aprender, em vez de serem os professores as únicas fontes de conhecimento.

A outra diretriz coloca, definitiva e explicitamente, os **estudantes no centro das preocupações**, isto é, a universidade deve considerá-los como os parceiros e protagonistas essenciais responsáveis pela renovação da educação superior. Deve ocorrer o envolvimento de estudantes em questões que afetem o nível do ensino, o processo de avaliação, a renovação de métodos pedagógicos e programas curriculares, assim como a própria elaboração de políticas e a gestão institucional.

Aqui, uma importante condição se coloca.

Para que, de fato, os estudantes tenham voz e vez na universidade, é preciso que consigam estar integrados a esse contexto, conhecendo e experimentando todas as novidades e desafios que essa nova experiência promove. É preciso que o aluno consiga se inteirar da dinâmica e dos valores da comunidade universitária, que consiga tornar-se parte integrante dela para poder discuti-la criticamente e, assim, participar de sua renovação.

Nesse sentido, surge o terceiro ponto da declaração, fortemente relacionado ao tema deste livro – o **apoio** ao aluno durante seu caminhar universitário:

> Devem ser desenvolvidos **a orientação e os serviços de aconselhamento** em cooperação com organizações estudantis para **ajudar os estudantes na transição para a educação superior** em qualquer idade, levando em conta as necessidades de categorias cada vez mais diversificadas de educandos [...]. **Este apoio é importante para assegurar uma boa adaptação de estudantes aos cursos**, reduzindo assim a evasão escolar (Unesco, 1998, grifos nossos).

Como se dá essa transição para a educação superior? O que conhecemos sobre as tarefas, os desafios colocados aos alunos nesse processo de formação universitária? De que maneira a mentoria, uma das modalidades possíveis de apoio ao aluno, embora antiga em seu conceito e exercício, pode ser um instrumento valioso na educação superior do século XXI?

O CICLO DE VIDA ACADÊMICO

A universidade, embora muito desejada e repleta de novidades interessantes, também confronta o aluno com desafios em diferentes áreas de suas vidas.

O **desenvolvimento psicossocial do estudante universitário** engloba uma série de objetivos a alcançar e tarefas a serem realizadas. De modo geral, essas tarefas associam-se a quatro domínios principais (ALMEIDA e SOARES, 2003):

acadêmico (novos ritmos e estratégias de aprendizagem, novo estatuto de aluno, novos sistemas de ensino e de avaliação); **social** (desenvolvimento de padrões de relacionamento interpessoal mais maduros na relação com os professores, colegas e família, com o sexo oposto e com as figuras de autoridade); **pessoal** (estabelecimento de um sentido de identidade, desenvolvimento da autoestima, maior conhecimento de si mesmo e desenvolvimento de uma visão de mundo); e **vocacional** (desenvolvimento de uma identidade vocacional, comprometimento com objetivos profissionais).

Que objetivos devem ser atingidos a partir dessas tarefas?

Destacam-se principalmente (CHICKERING e REISSER, 1993, *apud* ALMEIDA e SOARES, 2003):

- **Tornar-se competente:** competências intelectuais, físicas, sociais e interpessoais.
- **Gerir emoções:** competências para identificar e aceitar as emoções, para expressá-las e controlá-las adequadamente.
- **Desenvolver a autonomia e a interdependência:** estabelecimento de relações interpessoais que contribuam para o desenvolvimento de identidade madura, que inclui a aceitação e o aumento da tolerância às diferenças individuais, assim como a capacidade para estabelecer relações saudáveis.
- **Estabelecer a identidade:** uma maior estabilidade e integração do *self*,[1] aceitação pessoal, tanto no que se refere à imagem corporal como ao gênero e à orientação sexual, valorização pessoal, autoestima e satisfação com os papéis de vida desempenhados.
- **Desenvolver objetivos de vida:** desenvolvimento de objetivos profissionais claros e planos de ação para implementá-los, estabelecimento de compromissos interpessoais mais firmes, relativos a interesses e atividades específicas.
- **Desenvolver a integridade:** aumento da congruência entre crenças e comportamentos, desenvolvimento de um sistema de valores mais humanizado e personalizado que reconhece e respeita os valores dos outros.

---

[1] *Self*: conjunto organizado e consistente de percepções de si mesmo: qualidades, defeitos, limitações, valores etc. (plural: *selves*).

Todos esses objetivos acompanham o indivíduo ao longo da vida, mas questões como a **competência**, a **autonomia** e a **identidade** assumem particular importância durante a universidade.

Dar conta dessas tarefas, atingir esses objetivos, são conquistas prazerosas, mas que não deixam de ser acompanhadas por uma série de momentos difíceis e, por que não dizer, críticos.

Tal como os mares percorridos por Telêmaco na *Odisseia*, o mundo universitário é estranho para quem começa a conhecê-lo. Requer exploração cuidadosa, coragem e muita energia física e emocional. A metáfora da jornada é aqui novamente muito útil:

> A jornada (nos diferentes contos) começa com um velho mundo, geralmente simples e não complicado, que freqüentemente é o lar... No meio da estória há a partida de casa, caracterizada por confusão, aventura, altos e baixos, luta, incerteza... a tarefa do herói é encontrar, nesta nova terra estranha, algo que mora em seu coração... No momento mais profundo, o ponto mais baixo da descida, ocorre a transformação e o viajante se move para fora da escuridão em direção a um novo mundo... (DALOZ, 1986, p. 24).

O caminho-padrão da aventura mitológica do herói inclui os chamados "ritos de passagem" e pode ser representado pela fórmula "separação-iniciação-retorno", como ensina Joseph Campbell (2004) em *O poder do mito*.

Nesse sentido, a separação de "casa" é essencial para a jornada, mas:

> Isto não significa que o velho mundo é abandonado, mais do que isso ele é incorporado dentro de uma consciência ampliada de seu lugar. Ele é visto de uma nova maneira. A jornada não leva embora nossas velhas experiências, como nós sempre tememos antes de embarcar. Ela simplesmente dá a elas novos sentidos (DALOZ, 1986, p. 26).

Como se apresenta, em detalhes, tal jornada – o **ciclo de vida acadêmico** – ao longo do tempo?

Começa com a chegada à universidade e com a necessária adaptação e integração aos novos colegas, professores e diferentes disciplinas. Alguns aspectos desse início de curso são especialmente responsáveis por níveis elevados de estresse e ansiedade.

O primeiro deles diz respeito à **frustração da idealização**, isto é, o choque entre a universidade sonhada e a escola real, levando da euforia inicial com a conquista ao desencanto.

Em seguida, o volume de novos conhecimentos a serem assimilados e o enfrentamento das primeiras provas e exames fazem o aluno **questionar sua competência anterior**, com consequências para sua autoestima. O ensino superior exige maior iniciativa, autonomia e participação do aluno: este passa a ter um papel central no processo de ensino-aprendizagem. Entretanto, ao chegar à universidade muitos alunos mostram pouca **autonomia e capacidade de autorregulação** na aprendizagem, assim como dificuldades em termos de métodos de estudo, gestão do tempo e comportamento em face da avaliação.

Outro momento crítico diz respeito ao contato com os professores universitários. Estes têm um papel crucial nesse processo de adaptação: além de sua qualificação científica, é preciso também corresponder às competências pedagógicas e relacionais.

Por fim, nesse início da jornada, outra fonte de desconforto refere-se ao **distanciamento do conhecimento** com sua **aplicação prática**. A prática profissional nesse momento parece tão distante... "Eu quero logo ser médico, psicólogo, advogado! Onde está o que vim buscar?", perguntam-se os alunos. O desânimo e a dúvida vocacional aparecem então, muitas vezes, como consequência dessa ausência de significado das primeiras vivências universitárias.

Prossegue depois o curso, ao longo do tempo, em direção ao **aprofundamento do conhecimento teórico e técnico**, com disciplinas cada vez mais específicas e focadas na futura profissão. A introdução à prática profissional aparece representada em alguns cursos, por exemplo, pelo primeiro contato com o paciente (Medicina, Psicologia, outras áreas da saúde), com o laboratório (Química, Física e outras áreas das ciências fundamentais), com a empresa (Administração e Negócios), entre outros contextos. Esses primeiros contatos com o "mundo real" da profissão despertam muito interesse, mas também, por aquilo que exigem de quem está começando, não deixam de provocar ansiedade.

Nos últimos anos, tem início o momento dos **estágios profissionalizantes sob supervisão** (na Medicina, o internato; na Psicologia, a clínica-escola; na

Administração, os diferentes setores das empresas, por exemplo). Conhecer todas as possibilidades de atuação dentro da profissão é uma tarefa fundamental nesse momento e a capacidade de projetar o futuro, considerar prós e contras de cada área, faz o aluno preocupar-se cada vez mais com o que o espera depois de terminado o curso.

Finalmente, chega o **fim da graduação**: com os conhecimentos adquiridos, as técnicas e atitudes desenvolvidas, é preciso desligar-se da escola formadora, dos colegas de classe e turma, além dos professores, e lançar-se, finalmente, ao mundo profissional e ao mercado de trabalho. Novas dúvidas vocacionais, questionamentos sobre as competências necessárias, sinalizando insegurança e receio na entrada no mundo concreto do trabalho, são comuns nessa fase.

Vários fatores poderão influenciar a **resolução mais ou menos satisfatória** desses diferentes momentos e, para a compreensão da direção tomada, é preciso considerar tanto as características com que o aluno chega à universidade quanto a interação dessas com a universidade.

De um lado, estarão presentes, sem dúvida, a **individualidade** e a **personalidade** de cada aluno, acionadas para enfrentar as diferentes etapas da formação. De outro, têm-se as características da instituição, de seus professores e o quanto ela disponibiliza fontes de apoio para seus alunos.

Em particular, como pano de fundo para todo esse contexto universitário, há a importante influência da **fase do desenvolvimento psicossocial** em que o aluno se encontra nesse momento da vida.

O ESTUDANTE UNIVERSITÁRIO

O período necessário para a conclusão de um curso superior não é curto: geralmente, o estudante universitário inicia sua formação superior entre 18 e 20 anos e termina a graduação aos 24, 25 anos. Sendo assim, uma importante questão se coloca: estamos nos referindo a adolescentes ou a adultos, quando falamos em universitários?

Tanto o termo **adolescência** quanto o termo **juventude** são polêmicos quanto à demarcação temporal como forma de classificação. Enquanto a Organização Mundial da Saúde (OMS) delimita a adolescência entre 10 e 19 anos, as Nações Unidas entendem a juventude como o período que engloba indivíduos com idade entre 15 e 24 anos, fazendo a ressalva de que cada país, de acordo com sua realidade, pode estabelecer sua "faixa jovem" (CHAVES JR., 1999; GÜNTHER, 1999).

Poderíamos dizer que, pelo tempo em que permanecem na universidade (envolve no mínimo quatro anos, chegando a seis na medicina, por exemplo), encontramos nesse grupo tanto adolescentes quanto jovens adultos. A saída nesse aspecto tem sido reconhecer que, mais do que faixas etárias, **a adolescência começa na biologia e termina na cultura**. O que significa isso?

Significa que o problema não é quando começa a adolescência, mas sim como se sai dela. Se o início é facilmente observável, por se tratar de uma mudança fisiológica produzida pela puberdade, o final dela, especialmente no mundo ocidental moderno, depende de uma autorização cultural e historicamente definida.

A adolescência, tal como a concebemos hoje, é um conceito recente e não há mais os ritos de iniciação das antigas sociedades tradicionais para demarcar as transições (ÁRIES, 1981).

Na **Atenas clássica**, por exemplo, os jovens levavam dois anos para ultrapassar a etapa que os conduzia à plena cidadania, quando passavam a ser chamados de efebos. É na medida em que o jovem sabe enfrentar o mundo selvagem (frequentemente, nos textos gregos, uma certa forma de caça ou de guerra) que ele é digno de ser integrado à sociedade dos adultos.

No **mundo de Homero**, Telêmaco é o único personagem, nesse sentido, que durante a narrativa mostra a passagem do tempo. Era bebê quando seu pai deixou Ítaca, tendo, no início da narrativa, uns vinte anos – precisamente a idade que o jovem ateniense da época clássica se tornava membro da assembleia (VIDAL-NAQUET, 2002).

Os pretendentes de Penélope têm a tendência de tratá-lo como garoto, mas Telêmaco mostra sua transformação ao longo do tempo. Orientado por Mentor, Telêmaco afirma sua identidade de adulto ao convocar, pela primeira vez, a assembleia e o conselho, sentando-se no trono de Ulisses, para marcar assim seu direito à herança.

Entretanto, diferentemente dos jovens atenienses e de Telêmaco, as definições de homem e mulher adultos na cultura ocidental moderna ficam em aberto, restando ao adolescente uma **espera** (a moratória forçada entre a maturação e a autorização para a maturidade) e um **enigma**: "O que os adultos esperam de mim?" e "Como conseguir que me reconheçam e me valorizem como adulto?". Seguir um grupo, rebelar-se contra a autoridade, adotar um estilo próprio e, muitas vezes, transgressor, são maneiras encontradas pelo jovem para afirmar-se, integrar-se, buscar a segurança perdida com o final da infância (CALLIGARIS, 2000).

Hoje, a ideia de juventude ou adolescência parece ter, como denominador comum, mais do que uma faixa etária, **um estilo de ser** marcado principalmente pela **preparação e pelo vir a ser** (GÜNTHER, 1999).

Nesse sentido, mais do que o estabelecimento de fronteiras etárias para a população universitária, há algo mais importante (e significativo) a se considerar: têm-se, na universidade, **pessoas em transição** de um estágio a outro.

Sendo assim, o apoio e as intervenções adequadas a essa população serão exatamente aquelas que não desconsiderarem a mudança inevitável, e nem sempre datada, de um ponto a outro. Em alguns cursos, particularmente (e a Medicina é o melhor exemplo), os muitos anos necessários à formação fazem permanecer essa dinâmica de funcionamento por um tempo maior – chamada muitas vezes de "adolescência tardia". Não é fácil lidar com essa "definição indefinida" e instabilidade (maduros para algumas coisas, mas não para outras e vice-versa). Mas essa constatação é mais verdadeira e útil para quem quer se relacionar, de fato, com o jovem universitário.

De todas as **referências importantes** a serem lembradas quando se pensa nesse **período transicional** da vida, é a **construção da identidade** – pessoal, sexual, social e profissional – o maior desafio e tarefa desse jovem em transição da adolescência para a vida adulta:

> Eu denominei a maior crise da adolescência como sendo a crise da identidade. Ela ocorre naquela fase da vida em que cada jovem deve estabelecer, para si mesmo, certas perspectivas centrais e certa direção, alguma unidade de trabalho além dos vestígios de sua infância e das esperanças da sua antecipada idade adulta. O jovem deve descobrir alguma semelhança significativa entre o que ele vê em si mesmo e entre o que sua consciência afiada lhe diz que os outros julgam e esperam que ele seja (ERIKSON, 1987, p. 14).

É especialmente essa característica que torna o aluno universitário bastante suscetível a **interiorizar os modelos** (formais e informais, silenciosos ou explícitos) que encontrará no caminho – sejam eles os professores, sejam, muitas vezes, os colegas veteranos. Que responsabilidade a da escola ao escolher a quem eles serão expostos...

INTEGRAÇÃO À UNIVERSIDADE E APOIO

Pode-se considerar que o ciclo de vida acadêmico é, em um sentido amplo, permeado por crises e rupturas. **Crise** aqui não como sinônimo de catástrofe ou desajustamento, mas de mudança, em que há a necessidade de optar por uma ou outra direção, mobilizando recursos que levam ao crescimento (ERIKSON, 1987).

Alguns alunos vivem esses momentos como uma verdadeira "janela de oportunidade" e dão um salto qualitativo no sentido de seu desenvolvimento pessoal e profissional. Outros apenas sobrevivem à crise, voltando ao mesmo nível em que estavam, sem nada de novo na bagagem da experiência pessoal. Alguns alunos também sobrevivem, mas com altos custos pessoais e às vezes deformações profissionais futuras. Outros permanecem sem dela sair... Mas **todos enfrentam mudanças** durante o processo de integração ao ensino superior.

Embora o enfrentamento desses diferentes momentos seja variado e único, alguns fatores, em especial, parecem contribuir para uma maior integração à universidade (PACHANE, 2003). As relações sociais com os colegas mostram-se essenciais para a integração do estudante à universidade, porque possibilitam cooperação, socialização, espaço para compartilhar sentimentos e pensamentos, assim como o relacionamento positivo com os professores e os contatos informais com o corpo docente. O caráter dinâmico do ambiente acadêmico também é importante, ao possibilitar a atuação ativa do estudante no aproveitamento das oportunidades institucionais, especialmente porque vai ao encontro do interesse natural do aluno por novidades. A persistência na conclusão de tarefas, a maior capacidade de organização e planejamento do tempo, a satisfação com as disciplinas e com o curso, a percepção de bem-estar físico e psicológico e maior independência completam o quadro.

E o que não favorece a integração? Destacam-se especialmente as vivências de inferioridade e culpa, irritação e raiva, seja em razão dos relacionamentos, seja em razão do desempenho. Também o cansaço e o pouco tempo para realizar atividades extracurriculares, participar de eventos sociais, esportivos, culturais, ao lado da sobrecarga de tarefas e compromissos, dificultam a integração. Por fim, baixo apoio familiar e social e desconforto no ambiente institucional prejudicam o bem-estar na universidade.

Considerando-se então esses fatores, várias instituições de ensino superior vêm, ao longo do tempo, preocupando-se em disponibilizar serviços de apoio psicológico e implementar programas sociais ou educativos a seus alunos.

Essas **intervenções de apoio** ao aluno adotam modelos diversos e podem ir desde uma proposta mais **focalizada e assistencial** (atendimento médico, psicoterápico, psicopedagógico) até propostas mais **desenvolvimentistas e abrangentes**, considerando as condições de vida no campus, a organização dos processos de ensino-aprendizagem ou até medidas preventivas para grupos especiais de culturas diferentes, minorias raciais, estrangeiros e mulheres em alguns cursos, por exemplo (ALMEIDA e SOARES, 2003). Nesse segundo grupo é que se encontram os **programas de mentoria (*mentoring*)**.

Sabe-se que adquirir conhecimento não é, em si, suficiente para passar de um estágio a outro nessa jornada... É preciso internalizá-lo, refletir sobre as atitudes, ser apresentado aos costumes profissionais, à sua história e, especialmente, ser orientado na aplicação ética e humana de sua prática.

Mentores, como bem coloca Daloz (1986), com sua maior experiência na mesma área na qual o jovem acaba de entrar, conhecem algumas das "pedras do caminho", alguns possíveis atalhos e pontos de alerta necessários. Mesmo que a rota já tenha sido alterada e pouco tenha de seu trajeto original, têm a vivência do viajar. Acreditam que vale a pena seguir em frente e ajudam a construir pontes entre o que já foi e o que será. São sustento e apoio para o presente, assim como encorajamento para o futuro.

Por não serem pais, nem colegas (mas alguém entre os dois, uma espécie de papel transicional), ocupam **um espaço social único** – privilegiado e seguro – para o jovem em "busca de si mesmo". Ele pode então, não apenas caminhar com mais segurança e cuidado, mas também (e este é um aspecto muito importante) ousar e criar mais, já que não estará sozinho.

A mentoria vem assim **ampliar a rede de apoio ao aluno** e, junto a outros esforços institucionais especializados, quando bem estruturada e com pessoas motivadas, capacitadas e generosas, pode colaborar decisivamente para seu **amplo desenvolvimento pessoal e profissional**.

2

Mentoria

Patrícia Lacerda Bellodi

💬 A NATUREZA DA ATIVIDADE

A mentoria é uma modalidade especial de relação de ajuda na qual, essencialmente, uma **pessoa mais experiente** acompanha de perto, orienta e estimula – a partir de sua experiência, conhecimento e comportamento – **um jovem iniciante** em sua jornada no caminho do desenvolvimento pessoal e profissional.

A natureza dessa relação, seus elementos e objetivos principais estão todos presentes já na *Odisseia*, na relação entre Mentor e Telêmaco, como colocado na introdução deste livro.

Mas como a proposta do *mentoring* é bastante ampla nos dias de hoje, os estudiosos da área têm se preocupado bastante em ressaltar os fundamentos da atividade para diferenciá-la de outras intervenções de ajuda.

As diversas formas de apoio ao aluno aparecem na literatura internacional como *student counselling, mentoring programmes, faculty mentoring* ou ainda *personal mentoring system*. Estariam esses autores se referindo à mesma coisa?

O que seria então o "verdadeiro *mentoring*"? Como podemos saber que estamos falando da mesma coisa?

Na tentativa de descrever o conceito, Roberts (2000) fez uma **análise fenomenológica** de vinte anos de **literatura de *mentoring***, no período entre 1978 e 1999. Ressalta em seu trabalho que não necessitamos de mais informação e sim de maior esclarecimento sobre o conceito de *mentoring*. Sendo assim, acaba por identificar, a partir dos trabalhos da área, seus **atributos essenciais**.

Nessa **visão fenomenológica**, o *mentoring*, essencialmente, é:

- **Um processo:** isto é, mais do que um evento, uma ocorrência separada, o *mentoring* é seguimento, uma sucessão de fases, com direção e uma ordem interna, em que um estágio leva ao próximo.
- **Uma relação:** no coração do processo está a relação entre o mentor e o aluno.
- **Um processo de ajuda:** atributos ou funções diferentes podem ser sempre discutidos, mas todos terão como base a ajuda que a relação com o mentor proporciona ao aluno.
- **Um processo de ensino-aprendizagem:** transmissão de conhecimento para a e da prática.
- **Um processo reflexivo:** a experiência é problematizada na busca de seu significado.
- **Um processo de desenvolvimento pessoal e profissional:** juntos, sem discriminá-los ou separá-los.
- **Um processo formalizado:** o *mentoring* formal é o foco da grande maioria dos trabalhos da literatura. Enquanto o *mentoring* natural é usualmente orientado ao aluno, o *mentoring* formalizado é dirigido à socialização organizacional e aparece como um atributo do *mentoring* moderno.
- **Um papel:** há um conjunto de expectativas e responsabilidades relativas a um modo específico de agir por parte do mentor.

Para Roberts (2000), os demais atributos do *mentoring* seriam apenas contingentes, ou seja, não necessariamente definidores do conceito. Entre esses estariam aspectos do *mentoring* como treinamento, apadrinhamento, modelagem e processo informal.

Em 1998, o Standing Committee on Postgraduate Medical and Dental Education (SCOPME) da Inglaterra compôs uma descrição do *mentoring* baseada na síntese de uma série de definições:

> *Mentoring* é o processo em que uma pessoa experiente, altamente considerada, empática (o mentor) guia outro indivíduo (o *mentee*) no desenvolvimento e reexame de suas próprias ideias, objetivando aprendizagem e desenvolvimento pessoal e profissional. O mentor muitas vezes, mas não necessariamente, trabalha na mesma organização ou campo do *mentee*, executa sua tarefa ouvindo e conversando com o *mentee*.

Darling (1984), importante autora da área, definiu o *mentoring* entrevistando várias pessoas de diferentes campos como a Enfermagem, a Medicina, a Educação e a área empresarial e apontou como seus **três principais componentes**: o **apoio emocional**, a **assistência à carreira e ao desenvolvimento profissional** e o **papel de modelo**.

Para Freeman (1998), outra grande estudiosa do *mentoring*, especificamente junto a residentes de medicina, os **três clássicos componentes** do *mentoring* também envolvem o **apoio pessoal**, a **educação continuada** e o **desenvolvimento profissional**.

Todos esses autores assinalam que é preciso que todos esses elementos estejam presentes para termos uma **verdadeira relação de *mentoring***, isto é, uma relação que vai além da orientação acadêmica e profissional, assim como também não tem como foco apenas as questões pessoais do aluno. Uma relação que deve conjugar ao mesmo tempo o apoio pessoal e o desenvolvimento profissional.

Em outras palavras, o *mentoring*, por sua natureza, oferece apoio pessoal para e durante o desenvolvimento acadêmico e profissional do iniciante como um todo:

> O *self* profissional e o *self* pessoal estão interligados. Assim, no *mentoring*, a qualidade do apoio oferecido pelo mentor tem que ser profunda o suficiente, e corajosa o suficiente, para dar apoio tanto para o *self* profissional quanto para o pessoal de seu aluno, não fazendo falsas divisões entre as duas dimensões para tornar a relação confortável – tornando a tarefa mais fácil para o mentor, mas pouco transformadora para o aluno (FREEMAN, 2000, p. 508).

Em síntese, a partir de todos esses elementos centrais, a **natureza do *mentoring*** pode assim ser compreendida: o mentor, em uma relação continuada ao longo do tempo e compartilhando sua experiência (**modelo e exemplo**), ajuda a lidar com os momentos de transição (**apoio pessoal**) do processo de desenvolvimento, facilita a reflexão crítica (de si e do mundo) e a integração do conhecimento (**educação continuada**), maximizando assim o potencial do jovem iniciante para se tornar um profissional competente e efetivo (**desenvolvimento profissional**).

OBJETIVOS

Os objetivos do *mentoring* são essencialmente – lendo-se a *Odisseia* ou os autores modernos – desenvolvimentistas e dirigidos à pessoa total do mentorando.

Trata-se – e é fundamental que se assinale aqui – de uma relação de ajuda, um processo de orientação, menos centrado em problemas e mais focado nos desafios e tarefas naturais da fase de desenvolvimento pessoal e profissional na qual se encontra o jovem iniciante.

O mentor não deve ser compreendido apenas como um conselheiro para momentos de crise, alguém que surge apenas em tempos de dificuldade, mas sim como parte da vida cotidiana das instituições, um laço contínuo e estável no processo do crescimento. Inevitavelmente, há momentos em que as pessoas procuram por seus mentores quando estão com dificuldades – o processo de se mover de um estágio a outro no desenvolvimento pode certamente ser acompanhado por um certo grau de desorganização – mas, como assinala Freeman (1998), **transição não deve ser confundida com crise no seu sentido estrito**.

Mais do que resolver problemas, o principal objetivo de um mentor é ajudar uma pessoa a **desenvolver as qualidades** necessárias de que ela necessita para **atingir seus objetivos** (PEDDY, 2001).

Essas qualidades, em geral, seriam:

- **Sabedoria:** aprender como o sistema (seja a universidade, um grupo profissional ou outro tipo de organização) funciona. Toda organização tem suas regras, explícitas ou não, e, ao compartilhar e discutir essas regras, o mentor ajuda o iniciante a ser aceito como parte integral da instituição.
- **Julgamento:** compreender de forma ampliada as consequências das decisões e ações. Um mentor pode ajudar o jovem, por meio de diferentes perspectivas e visões, a compreender o impacto de suas escolhas.
- **Resiliência**[1]: desenvolver a capacidade de se recobrar facilmente depois das vicissitudes ou de se adaptar às mudanças. Um mentor, ao compartilhar histórias sobre suas próprias dificuldades, ajuda o jovem a reconhecer que

---

[1] Resiliência: conceito derivado da Física, significa a propriedade que alguns corpos apresentam de retornar à forma original após terem sido submetidos a uma deformação elástica. Tem sido utilizado, nas ciências humanas, com o significado de elasticidade e capacidade rápida de recuperação diante de eventos difíceis.

o caminho para o desenvolvimento raramente vem sem desafios ou mesmo fracassos.

- **Independência:** desenvolver a capacidade de lidar com desafios e riscos. Ao apontar as potencialidades e capacidades do jovem, o mentor dá apoio aos seus esforços de se tornar cada vez mais independente e autoconfiante nas realizações.

ENQUADRES DA ATIVIDADE

Suporte e desenvolvimento, os elementos básicos da *mentoria*, podem ser viabilizados e colocados em prática de diferentes maneiras.

Cada universidade, a partir de seus objetivos e necessidades, das características de seus professores e alunos, adota um enquadre possível para **a "sua" mentoria, o "seu" programa de *mentoring*** (WHEELER e BIRTLE, 1995).

Nas universidades em que o bem-estar do aluno tem alta prioridade, os programas de mentoria encontram-se inseridos em uma ampla rede de apoio da instituição que também inclui serviços de apoio psicológico, moradia, serviços médicos, religiosos e centros de orientação de carreira. Nelas o papel do mentor é primariamente prover um espaço de escuta, fazer intervenções limitadas com os alunos e agir como ligação com os outros serviços de apoio. Já **nas universidades em que a rede de apoio é mais limitada**, as expectativas sobre o papel dos mentores são muito mais altas e exigentes e estes acabam por atuar dentro de uma gama maior de possibilidades. Para além do papel de escuta, ligação e encaminhamento, os mentores acabam por ajudar diretamente os alunos na escolha da carreira, no aconselhamento pessoal, em questões de saúde e outras possibilidades. Nesses casos, o mentor tem até mesmo um vínculo mais intenso e próximo aos alunos, mas por outro lado – e esse é um alerta importante – pode ter problemas com os limites necessários à sua atuação.

Tendo essas considerações em mente, os programas de mentoria – desde que respeitando a natureza da atividade – podem então variar bastante em relação à amplitude de seus objetivos e configuração de suas atividades.

Entre os possíveis **modelos e enquadres para a atividade**, a mentoria pode apresentar-se como:

- **Uma relação espontânea e informal:** quando o aluno elege espontaneamente um professor como seu mentor. É a relação de *mentoring* clássica, desenvolvida naturalmente a partir de interesses e objetivos mútuos ou admiração. É considerada, presumivelmente, melhor que o *mentoring* formal, mas, segundo alguns autores, poucos alunos conseguem ter mentores informais (RODENHAUSER *et al.*, 2000).

- **Uma relação formalizada e sistematizada:** por meio de programas institucionais, no *mentoring* intencional os pares são determinados pelo coordenador do programa, às vezes com alguma consideração de preferências, atributos e objetivos pessoais, sendo tipicamente focalizado em um objetivo específico. Como é qualitativamente diferente das relações informais, pode ser mais orientada a tarefas e levar mais tempo para se construir uma relação produtiva e de confiança.

- **Uma relação um a um** (um mentor e um aluno), **grupal** (um mentor e um grupo de alunos) **ou mista** (individual e grupal): segundo alguns autores, relações de *mentoring* não diádicas (mais de um mentor por aluno) podem ser mais realistas em certos contextos, como na medicina, em que os alunos se movem frequentemente de curso para curso e serviço para serviço (RODENHAUSER *et al.*, 2000).

- **Uma relação de caráter voluntário** (aspecto considerado fundamental por vários autores) ou **obrigatória** com exigências maiores ou menores de participação (o aluno deve participar das atividades oferecidas pela instituição e há consequências ou incentivos segundo sua participação).

- Uma relação cuja **duração é predeterminada** (obedecendo, por exemplo, ao calendário acadêmico) ou **determinada pelo desenvolvimento natural da relação** entre o mentor e o aluno (pode ser mais ou menos duradoura, tendo o par a autonomia de encerrar os encontros).

- Uma relação na qual **um único mentor** acompanha seus alunos durante toda a formação ou **mais de um** ou **rodízio de mentores** ao longo do tempo (para que o aluno seja exposto a modelos diferentes e preencha suas diferentes necessidades): nesse sentido, alguns autores classificam a relação em "*mentoring* definido", em que uma pessoa é especialmente influente, e "*mentoring* difuso", uma situação em que várias pessoas seriam importantes para diferentes necessidades do aluno (FAGAN e WALTER, 1982).

- Uma **relação "ao vivo" ou** até mesmo uma **relação virtual** (podendo ser essa modalidade um recurso a mais ou exclusivamente a distância por programas de *e-mentoring* ou *on-line mentoring*): com o advento da internet, o significado desse tipo de enquadre para mentores e alunos foi, inclusive, tema especial de discussão na revista *Mentoring and Tutoring* (*2000*), especializada na área.

- ▪ *Peer-mentoring*: em que colegas proveem orientação para outros colegas, em uma relação não hierárquica, com objetivos paralelos e habilidades complementares.

Não há um padrão para a **frequência dos encontros**, mas é fundamental que as interações sejam regulares para que a relação possa ser de fato estabelecida. Também o próprio foco e desenrolar da relação, as necessidades do aluno e a disponibilidade do mentor podem determinar a frequência dos encontros. Quanto à **duração**, também dependem dos objetivos e da frequência dos encontros, podendo ser definida pelo mentor e o aluno. A não interrupção dos encontros é considerada um aspecto muito importante para o vínculo a ser estabelecido.

Considerando os objetivos da atividade e os diferentes enquadres por meio dos quais eles podem ser atingidos, torna-se importante **ilustrar** agora, a partir da descrição de alguns programas nacionais e internacionais, a **diversidade possível** de configuração de programas de mentoria.

Embora o *mentoring* esteja presente em várias áreas de formação profissional, especialmente na Enfermagem e nos Negócios, iremos focalizar aqui, por conta da vivência na FMUSP, experiências em escolas médicas, junto aos alunos de graduação.

Na **Medicina**, especialmente, há poucos programas de mentoria descritos na literatura, que explicitam suas **diferentes estratégias e enquadres**. Alguns têm objetivos bem gerais, como promover o desenvolvimento positivo dos alunos e seu bem-estar. Outros focam especialmente na discussão profissional e outros investem na discussão de temas especiais como ética e humanismo. Certos programas promovem encontros grupais, em outros o contato com o aluno é individual; em alguns a participação do aluno é obrigatória, em outros é voluntária. Há atividades bastante formalizadas e esquematizadas, enquanto certas escolas trabalham com diretrizes menos definidas. Enfim, uma série de diferenças entre eles torna importante sua apresentação para reflexão, discussão e até mesmo inspiração quando se pensa na implantação de programas do gênero.

Fora do Brasil, alguns relatos de programas de *mentoring* mostram essa diversidade de enquadres:

- **Master Scholars Program:** New York University, EUA (KALET, KRACKOV e REY, 2002).
- **Mentorship through Advisory Colleges:** University of California, EUA (MURR, MILLER e PAPADAKIS, 2002).
- **Student Support Scheme:** University of Dundee, Escócia (MALIK, 2000).
- **Faculty Mentoring Programme:** University of Saarland, Alemanha (WOESSNER *et al.*, 1998).
- **The Personal Mentor System:** London Hospital Medical College, Inglaterra (COTTRELL, MCCRORIE e PERRIN, 1994).

No Brasil, relatos recentes de programas de mentoria na graduação em medicina encontram-se presentes em um suplemento especial sobre mentoria, publicado pela *Revista Brasileira de Educação Médica* (2021), *online*, com o tema "Mentoria na educação médica: públicos, práticas e contextos" (www.scielo.br/j/rbem/i/2021.v45suppl1).

Como se observa, a partir dos quadros apresentados, a diversidade pode (e deve) ocorrer na realização da atividade. Mas, em todas elas, algumas características fundamentais estão sempre presentes:

- O foco é no apoio pessoal durante o desenvolvimento da identidade profissional.
- A compreensão é de que diferentes aspectos, inclusive os pessoais e sociais, também estão presentes nessa construção e devem ser considerados.
- A relação é de acompanhamento próximo.
- A atitude é de aproximação, de troca, de reflexão.

Que papel desempenha então o mentor para atingir esses objetivos?

3

Mentor

Patrícia Lacerda Bellodi

💬 PAPEL

Mentor, personagem da *Odisseia*, como exposto na introdução deste livro, é paradigmático para a compreensão do mentor moderno.

Homero o apresenta como um adulto experiente e sábio que acompanha Telêmaco na busca por notícias do pai, exercendo para isso uma série de papéis ao longo da narrativa: orientador, conselheiro, padrinho, amigo mais velho, tutor e mentor (agora como substantivo comum). Muitos dos traços apresentados por Mentor na história grega – sabedoria, cuidado e orientação, especialmente – permaneceram fundamentais ao conceito.

A partir dessa obra clássica, mentores têm sido definidos como aqueles (geralmente mais velhos e experientes) que ajudam outros (usualmente mais novos e inexperientes), em uma relação continuada, a fazer uma transição segura na jornada em direção a um novo jeito de ser:

> Mentores são guias. Eles nos conduzem ao longo da jornada de nossas vidas. Nós acreditamos neles porque eles estiveram lá anteriormente. Eles incorporam nossas esperanças, iluminam o caminho que estamos prestes a percorrer, interpretam sinais misteriosos, nos previnem de perigos ocultos e mostram satisfações inesperadas ao longo do caminho (DALOZ, 1986, p. 17).

Definir as tarefas de um mentor no mundo de hoje é muito mais complexo. Não há consenso na literatura da área quanto às diferentes definições do papel, de seus objetivos e das atividades atribuídas a um mentor (FREEMAN, 1998; ROBERTS, 2000). Entretanto, os diferentes autores concordam entre si em dois aspectos: primeiro, embora sejam várias as funções de um mentor, todas elas estão interligadas e agrupadas dentro de dois domínios primários (a carreira e o psicossocial); e segundo, algumas funções, de forma alguma, podem ser desempenhadas por alguém neste lugar.

Como assinala Souba (1999), um mentor pode "usar muitos chapéus", isto é, realizar diferentes funções ao longo do tempo – o tipo específico dependerá das necessidades do mentorado e da situação – e, ao mesmo tempo, jamais usar alguns. Um mentor habilidoso compreende e gosta dessa variedade e deve usá-la de forma flexível. É sobre esses diferentes "chapéus", isto é, sobre esses papéis possíveis (e outros vetados), que falaremos agora.

Levinson (1978) é uma das mais importantes referências para a compreensão do que é um mentor. Em seu livro *The seasons of a man life*, ao descrever especialmente o ciclo da vida humana adulta, destinou um capítulo especial para as relações de *mentoring* – para ele, uma das mais complexas e importantes tarefas do homem adulto e parte integral do desenvolvimento sadio da personalidade madura.

Um mentor, diz ele, é geralmente uma pessoa mais velha, de grande experiência no mundo em que o jovem está entrando, mas ressalta que "nenhuma palavra atualmente em uso é adequada para cobrir a natureza da relação que temos em mente aqui" (p. 97).

O termo, diz ele, geralmente é usado para significar professor, consultor, padrinho, amigo, modelo. Considera que palavras como "conselheiro" ou "orientador" sugerem as melhores aproximações ao seu real significado, mas lembra que essas têm também outras conotações que podem ser mal compreendidas.

Para Levinson (1978), o termo mentor significa todas essas coisas – e mais.

Para atingir os objetivos do *mentoring*, diz ele, diferentes papéis (e, ao mesmo tempo, nenhum exclusivamente) compõem o **"mosaico" da figura do mentor** e devem ser utilizados segundo as necessidades do jovem, de seu momento da vida e da fase da relação de *mentoring*.

Quais seriam então esses diferentes papéis?

Um mentor pode, segundo ele, em diferentes situações:

- **Atuar como professor:** ao promover o desenvolvimento intelectual de seu aluno, ampliando as questões, oferecendo novas perspectivas, preenchendo lacunas de compreensão. Isto significa otimizar a experiência educacional do aluno, ajudando no desenvolvimento da comunicação, planejamento e organização, gerenciamento do tempo, liderança, trabalho em equipe, pensamento criativo e outras habilidades que nem sempre aparecem no currículo formal ou no ambiente de ensino ou trabalho.
- **Servir como padrinho:** ao facilitar a entrada e o avanço do aluno no mundo acadêmico-profissional. Isto significa usar sua rede de relações, apresentando o aluno a pessoas-chave e oportunidades de sua área de interesse.
- **Ser um anfitrião e guia:** ao ajudar na socialização dentro da cultura acadêmica e profissional. Isto significa acolher o iniciante dentro do novo ambiente ocupacional e social, informando-o de seus valores, costumes, recursos e características.
- **Ser um conselheiro:** ao prover apoio pessoal e moral em tempos de estresse. Isto significa motivar a continuar em tempos difíceis, renovando a autoconfiança e melhorando a autoestima.
- **Ser um orientador na carreira:** ao prover apoio profissional para o mundo do trabalho. Isto significa dar uma visão ampla e realista das possibilidades da carreira, ajudando a reconhecer áreas que estão em expansão, falando da importância do balanço entre especialização e aprofundamento, ajudando os alunos a verem que as atividades profissionais e acadêmicas são parte de um *continuum*, ressaltando a importância da experiência prática e, especialmente, mostrando que a carreira não é uma linha reta e sim um investimento de longo prazo.
- **Ser um orientador acadêmico:** ao prover apoio acadêmico ao longo da formação. Isto significa prestar atenção especial à motivação do aluno, sugerindo a exposição a um leque variado de cursos, estágios ou experiências, discutindo e ajudando nas escolhas ao longo da graduação, encorajando a fazer cursos segundo seus interesses ou que possam levar o aluno a novas áreas de estudo, assim como mostrar a importância de focar ou se aprofundar em algumas áreas.
- **Ser um advogado:** ao representar os melhores interesses do aluno, batalhando junto a ele em questões importantes para seu desenvolvimento. Isto significa,

por exemplo, atuar como mediador em conflitos institucionais em que seu aluno esteja envolvido ou colaborar para a compreensão de suas atitudes quando este se encontra em momentos particularmente difíceis.

- **Ser um modelo ativo:** ao exemplificar, por suas próprias virtudes, realizações e modo de vida, uma possibilidade de futuro que o aluno pode querer seguir, mais do que no sentido estrito de padrão de excelência a ser adotado. Diferentemente de um modelo comum, o mentor está ativamente engajado no processo e sabe de seu papel. A modelagem tradicional não é necessariamente interativa, sendo, na maioria das vezes, um processo passivo de identificação: o modelo nem sempre está consciente de que está sendo observado.

Há ainda outra função que, do ponto de vista do desenvolvimento, é a mais crucial para Levinson (1978): **dar apoio para "a realização do sonho"**, isto é, o seu projeto de vida futura, o como e quem o jovem deseja se tornar. O verdadeiro mentor é aquele que, na relação com o jovem o encoraja, estimula o seu desenvolvimento, acredita nele. Compartilha o "seu sonho" e dá a ele a "sua benção", ajudando-o a construir sua identidade no novo mundo onde está se introduzindo.

Daloz (1986), outro fundamental estudioso da área, também ressalta a importância de dar **apoio ao sonho**, quando fala da função do mentor: "o mentor sempre aparece no início da jornada como um ajudante, nos preparando de alguma maneira para aquilo que virá, como aquele que traz nossos sonhos à luz" (DALOZ, 1986, p. 17).

Darling (1984), por sua vez, ao enfatizar a qualidade da relação entre o mentor e o iniciante, mostra-se determinada em dizer que há três ingredientes vitais ao *mentoring*: **a atração, a ação e o afeto.** Estes estariam então correlacionados com os **três papéis principais** do mentor, em sua visão:

- **Papel inspirador (atração):** o jovem é atraído ao mentor pela admiração e desejo de seguir seus passos.
- **Papel investidor (ação):** o mentor demonstra que tem tempo, energia e comportamento apropriados para agir em benefício do jovem.
- **Papel suportivo (afeto):** o mentor evidencia respeito, encorajamento e apoio ao jovem.

Cohen (1999), autor que considera o *mentoring* uma intervenção dentro dos princípios da Educação de Adultos, diz que um mentor completo deve atuar em **seis dimensões**:

1. **Relacional** (refletindo, ouvindo empaticamente, compreendendo, aceitando, construindo uma relação de confiança).
2. **Informativa** (trocando e discutindo informações).
3. **Facilitadora** (explorando interesses, habilidades, ideias; revelando outras visões e objetivos a conquistar; discutindo decisões sobre a formação e a carreira).
4. **Confrontadora** (avaliando necessidades e capacidade de mudança, promovendo *insights* quanto a estratégias não produtivas, discutindo e respeitando decisões e ações).
5. **Modeladora** (revelando suas experiências de vida, personalizando a relação).
6. **Profissional** (discutindo criticamente o futuro profissional, ajudando a realizar o potencial pessoal e profissional, estimulando mudanças e ajudando nas transições).

Mas, ressalta: **"completo" não deve ser equacionado com "perfeito"**. Mesmo o mais habilidoso mentor deve lembrar que o desempenho no *mentoring* é uma arte que ocorre geralmente sob condições não ideais. Ninguém tem o poder de controlar todas as variáveis relevantes que podem afetar uma situação de *mentoring* típica. O mentor deve estar preparado para contribuir o máximo possível para o desenvolvimento do aluno, sem forçar a ideia de que todos devem experimentar todas as dimensões do papel, para só assim considerar a relação uma oportunidade totalmente aproveitada. Como indivíduos únicos, lembra Cohen, mentores e alunos irão certamente variar em suas necessidades e habilidades, tanto de oferecer quanto de aproveitar os benefícios proporcionados pela relação. É partir dessas singularidades que o peso dado a cada componente do papel deve ser considerado.

E que papéis um mentor não teria ou não deveria ter?

O mentor não tem papel de pai, nem de colega ou amigo

O mentor, enfatiza Levinson (1978), representa uma mistura de aspectos dessas duas figuras, o pai e o amigo, e dessas duas funções, a paterna e a fraterna.

Deve ser algo entre os dois e nenhum dos dois, exclusivamente. Se o mentor for muito parental, torna-se difícil para ambos, algumas vezes, superar as diferenças inevitáveis de geração. Por outro lado, quando o mentor se coloca totalmente como colega, diz ele, também não consegue representar o nível avançado a que o jovem está aspirando. Embora a amizade possa se desenvolver em relações de longo prazo (e é um dos frutos da boa relação de *mentoring* ao final), é importante diferenciá-la de favoritismo e não esquecer que a objetividade é necessária para identificar áreas de desenvolvimento ao aluno.

O mentor não tem papel de psicoterapeuta

A mentoria tem algumas semelhanças com a psicoterapia e esta pode ajudar bastante na compreensão do que acontece nos encontros: trata-se de uma relação entre pessoas, sujeita a todos os tipos de manifestações da natureza humana que tão bem a psicologia, a psicanálise e a psiquiatria vêm se propondo a estudar.

Entretanto, diferenças importantes devem ser assinaladas:

- **Formação:** o mentor não tem uma formação especializada e suficiente (teoria e técnica) para funcionar como psicoterapeuta e um de seus mais importantes papéis é justamente sensibilizar e encaminhar para ajuda especializada. A formação que o habilita a ser mentor é, ao contrário, ter vivência na mesma área profissional que o jovem está iniciando.
- **Objetivos:** o objetivo da psicoterapia é, por intermédio de técnicas e teorias próprias, compreender as determinações do comportamento e do funcionamento mental e emocional do paciente. O foco está sempre no paciente, aquele que precisa de ajuda para problemas e questões de comportamento, personalidade e relacionamentos; o terapeuta coloca-se "neutro" na relação. O objetivo da mentoria tem como foco o desenvolvimento, especialmente por meio do exemplo e da troca de experiências com o mentor.
- **Enquadramento:** na psicoterapia o tempo das sessões, a regularidade e o espaço são determinados rigorosamente pelo psicoterapeuta. As reações do paciente ao *setting* estabelecido no contrato são levadas em conta na análise de seu funcionamento psíquico. Na mentoria, o enquadre é negociado entre o mentor e o mentorando ou ainda determinado pela instituição na qual a relação se desenvolve.

- **Aluno:** este quer orientação e não psicoterapia em uma relação de *mentoring*. Deseja aprender a lidar com o estresse do mundo acadêmico e profissional, além de algumas estratégias de *coping* (enfrentamento) e ajuda para encontrar modos de lidar com os limites entre vida pessoal e vida profissional mais efetivamente no presente.

Em resumo, entre a psicoterapia e o *mentoring* há uma clara distinção entre os objetivos de **investigar e interpretar** motivações e comportamentos e **orientar** atitudes e **estimular** o crescimento:

> ... simplesmente ouvir com compaixão e compreensão a dor e lutas de nossos alunos não é psicoterapia. Compartilhar nossa comum humanidade com uma outra pessoa é um presente de nascimento, não de treinamento, e a capacidade de cuidar de nossos alunos é disponível para todos nós (DALOZ, 1999, p. 240).

O mentor não tem papel de avaliador

O mentor jamais pode ter o papel, em qualquer momento, de avaliar seu aluno. Caso contrário, não há a abertura necessária para a exposição sem julgamento, para o clima de confiança e a troca que caracterizam a relação de *mentoring*:

> como alguém pode se expor verdadeiramente, com suas forças e fraquezas, diante de outro que o avaliará? O fato de os alunos, em muitos estudos, referirem que preferem procurar a orientação de um colega, mais do que um professor, ilustra bem esse ponto (WOESSNER *et al.*, 2000).

Sendo assim, embora muitas vezes, especialmente no mundo acadêmico, relações entre orientadores de projetos científicos e seus alunos tenham "momentos de *mentoring*", não são relações de *mentoring*. A relação orientador científico-orientando é mais formal, unidirecional e circunscrita no tempo, enquanto o *mentoring*, ao contrário, envolve um contato amplo que tende a se desenvolver e crescer ao longo do tempo.

É importante então deixar claro também que (SMITH *et al.*, 2001):

- **Mentor não é preceptor:** este preocupado, especialmente, com aspectos de ensino e aprendizagem, no treino profissional da prática do dia a dia. Na preceptoria a relação é de curto prazo, orientada para a tarefa, e seus resultados são desenvolvimento e realização de novas habilidades.
- **Mentor também não é supervisor:** este último tem como objetivo principal a reflexão sobre a prática e a avaliação do desempenho, colocando objetivos e monitorando o desenvolvimento para tornar o outro mais efetivo em seu trabalho.
- **Mentor também não é consultor:** este mais focado na solução de problemas do que em crescimento pessoal, procurado quando o consulente encontra um problema ou situação específica que requer um conhecimento e uma habilidade que o consultor possui. Também é usualmente de curto prazo, objetiva e financeiramente influenciada.
- **Mentor não é treinador:** o treinamento ocorre quando colegas ou supervisores treinam uma pessoa enquanto trabalha em um projeto de curto prazo ou situação desafiadora. É dirigida à resolução de problemas e inclui avaliação de desempenho.

Em resumo, embora um mentor possa, em diferentes momentos da relação, atuar segundo cada um desses papéis antes descritos, ele **não é, nem pode ser apenas um deles exclusivamente**: a essência do papel é exatamente a diversidade e a flexibilidade ao longo do tempo.

É nesse sentido que alguns autores (RUSSELL e ADAMS, 1997) classificam as relações de *mentoring* em **primárias** (duradouras e estreitas), **secundárias** (relações menos intensas, menos compreensivas e de curta duração) e **terciárias** (relações que provem uma ou mais funções do mentor durante um período circunscrito) ou ainda (PALMER, 1987) em **"verdadeiro *mentoring*"** (longa duração e objetivos amplos) e **"*pseudomentoring*"** (curta duração e objetivos exclusivamente de trabalho).

TAREFAS

As **principais tarefas** de um mentor, independentemente do contexto e da modalidade, são dirigidas a motivar, ajudar a enfrentar obstáculos, encorajar e fortalecer, alimentar a autoconfiança, ensinar pelo exemplo, preencher as lacunas e oferecer orientação ampla aos iniciantes (SOUBA, 1999).

Nos programas universitários, especialmente, um mentor é responsável, segundo Wheeler e Birtle (1995), por:

- Ser uma referência confiável na instituição para o aluno.
- Ser uma ligação entre o aluno e a instituição.
- Ser um defensor e promotor de mudanças na instituição em benefício do aluno.

Mentores, em outras palavras, dizem essas autoras, têm como tarefa ajudar seus jovens alunos a:

- Ampliar conhecimentos.
- Desenvolver habilidades profissionais, pessoais e sociais.
- Desenvolver uma atitude mais aberta e flexível à aprendizagem.
- Gostar dos desafios da mudança e enfrentá-los.
- Estabelecer-se no ambiente social e de aprendizagem.
- Compreender o mundo acadêmico e profissional.
- Compreender seu próprio comportamento, atitudes e sentimentos.
- Compreender ideias diferentes e conflitantes.
- Desenvolver valores em uma perspectiva ética.
- Questionar suas respostas a certas questões, problemas e situações.
- Ultrapassar obstáculos próprios do desenvolvimento.

Em contrapartida, complementam, os alunos procuram em seus mentores um ouvinte, um confidente, um encorajador, uma fonte de conhecimento, um amigo crítico e construtivo, apoio profissional e emocional para enfrentar o ciclo de vida acadêmica. Esperam ser orientados, desafiados, ajudados e encorajados no desenvolvimento, tornar-se mais conscientes de seus limites e potenciais e ter aumentada sua autoconfiança no presente e em relação ao futuro papel profissional. Acima de tudo, esperam de seu mentor **troca de experiência, confidencialidade, tempo e compromisso**.

Quais seriam **os atributos e as habilidades** necessárias para que um mentor ocupe de fato esse papel e realize suas funções de forma satisfatória?

ATRIBUTOS

As relações de *mentoring* são únicas e complexas, mas há algumas **qualidades importantes e necessárias** ao papel de mentor.

Vários estudos e autores preocuparam-se em apresentar os principais atributos, características de personalidade e traços interpessoais de um bom mentor a partir da visão de seus alunos (NATIONAL ACADEMY OF ENGINEERING NATIONAL ACADEMY OF SCIENCE, INSTITUTE OF MEDICINE, ENGINEERING AND PUBLIC POLICY COMMITTEE ON SCIENCE, 1997; COTTRELL, MCCRORIE e PERRIN, 1994; SMITH *et al.*, 2001; RODENHAUSER, 2000; BRAD, 2002; JACKSON *et al.*, 2003; DUNNINGTON, 1996; GRAY, 1998).

Um primeiro atributo importante em um mentor efetivo é sua **generosidade,** isto é, ser alguém capaz de compartilhar suas experiências de vida e *expertise* técnica. Ao lado desse atributo destaca-se o **interesse genuíno pelo outro**, ou seja, mentores efetivos são observadores, bons ouvintes e sensíveis às ideias, necessidades, sentimentos e situação do aluno. Além do interesse, mentores efetivos **respeitam** os objetivos e interesses dos alunos, reconhecem o potencial do aluno e o **encorajam** no sentido do crescimento e da independência. São motivadores.

Ser **disponível**, despender tempo e energia para estabelecer uma relação de longo prazo, também é fundamental. Mentores efetivos também **valorizam o** *mentoring* como uma parte importante de sua vida profissional e mostram **entusiasmo** com a atividade.

É importante também que o mentor tenha um **padrão profissional respeitado**, isto é, que **tenha credibilidade, seja competente e seguro** no que faz.

Habilidades em **comunicação e liderança** e **senso de humor** também se mostram muito valorizadas pelos alunos. **Empatia**, paciência, pessoalidade, integridade, **flexibilidade** e **comportamento ético** também compõem esse quadro.

Há ainda dois atributos muito associados a mentores efetivos: o fato de eles mostrarem **satisfação pelas realizações do aluno** e não negarem sua própria **ignorância**. Por outro lado, a **titulação acadêmica** e realizações em **pesquisa** são **pouco importantes** na efetividade de um mentor, enquanto a compaixão com o outro e a excelência no ensino são fundamentais.

A listagem de atributos é bastante grande (e pode até afastar da tarefa alguém que, a partir deles, comece a considerar que é preciso ser "perfeito"), mas os autores da área parecem concordar que:

> No centro do que é ser um mentor está uma compreensão básica das pessoas – o que as faz funcionar, o que as motiva, o que dá à sua vida sentido e satisfação. O *mentoring* não é um trabalho da cabeça e sim do coração. No seu melhor ele é extremamente recompensador porque explora os desejos humanos inatos – o jovem aspirando, esforçando-se

> para alcançar seu potencial e o mentor generosamente dando a si mesmo para capacitar a autorrealização e o potencial. Assim, até que possamos entender por nós mesmos o que realmente significa ser humano, nós não poderemos nos tornar mentores efetivos (SOUBA, 1999, p. 119).

Nessa visão humana da relação, um bom mentor deve ser capaz, segundo Daloz (1986, 1999), de se perguntar: "Que mudanças eu desejo ver em meus alunos?", "Que tipo de responsabilidade eu devo esperar deles?", "Como meus alunos me veem e o que eles desejam de mim?", "Como eu devo responder às suas esperanças e temores?" e "Posso eu aprender isso ou isso é apenas mágica?". Sobre a "**mágica**" do *mentoring*, o autor responde que:

> Mentores nos fornecem a magia que nos permite entrar na escuridão: um talismã para nos protegermos de encantamentos maléficos, uma jóia por sua orientação sábia, um mapa e, às vezes, simplesmente a coragem (DALOZ, 1986, p. 17).

Mas:

> ... não há nada aqui que o olho desejoso de ver ou o ouvido desejoso de escutar não possa encontrar. Mágica, como todos os mágicos experientes sabem, está disponível para qualquer um com vontade de estar no lugar certo. A maioria dos mágicos são simplesmente pessoas que têm, mais que o resto de nós, refinada a arte de compreender como o mundo funciona (DALOZ, 1986, p. 18).

E continua:

> Não é preciso que alguém marque encontros com seus alunos em grandes jantares ou que seja fervorosamente apaixonado pelas sonatas para flautas de Bach para fazer bom uso destes princípios.

> Conheci bons mentores que davam aulas para turmas de duzentos alunos e que nunca se encontraram com eles fora do campus. O que os distingue tem pouco a ver com a quantidade de alunos, publicações, e até mesmo com popularidade. Eles também não tinham que necessariamente usar barbas, nem vestir roupas esquisitas, nem se emocionar com facilidade. O que faz diferença é a sua disposição em se preocupar – com o que eles ensinavam e para quem o ensinavam. Eles sabem que existem como professores apenas por causa de seus alunos, eles sabem que fazem parte de uma troca, de uma relação (DALOZ, 1986, p. 18).

HABILIDADES

"Mágicas" à parte, em geral, espera-se que o mentor tenha ou desenvolva aquelas habilidades fundamentais para toda relação de ajuda, especialmente as chamadas **habilidades interpessoais e de comunicação**.

O objetivo aqui, ao apresentar algumas dessas habilidades (que por si só seriam responsáveis por todo um outro livro sobre o assunto), não é transformar mentores em psicoterapeutas, mas sim torná-los mais confiantes em ouvir, pensar a respeito e responder aos diversos cenários que os alunos provavelmente apresentarão. E, acima de tudo, que seja possível reconhecer os aspectos "terapêuticos" e "iatrogênicos" presentes em algumas formas de comunicação.

Quais seriam as habilidades de comunicação mais importantes?

Wheeler e Birtle (1995), ao discutir o *mentoring* na universidade, Cohen (1999), no âmbito das organizações e Daloz (1986, 1999), na perspectiva da aprendizagem significativa de adultos, discutem de forma bastante prática essas habilidades na relação mentor–aluno. Por intermédio de suas contribuições, destacamos as seguintes intervenções:

1. **Ouvir:** tudo começa aqui e, embora óbvio, ouvir é mais difícil e importante do que se pensa. Na metáfora da jornada, poderíamos dizer que a primeira tarefa de um guia é ouvir os sonhos de seu peregrino: como nossos alunos estão caminhando? O que eles querem para si mesmos? Como eles nos contam suas próprias histórias?

> Escutar... é uma intervenção poderosa, talvez a mais poderosa que nós temos como mentores. Ela não é um processo passivo, pois o bom ouvinte está sempre alerta para coisas de especial significado numa estória, e age, embora sutilmente, a partir daquilo que ele ouviu (DALOZ, 1999, p. 205).

Além disso:

> Porque a experiência de ser ouvido de perto é tão rara para muitas pessoas, ela pode ser especialmente o catalisador necessário para a emergência de um novo senso de si mesmo. Através da escuta, o mentor pode dar ao novo *self* uma audiência, muitas vezes pela primeira vez, um ouvido para escutar as primeiras tentativas de afirmação (DALOZ, 1999, p. 215).

Um bom mentor é um bom ouvinte: procura ouvir exatamente o que o aluno está tentando dizer sem primeiro interpretar ou julgar, presta atenção ao subtexto e às entonações das palavras dos alunos, suas atitudes e linguagem corporal.

É importante que a escuta seja uma **escuta ativa**, isto é, que respeite os seguintes princípios: prestar atenção ao que está sendo dito, reconhecendo os próprios pensamentos e sentimentos, mas colocando-os de lado no início; segurar a tentação de interromper; ser cuidadoso ao fazer perguntas ou trazer experiências pessoais; ter tempo e paciência; conter os comentários até o aluno ter tempo de terminar sua história e reconhecer verbalmente que escutou o conteúdo ou que a comunicação fez algum sentido. Entretanto, mesmo com esses cuidados, podemos escutar sem ouvir.

O que pode se constituir em bloqueios à escuta? Aquilo que o ouvinte, conscientemente ou não, considerar como material não desejável para ele, como uma comunicação dolorosa, uma opinião que não se encaixa na forma que se tem de ver o mundo ou, ao contrário, que está muito próxima dos próprios problemas... É fundamental também prestar atenção aos elementos não verbais da comunicação, especialmente à postura de atenção e ao contato visual estabelecidos pelo par.

2. **Espelhar:** depois de ouvir, é extremamente útil juntar elementos e checar se interpretou corretamente o que se escutou, refletindo de volta para o outro a

essência do que foi dito. O espelhamento dá evidências concretas que se esteve ouvindo com atenção, permite que o outro faça correções se algo foi deixado fora ou se algo vital foi mal interpretado, assim como permite que o outro reflita sobre o que ele disse para continuar dali ou reavaliar o que foi dito.

3. **Empatizar:** a empatia – considerar a perspectiva do outro, colocar-se em seu lugar – é uma habilidade de comunicação vital. Fazer comentários empáticos tem um profundo efeito na interação entre o mentor e o aluno, provocando respostas emocionais que contribuem muito para a formação do vínculo. Nem sempre é possível saber o que está acontecendo com o outro, o que ele está sentindo, mas é sempre possível apresentar a intuição a partir de colocações como: "Eu imagino que no seu lugar..." , "Eu estou pensando que você pode estar sentindo, pensando...". Empatizar é diferente de falso reasseguramento, isto é, diante dos medos e das preocupações dos alunos, se precipitar afirmando que eles não deveriam estar assim tão aborrecidos ou que esses problemas não têm consequências. O **falso reasseguramento** é um tipo importante de **comunicação iatrogênica**.

4. **Fazer questões abertas:** perguntas, em geral, são fundamentais para o conhecimento do outro, para mostrar que há desejo de saber do outro e, especialmente, para indicar que o mentor não sabe tudo, nem vai trabalhar com pressupostos a respeito do aluno. Entretanto, somente cumprem esse papel quando formuladas de maneira aberta e não como um interrogatório. Perguntas abertas são aquelas que despertam mais do que uma resposta sim/não ou outra de uma única palavra. Elas convidam o aluno a abrir ou elaborar um ponto particular, a expandir o quadro mais do que estreitá-lo, por exemplo: "Como você se sente a respeito do que está acontecendo?", "O que você gostaria de mudar?", "Como você imagina que eu possa te ajudar?". Embora o "Por quê?" seja uma pergunta aberta, deve ser usado com cuidado, pois pode parecer persecutório e disciplinador para o outro. Além disso, é importante lembrar que o tom de voz pode mudar o sentido de uma pergunta dramaticamente. Perguntar em um tom normal "Por que você se sentiu assim?" é muito diferente se usar as mesmas palavras, mas elas soarem como "POR QUE você se sentiu ASSIM?".

5. **Resumir:** é outra importante habilidade de comunicação, ao clarificar o que foi dito e dar uma visão geral do problema apresentado. Quando o que foi escutado e discutido é resumido, o outro pode corrigir qualquer colocação errada e começar a olhar para o problema mais objetivamente. Também

questões particulares ou aspectos podem ser escolhidos para posterior desdobramento ou visão em uma nova perspectiva.

6. **Mudar a perspectiva:** tirar o outro do cenário presente, seja em direção ao futuro, seja para uma outra visão do mesmo problema, é fundamental para começar a acionar estratégias de enfrentamento (que antes não puderam ser ativadas pela visão limitada ou estanque das questões). Projetar o futuro também pode ser uma importante mudança na perspectiva do presente e um exemplo de intervenção nesse sentido é expressa pela pergunta "O que poderia acontecer que o faria se sentir melhor nesta situação?".

7. **Pensamento reflexivo:** parar para pensar e considerar o significado e o contexto das questões, temas e problemas é outra importante habilidade. Dentro dela, inclui-se permitir o silêncio do outro para pensar, silêncio que pode ajudar a refletir sobre a situação, levando por vezes a *insights* profundos e criativos. Quando o encontro é preenchido totalmente pela fala ou por atividades, sem pausa para a reflexão, pode-se considerar até mesmo a presença de mecanismos de defesa contra a ansiedade, uma vez que assim não há tempo para experienciar nada de perturbador ou doloroso.

8. **Confrontar:** a dimensão da confrontação talvez seja a mais difícil de apresentar como uma intervenção positiva. Confrontar pode parecer algo duro, mas ser hábil em, cuidadosamente, confrontar o outro sobre seus comportamentos ou suas consequências é uma habilidade essencial e importante para o mentor. Quanto à dimensão profissional, por exemplo, à medida que a relação caminha e o mentor desenvolve uma razoável visão de quem é seu mentorando, ele pode se deparar com a questão de concordar ou não com as ideias expressas pelo aluno sobre o futuro: os planos do mentorando revelam uma correlação razoável entre seu perfil intelectual, psicológico e emocional e os objetivos? O aluno tem desenvolvido estratégias realísticas e identificado fontes confiáveis para conquistar sua realização? Por vezes, para evitar confrontações, o mentor pode se tornar participante de um conluio com o aluno, dando apoio a planos não realísticos, na esperança de que algo vá magicamente dar certo no final. É importante, entretanto, que o esforço de confrontar o aluno não seja equacionado com comportamentos verbais e não verbais agressivos, associados geralmente com o estilo hostil de debate tradicional. Além disso, é importante que seja apresentada uma questão de cada vez e, especialmente, que o mentor esteja preparado para ouvir cuidadosamente a resposta. Nos momentos de confrontação, é importante ser

claro, mostrar evidências para o confronto de forma concisa e honesta. O mentor, na verdade, "confronta" guiando e ajudando o aluno no ato crítico da autorreflexão. O mentor desafia as percepções do aluno para que juntos possam trabalhar com maior e melhor informação, como ao dizer: "Você diz que realmente está lutando com um trabalho pesado e tem que deixar de assistir aulas para conseguir terminar os deveres, mas você também diz que despende muito tempo com os amigos durante as tardes...". É importante, entretanto, assegurar-se de que entendeu a pessoa corretamente e tomar cuidado para não ser muito agressivo ou julgador.

9. **Autoexposição:** o foco da relação de *mentoring* deve ser sempre o aluno e suas questões, mas a troca de experiências e, particularmente, a vivência do mentor são preciosas, pois, afinal, pressupõe-se que ele experienciou coisas importantes a serem compartilhadas. Comunicar seus sentimentos sobre sua carreira profissional, compartilhar suas frustrações assim como seu entusiasmo, falar sobre como é um dia típico seu, o fim de semana, suas obrigações familiares, o desafio de mais de um emprego e o modo como equilibra aspectos pessoais e profissionais da vida são exemplos dessa intervenção. Especialmente quando os alunos questionam sua própria competência e sofrem com sérias dúvidas, o mentor pode ser, pelo compartilhamento de sua história, um recurso que os ajuda a renovar a fé em si mesmos. O valor da autoexposição não está muito nos detalhes da narrativa, nem na extensão da similaridade entre a história do mentor e da situação atual do aluno. Mais do que isso, o poder desta intervenção ocorre pela revelação de que pessoas admiradas também precisaram "dominar a arte de sobreviver". É importante compartilhar a si mesmo, revelar-se como humano.

A **autoexposição personaliza a relação**, tem o objetivo de permitir aos alunos reconhecer que o sucesso é atingido por seres humanos normais que devem lidar com suas vulnerabilidades. Pode também ajudar, especialmente, aqueles alunos que estão secretamente sofrendo com a ideia de serem "diferentes", percebendo assim que não estão sozinhos em sua insegurança – enquanto outros parecem atingir seus objetivos com pouca ou nenhuma ansiedade. Entretanto, é importante lembrar que a própria experiência pode ser similar, mas nunca é a mesma e pode nem ser a mais adequada para o contexto

> e os valores do outro. Outra questão importante a se considerar é que, embora o mentor possa usar sua própria experiência, não é necessário compartilhar seus problemas atuais. As necessidades do mentor são secundárias e, em muitos casos, um foco inapropriado de sua interação: é o aluno que deve ser o beneficiário primeiro da experiência de *mentoring*.

Além disso, é importante, nessa intervenção, que o mentor seja um bom "contador de histórias", não apenas pessoais, mas também profissionais, sociais e culturais.

Histórias não são apenas relatos de eventos ao acaso: as histórias reconectam as coisas para nós, dão lugar aos nossos medos no contexto e nos ajudam a ver novos sentidos em nossas experiências:

> "Uma boa história transforma nossa visão do possível e nos provê com um mapa para a jornada à frente. Na estrutura narrativa está um dos modos mais básicos de darmos sentido à nossa experiência" (DALOZ, 1986, p. 22).

10. **Brainstorming:** encorajar o aluno a expressar todas as ideias e possibilidades em relação às questões discutidas, em um exercício de "tempestade cerebral", sem censura, também é outra importante habilidade.
11. **Avaliar opções:** ensinar a avaliar as possibilidades de solução aos problemas e temas discutidos, olhando os prós e contras de cada um dos fatores, assim como as consequências em não se tomar uma determinada ação, também é uma habilidade importante a ser desenvolvida.
12. **Planejar ações:** depois da escuta empática e ativa, da expressão livre de ideias a respeito e da avaliação das possibilidades, o mentor pode ajudar o aluno a considerar os detalhes de um plano de ação a respeito do que foi discutido. É importante que, uma vez planejada a ação, outro encontro seja marcado, dentro de um tempo razoável, para seguir o curso da ação tomada. Para alguns alunos, o processo de implementar seus planos pode ser um desafio difícil. Mentores devem estar preparados para esperar pacientemente pela satisfação pessoal em compartilhar o sucesso de seus alunos e se gratificar

mais com retornos positivos sobre aquisições do dia a dia do que com alterações dramáticas na rota.

13. **Dar *feedback*:** é uma intervenção bastante diferente do avaliar. O *feedback* é compreensivo, faz assinalamentos positivos além dos negativos, mostra que se está atento aos esforços e que se interessa por eles para o crescimento. Ao dar *feedback*, mentores proveem um espelho e estendem a capacidade de autoconhecimento de seus alunos:

> ... há um mundo de diferença entre ser um mentor e ser um avaliador. É extremamente difícil estar no papel de mentor, encorajando um aluno a falar honestamente sobre seus sentimentos e falhas, se você é responsável no final pela aprovação ou reprovação dele (SMITH e ALRED, 1993, *apud* ROBERTS, 2000, p. 161).

14. **Lidar com sentimentos:** sentimentos não estarão fora da relação de *mentoring*, por mais que em alguns programas ela tenha foco principalmente no acompanhamento acadêmico e futuro profissional. Se não há, a princípio, problemas em lidar com afeto, alegria e confiança, lidar com tristeza e temores não é uma experiência fácil, especialmente quando os sentimentos de outra pessoa fazem eco com os próprios sentimentos. Por isso, a negação das experiências dolorosas aparece muitas vezes pelo desejo de reasseguramento imediato: dizer "Não fique assim, logo tudo isso irá passar" e "Isso não é nada" são breves exemplos disso em nossa vida diária.

15. **Encaminhar:** sem dúvida, problemas sérios podem demandar encaminhamento do mentor para outro espaço especializado. Nesse sentido, o mentor deve estar razoavelmente familiarizado com o leque dos serviços de apoio disponíveis na instituição e na comunidade. Encaminhar é uma habilidade importante e as necessidades do aluno devem ser manejadas com cuidado. Os aspectos importantes a serem considerados nesse momento envolvem conversar com o aluno sobre o porquê de estar sendo encaminhado à outra pessoa, o que se espera desse encaminhamento e, especialmente, deixar claro que a relação com o mentor continuará.

16. **Facilitar, moderar e coordenar a dinâmica grupal:** o enquadre grupal apresenta uma série de características positivas – o grupo pode se transformar em um grupo potencial de amigos, permite uma maior troca de experiência,

ajuda na diminuição do isolamento e, fundamentalmente, promove um sentimento de pertinência e inclusão na instituição. Mas, para funcionar adequadamente, é preciso respeitar algumas regras básicas: garantir a confidencialidade, ter o compromisso de avisar sobre faltas, programar adequadamente o tempo do encontro, conseguir ouvir os outros, promover discussões de questões escolhidas pelo próprio grupo. Mesmo em programas com temas predefinidos, a questão emergente no dia deve ser sempre considerada. É importante considerar que todos os grupos são diferentes, mais ou menos ativos e diretivos, e que a principal estratégia deve ser sempre apresentar questões abertas, temas gerais e ouvir com atenção o que vem dos participantes. Moderar as diferentes opiniões e facilitar as discussões é o principal papel do mentor nesse enquadre. Além de o grupo ser um espaço para pensamentos, sentimentos e preocupações, pode também ser muito útil para o mentor disseminar informações gerais e institucionais.

4

Mentorando

Por que Telêmaco deve crescer?

Fábio Luiz de Menezes Montenegro

Pode-se questionar o que Homero teria a ensinar a professores e estudantes de medicina. Na verdade, é melhor perguntar o que professores e alunos podem aprender com Homero.

Na *Odisseia*, há o desenvolvimento pessoal do filho de Odisseu, chamado Telêmaco. Embora os estudantes atuais insiram-se em um mundo globalizado e distantes do mundo grego antigo, seus caminhos têm semelhanças simbólicas com o caminho de Telêmaco.

Ao ser admitido no curso de medicina por concurso, o aluno já demonstrou sua predisposição para enfrentar desafios árduos. Ele alcançou um triunfo, mas enfrentará uma série de novas provas. Nos moldes atuais, o desafio no vestibular é mais técnico. Durante o curso, porém, há a necessidade de amadurecimento do jovem para olhar o sofrimento alheio e relacionar-se com o outro, além do domínio da técnica. O aluno enfrenta diversas situações de conflito durante seu percurso e nem sempre saberá encontrar sozinho suas forças para definir-se nesses momentos de julgamento. A leitura da *Odisseia* permitirá o encontro de vários paralelos entre Telêmaco e os estudantes de medicina.

A preparação de um indivíduo para cuidar do próximo é tarefa complexa. Depende do esforço da pessoa que quer aprender, mas também de quem ensina.

Embora o conhecimento técnico seja necessário, o desenvolvimento pessoal também influi nas ações futuras. A consciência e o inconsciente afetam constantemente a tomada de decisões. O conhecimento do desenvolvimento de Telêmaco na *Odisseia* de Homero poderá ser útil a professores e alunos durante sua jornada.

A TELEMAQUIA: UMA NECESSIDADE

Dentro da *Odisseia* de Homero encontra-se a telemaquia, que compreende o desenvolvimento pessoal do filho de Odisseu, Telêmaco. Esse desenvolvimento engloba ritos de passagem, concentrados no início da obra (cantos I a IV), mas que são prolongados até o final.

Por que Telêmaco deve "crescer"?

A dúvida surge, uma vez que Odisseu está retornando ao seu país. Ele é um guerreiro forte, além de astucioso. O herói retorna pela determinação dos deuses e, a princípio, poderia sozinho resolver os problemas com os pretendentes em seu palácio. Aparentemente, Odisseu não precisa da ajuda do filho para restabelecer a ordem em sua casa. Nessa linha de pensamento, o desenvolvimento de Telêmaco seria apenas um complemento ao poema, sem um papel específico no desenlace final. De forma contrária, procura-se demonstrar que a iniciação de Telêmaco é essencial para a consumação da *Odisseia*, a partir de elementos do texto. Utiliza-se a tradução brasileira do professor Jaime Bruna (1993).

A INICIAÇÃO DE TELÊMACO

Comparativamente ao nome de seu pai, pode-se admitir uma causalidade ao nome de Telêmaco. Um dos significados apontados por Chantraine (1980) é o "que está longe do combate", entre os outros de "cujo pai combate ao longe" e a associação ao adjetivo, corroborada na análise de Bailly (sem data), "o que combate de longe". A análise do texto da *Odisseia* permite a inferência da idade de Telêmaco ao redor dos vinte anos: Menelau diz "(...) e Telêmaco, que ele [Odisseu] deixou em casa recém-nascido" (p. 43) e Odisseu diz "e agora passados vinte anos chego à terra pátria" (p. 191).

Admitindo a capacitação para a guerra como uma condição da vida adulta e a condição de efebo como o adolescente que alcançou a idade de 18 anos, submetido à prova da δοχιμασία (verificação da aptidão ou elegibilidade, conforme

Bailly), fundamenta-se a afirmação de Vidal-Naquet (1983) de que em Ítaca as três gerações da família real estão representadas por um velho excluído do trono, por uma mulher e um adolescente que se mostra um pouco "atrasado".

É esse jovem que esperava "o nobre pai chegar um dia, desbaratar os pretendentes pelo solar, impor o respeito e reinar em sua casa" (p. 11), mas com uma desconfiança em relação a essa volta, pois "mesmo quando um homem deste mundo declarasse que ele há de voltar, foi-se o dia de seu regresso" (p. 12). Telêmaco vê que já tem idade suficiente para cuidar da sua casa, não devendo mais aguardar a figura paterna para a resolução de seus problemas. Atena, portadora da sabedoria, "iluminará" o jovem, relembrando o papel de Orestes na manutenção do respeito em sua casa, com o pai morto.

A infusão do comportamento de Orestes como paradigma no pensamento do filho de Odisseu já provocará uma mudança nele, tendo, após o contato com Atena, a aura de "um homem de aparência divina" (p. 16), dizendo que "serei eu o senhor de nossa casa e dos escravos que o divino Odisseu capturou para mim" (p. 17). Entretanto, a disposição para efetivamente governar o lar não representa qualificação para o ato. Apesar de ocupar o lugar do pai na Assembleia, Telêmaco declara não ter forças suficientes para defender a casa da ruína que os pretendentes vão perfazendo com seus banquetes. "Bem que a defenderia, se tivesse forças para isso" (p. 20). Essa opinião não é exclusivamente sua, visto que Penélope ainda o considera "um ingênuo que nada sabe nem das lidas, nem das Assembleias" (p. 58).

Iniciará o jovem a conquista paulatina dos requisitos para poder consumar sua condição de liderança em Ítaca, garantida pela ascendência. O berço é uma condição necessária, mas não suficiente. Há efetivamente a carência de conquista desse grau. Pode-se traçar um paralelo com a casta bramânica da Índia (a casta dos sábios). Como apontado por Van Gennep (1978), o brâmane pertence à classe pelo nascimento, sendo agregado a ela por ritos: "Nasce-se brâmane, mas é preciso aprender a agir como brâmane". Estimulado por Atena, Telêmaco adquirirá os elementos para firmar-se como um adulto (e, portanto, com forças de um guerreiro), **"ouvindo a conversa de outras pessoas"** (p. 26).

Definida a necessidade, segue-se o "crescimento interior" do jovem, sua **iniciação**, em que os elementos dos rituais de passagem estão presentes. Eles foram estudados por Eckert (1963) e estendem-se por toda a obra.

Dentro dos "rituais de puberdade" (denominação criticada por Van Gennep), é arrolado, entre outras características dos rituais de iniciação, o rapto noturno dos jovens levados a locais desconhecidos e sagrados, sob risco de morte, com uma figura tutelar, havendo a instrução em mitos do grupo, com o conhecimento das origens, moralidade e natureza da divindade. Eckert paraleliza com a viagem de Telêmaco, feita à noite (portanto, perigosa), sem o conhecimento de Penélope, na companhia de Atena, sob a "máscara" de Mentor. Atena vai a Ítaca estimular o sentimento de μένος de Telêmaco. Μένος traduz força interior, coragem, poder de decisão individual e interior. Μένος (menos) e Μέντωρ (mentor) têm a mesma raiz etimológica. Telêmaco vai a Pilos e Esparta desconhecidas, no Peloponeso, antiga moradia da civilização micênica, encontrar dois heróis da Guerra de Troia, conhecendo os rituais da civilização e sendo relembrado da atuação de Orestes. Na volta, Telêmaco ainda é ameaçado na emboscada preparada pelos pretendentes.

Nesse ponto, ainda que não totalmente completada a iniciação, há evidências de que Telêmaco alcança a fase adulta e qualifica-se para a luta, uma vez que acredita que deixou "de ser ingênuo" (p. 217) e que já é "capaz de empunhar as magníficas armas" do pai (p. 248). Em condições de participar do combate, Telêmaco poderá prosseguir sua iniciação, mostrando seu valor.

A DÚVIDA DA VITÓRIA E O PAPEL DE TELÊMACO

Apesar da figura de guerreiro forte e astuto de Odisseu, apoiado pelos deuses, a força dos pretendentes e o esforço necessário para derrotá-los aparecem como preocupações verdadeiras no poema.

Com a ajuda de Atena e a esperteza para o comportamento dissimulado, Odisseu toma a atitude prudente de sondar o ambiente primeiro para depois tomar sua ação de vingança. A estimativa da dificuldade de combate individualmente já se inicia com a declaração de Telêmaco de que "difícil é a um homem só fazer qualquer coisa contra grande número, porque são muito mais fortes" (p. 188), em que a questão da união dos pretendentes contra um inimigo comum é mostrada como sinal de força desproporcional para o combate.

O equacionamento da luta principia com Odisseu avaliando em números a desigualdade dos dois lados:

> Eia, pois, dize-me o número e o nome dos pretendentes, para que, sabendo quantos e que espécie de gente eles são, possa, refletindo em meu irrepreensível coração, decidir se nós dois sós, sem mais ninguém, poderemos fazer-lhes frente, ou vamos procurar ajuda (p. 192).

Fica evidente a admissão por Odisseu de que não pode sozinho lutar com os pretendentes todos, tendo, no mínimo, a necessidade do apoio de Telêmaco.

Mesmo para pai e filho juntos, a luta é desigual, conforme expressa Telêmaco: "é inconcebível combaterem dois homens contra inimigos tão numerosos e tão fortes" (p. 192). De acordo com a ideia, Odisseu procurará escalar aliados não se atendo mais ao mundo dos mortais, buscando os deuses para auxiliá-lo, e pergunta ao filho: "vê se nos bastarão Atena e Zeus Pai ou se devo pensar em mais algum campeão?".

É interessante notar que a dúvida da vitória persiste mesmo com a convocação do deus supremo e plenipotente. Pela característica do deus invocado, é questionável se Odisseu fala com seriedade ou se, de certa forma, estaria satirizando o combate. É mais provável que a dúvida seja verdadeira, pois em outra passagem repete-se a incerteza de Odisseu para a execução de seus planos.

Ele diz a Atena:

> Sim, Deusa, tudo que dizes está bem certo, mas meu coração no peito imagina como, sendo eu só, possa deitar mão aos descarados pretendentes; eles estão sempre agrupados, aqui dentro. Além disso, cogitação mais grave preocupa meu espírito; ainda que os mate com aquiescência tua e de Zeus, como poderei ficar impune? (p. 237).

Neste ponto, a dúvida na força divina é seguida de uma reprimenda por parte de Atena: "Desventurado! E dizer que tantos confiam em aliados inferiores a mim, mortais de menor inteligência que a minha; eu sou uma divindade e te guardarei do início ao fim, em todas as vicissitudes" (p. 237).

Finalmente transcorre o massacre dos pretendentes, com Odisseu auxiliado por Telêmaco, Eumeu, Filécio e Atena. Além das baixas provocadas por Telêmaco e de sua ação na ajuda ao pai, a necessidade de auxílio fica evidente durante o combate, quando Odisseu diz: "se não eles me desalojarão da porta, por estar só" (p. 258).

CONCLUSÃO

As passagens citadas da Odisseia mostram com clareza que Telêmaco ocupa um papel importante no seu desenlace. Ele desempenha o papel de guerreiro ao lado do pai e se faz necessário para a consumação do massacre dos pretendentes. Com alguns elementos da figura de Orestes, constantemente lembrada no texto, cumpre a obrigação de defesa da honra de sua casa, ganhando a glória para a posteridade.

No início, apesar da idade cronológica alcançada, Telêmaco não se apresenta como adulto, apto para desempenhar os papéis de guerreiro e de príncipe em Ítaca, como quando atira o cetro ao chão e desata a chorar na Assembleia.

Auxiliado por Atena, Telêmaco começa sua passagem para o mundo adulto cumprindo os rituais de iniciação. Isso permitirá sua entrada na luta contra os pretendentes e sua consagração como homem, sucessor de Odisseu.

Essa passagem para o mundo adulto não se mostra como um simples complemento alegórico ao poema, mas sim uma necessidade para a garantia da honra na casa. Desse modo, é imperativo que Telêmaco cresça para manter a honra do pai.

Conclui-se que, ao longo da *Odisseia*, há todo o ritual iniciático do jovem Telêmaco. Esse ritual o colocará no mundo adulto e na posição de guerreiro. Essa transformação é fundamental, pois Odisseu sozinho não conseguirá derrotar os pretendentes. Ele terá necessidade de que o filho lute ao seu lado. Telêmaco deve "crescer" para poder ajudar o pai e honrar a tradição da casa.

Várias comparações podem ser feitas entre Telêmaco e o aluno. O mesmo pode ser dito para Mentor e o mentor. Dessa forma, o texto homérico pode servir de fundamento para a crítica de ambos (aluno e mentor); pode ser uma superfície polida onde cada um terá um espelho para encontrar o que carrega dentro de si.

Alguns talvez não entendam o que o aluno fará com a mentoria. Nesse sentido, vale lembrar o comentário de um senador inglês, quanto ao estudo da língua latina: "Não pergunte o que o seu filho vai fazer do Latim, mas sim, o que o Latim vai fazer de seu filho".

A mentoria engloba troca em todos os níveis. Telêmaco expressa bem a consciência da troca de ideias como alicerce para o crescimento pessoal:

> "Agora que sou adulto e aprendo ouvindo a conversa de outras pessoas, sinto deveras crescer cá dentro o meu ânimo" (p. 26).

Os "Telêmacos" de hoje

Patrícia Lacerda Bellodi

Hoje, muito tempo depois da *Odisseia*, a figura daquele que na relação de *mentoring* interage com o mentor e por ele é acompanhado na jornada recebe, nos trabalhos da área, a denominação de **mentee** ou **protégé**. E, no Brasil, para acompanhar a denominação "mentor", utiliza-se a palavra "**mentorando**" ou "**mentorado**" para se referir ao jovem iniciante.

Embora seja o outro polo da relação e, por isso, tão fundamental quanto o próprio mentor, para seu estabelecimento e desenrolar, as pesquisas sobre *mentoring* acabam por focalizar, quase que exclusivamente, o papel do mentor. As maneiras pelas quais o mentorando se engaja e contribui para a relação quase não são exploradas, apesar das evidências de que seu comportamento, sem dúvida nenhuma, influencia fortemente a formação e a manutenção dos encontros. A maioria dos estudos sobre as habilidades e atributos do mentorando é teórica, com pouco apoio empírico e limitada a desenhos metodológicos transversais, mais do que estudos longitudinais (RODENHAUSER *et al.*, 2000).

Alguns **comportamentos dos mentorandos** têm sido associados a uma relação positiva de *mentoring*. É importante que sejam proativos, capazes de articular e comunicar suas necessidades, de guardar um apropriado nível de autonomia e discutir os caminhos da relação ao longo do tempo. E, especialmente, para aprofundar a relação, é preciso ser capaz de se expor, de arriscar a intimidade e se tornar vulnerável, admitindo áreas de ignorância. Além disso, é importante que o mentorando seja capaz de acreditar e respeitar seus mentores e, ao mesmo tempo, desenvolver independência de julgamento e tomada de decisão ao longo do tempo – para começar a **se separar, intelectual e emocionalmente, do mentor**.

Características de personalidade, como estabilidade emocional, competência de comunicação, autoestima, habilidades sociais bem desenvolvidas, autenticidade, empatia, aceitar diferenças, ser pessoal, assumir riscos, persistência, lidar com rivalidades inerentes à situação, querer aprender, ter compromisso com a atividade e capacidade para formar uma ligação profunda e duradoura com outra pessoa, têm se mostrado bastante relacionadas a uma boa participação em relações de *mentoring* (KALBFLEISCH e DAVIES, 1983; SMITH *et al.*, 2001).

Por outro lado, também são descritas as características de alunos com menor probabilidade de estabelecer uma relação de *mentoring* efetiva. Seriam aqueles (JOHNSON e HUWE, 2003):

- **Muito independentes:** não dispostos a receber ajuda, sem humildade, frustrando o mentor e fazendo a relação fracassar.
- **Hipersensíveis:** tomam o *feedback* como crítica pessoal, desprezando informações.
- **Desmotivados:** querem estar na relação desde que ela exija pouco esforço.
- **Com hábitos ruins de trabalho:** desorganizados, procrastinadores, ineficientes, que falham em respeitar agendas.
- **Emocionalmente dependentes ou com muita negatividade:** precisam de constante reasseguramento, de humor instável, imaturidade na comunicação, solicitam muito ao mentor, reclamam, queixosos.

A relação entre o mentor e o jovem, mesmo dentro de programas formalizados, deve ser compatível em termos de personalidade e expectativas e quando isso não ocorre é direito do aluno e dever do programa aproximá-lo de outro mentor. Mesmo que relações negativas deem informações úteis ao mentorando sobre como não ser ou como não fazer, não é a proposta do *mentoring* que o crescimento ocorra de tal maneira...

Além disso, outro aspecto importante a ser considerado é o fato de que, para o desenvolvimento, muitos mentorandos precisam se relacionar com vários mentores para poder desenvolver as habilidades necessárias para seu crescimento pleno. Este parece ser o caso, especialmente, de alguns cursos como o de medicina, em que os alunos chegam a estabelecer, ao longo do tempo, múltiplas relações informais de *mentoring* – não só em razão das mudanças de grade horária e atividades, mas também porque seus interesses e necessidades diferem bastante ao longo do currículo, particularmente na transição para os anos clínicos (FLACH *et al.*, 1982).

Outro aspecto fundamental relativo ao comportamento do mentorando diz respeito, especialmente, ao **enquadre** da relação, isto é, se esta é **formal ou informal**.

Quando resultado de um **processo informal**, de mútua seleção, as qualidades e habilidades dos mentorandos são muito mais importantes para a atração inicial, especialmente, entre elas, as similaridades com o mentor. Os estudos têm mostrado que, nas relações "naturais", os mentores tendem a escolher mentorandos que os lembram de si mesmos e estes, por sua vez, tendem a escolher mentores que eles gostariam de ser. O problema nesses processos informais, dizem alguns autores, é que muitos jovens que poderiam se beneficiar do *mentoring* não encontram um mentor disponível ou têm timidez ou receio de procurar por ele (AAGAARD e HAUER, 2003).

Nos **programas formais**, nos quais mentores são designados muitas vezes sem escolha mútua, os atributos pessoais e as habilidades dos mentorandos como fonte inicial de atração para o mentor são, necessariamente, menos considerados, mas continuam tendo importante função na relação a ser construída. Mas, aqui também há problemas a serem considerados: alguns mentorandos designados a mentores podem, por sua vez, não estar preparados para uma relação de *mentoring*, isto é, não teriam uma "prontidão" para a relação, deixando por isso de se beneficiar da experiência (NOE, 1988). Não há dúvidas de que, para a relação valer a pena, o mentorando deve estar preparado para se abrir e desejar aprender (WATSON, 1999).

Estamos falando aqui da **corresponsabilidade** do mentorando pela relação.

Swanson (2001), no seu *Mentorship manual for medical students* da VCU School of Medicine, Medical College of Virginia Campus, preocupa-se com a preparação do aluno para a relação de *mentoring* e o orienta, nesse sentido, para que:

- Seja entusiástico, curioso e ambicioso quando discutindo seus interesses e aprendendo com seu mentor.
- Chegue a todos os encontros na hora. Se não é possível chegar na hora marcada para o encontro, deixe seu mentor saber tão logo quanto possível.
- Respeite o tempo e o espaço de seu mentor; seja flexível com encontros.
- Pergunte a seu mentor de que modo ele prefere que você o contate: *e-mail*, fone ou *pager*.
- Mantenha seu mentor informado de seus progressos. Você pode facilmente enviar *e-mails* a seu mentor para que ele acompanhe o que está acontecendo em sua vida.
- Considere as informações que seu mentor lhe passa.
- Seja paciente – sua relação será construída ao longo do tempo.
- Seja receptivo às sugestões e ao *feedback* de seu mentor.
- Use sua experiência com seu mentor para fazer conexões com outras pessoas com as quais seu mentor trabalha.

- Compartilhe com seu mentor seus objetivos para a relação de *mentoring*.
- Deixe seu mentor saber que tipo de coisa você gostaria de discutir, ver ou fazer.
- Compartilhe informações sobre seu contexto pessoal, relacionamentos, família etc.

Em um sistema ou no outro, formal ou informal, não há dúvida de que os mentorandos são **mutuamente responsáveis** pela construção do *rapport* com seus mentores, comunicando-se de forma clara e efetiva, mantendo-se firmes nos "altos e baixos" da relação. São corresponsáveis por criar um clima de aprendizagem, fazendo perguntas, compartilhando informações, recebendo *feedback* não defensivamente, utilizando o suporte e expressando um interesse pessoal pelo mentor. Ter expectativas realistas sobre o que e o quanto seus mentores podem fazer e acreditar que eles mesmos são responsáveis pelo seu próprio desenvolvimento é fundamental.

Esse ponto é tão importante que, na Mentoria FMUSP, os alunos foram "chamados" a essa corresponsabilidade, em um dos exemplares do jornal acadêmico *O Bisturi* (janeiro de 2003):

Como de fato mudamos as coisas

Escrevo como mentor e professor desta casa aos meus alunos (alguns poucos ainda não tiveram aula comigo) e aos alunos de outros mentores. Pregar no deserto pode parecer improdutivo, mas marca posição e afasta a omissão. Chega de rodeios.

Tenho participado, como posso, de fóruns e comissões e vejo que boa parte dos alunos não participa e não se interessa. No meu íntimo essa atitude premia a imobilidade para coisas que estão erradas e a falta de difusão de coisas que estão certas. Muitas vezes, após os fóruns, conversas e discussões nada muda, nem mesmo no curso de... do primeiro ano, que insistentemente é criticado.

Eu acredito que para mudar as coisas tem que ser no "corpo a corpo". Nós nos indignamos quando uma criança morre de fome em qualquer lugar do mundo ou quando centenas são massacradas num teatro em Moscou, a indignação é maior ainda quando um amigo é assaltado ou agredido. Essa indignação também exige um "corpo a corpo".

Nossa escola deitou em berço esplêndido e está ficando para trás e mesmo que estivesse bacana, quem fica parado é poste.

A meu ver um dos meios de mudarmos e melhorarmos nossa faculdade é participando da atividade de Mentoria. Em cada grupo tem pelo menos um aluno de cada ano; o problema que você acha que nunca aconteceu está registrado na mente do colega de anos acima. Essas são histórias que de outra maneira estariam perdidas e quando este problema for abordado pela primeira vez no seu grupo essas histórias estarão garantidas por pelo menos seis anos, isto para não falar no testemunho do mentor. Valorizar o encontro da Mentoria implica em valorizar o seu curso e a sua inteligência. Suas idéias não serão ouvidas se você não falar.

A inércia impede as mudanças pois, em um primeiro momento, temos medo do novo. A impotência, a sensação de que nada adianta fazer, oprime e imobiliza. Rompê-la implica agirmos com ousadia, explicitarmos nossas ideias, em território coletivo. Afinal, os problemas que têm sido trazidos na Mentoria, são todos de ordem coletiva.

Mas é discutindo que o novo aparece, mesmo vendo nossas ideias serem derrotadas num primeiro instante, não nos preocupemos com isso, elas já não serão novidade mais adiante. Ao participar de seu grupo de Mentoria sua ideia permeará mente de colegas de outros anos, sua ideia não ficará restrita a você. Mas, mais importante do que isso, sua ideia foi discutida com um membro do corpo docente que convive com você, que já riu e se sensibilizou com suas colocações, esse mentor vai te ouvir com uma atenção diferente da atenção recebida pelo representante discente, por exemplo, na congregação.

Por fim, a maioria de nós escolheu ser médico para podermos ajudar aos outros. Portanto, podemos começar a refletir o problema dos outros, nossos colegas de Mentoria e mesmo do mentor (vez por outras trago meus problemas para o grupo).

O mundo muda quando melhoramos a vida de alguém à nossa volta. Para acabarmos com a fome na África e as injustiças do outro lado do mundo devemos combater primeiro as injustiças que estão ao nosso redor.

Compareça à sua mentoria,
Eduardo Genaro Mutarelli

5

Mentorar

Patrícia Lacerda Bellodi

💬 FASES E EVOLUÇÃO DA RELAÇÃO

A **relação mentor-mentorando** é o "coração" da proposta de *mentoring* e ela, mais do que o enquadre adotado, define a natureza da atividade.

Esta relação, humana que é, será então influenciada por **variáveis** também humanas (não previsíveis, nem controláveis), especialmente ligadas à **pessoa do mentor** (motivação, expectativas, personalidade, habilidades, atributos), à **pessoa do aluno** (motivação, necessidades, personalidade, fase do desenvolvimento e momento dentro do ciclo acadêmico), ao **grupo de alunos como um todo**, se este for o enquadre (a interação entre eles, entre o grupo e o mentor, necessidades e fenômenos grupais ao longo do tempo) e às **características da instituição** (valorização maior ou menor da atividade pelas instâncias decisórias, tempo e espaço oferecidos dentro do dia a dia acadêmico, apoio continuado ao mentor, equipe de trabalho dedicada à atividade, infraestrutura disponível, entre outros).

Os **caminhos** dessa relação serão o resultado da interação de todos esses fatores e, mais do que isso, sempre único, maior e diferente que a simples soma das partes, como bem ensina a teoria da *gestalt*.

Diferentes mentores têm, sem dúvida, diferentes estilos e trabalham de forma diferente: alguns mais orientados à orientação, outros mais à relação pessoal e à motivação. Cada aluno ou grupo de alunos receberá e fará a interação com seu mentor também de formas variadas: alguns se sentem confortáveis com a aproximação, outros ficam intimidados, envergonhados ou relutantes em buscar ajuda. Mentores e mentorandos trazem histórias pessoais e características que podem interagir de inúmeras maneiras, algumas vezes potencializando o encontro, outras vezes podendo até mesmo impedir qualquer chance de desenvolvimento de vínculo entre eles. O aspecto interpessoal é crítico e, como toda relação humana, o *mentoring* está sujeito aos fenômenos transferenciais e contratransferenciais tão bem descritos pela psicanálise. O mentor pode ocupar, para o aluno, um lugar psíquico derivado da atualização sobre ele de desejos não conscientes (**transferência**), passando a ser visto, por exemplo, como figura paterna/materna autoritária ou, ao contrário, benevolente em excesso. Esse mecanismo pode, por sua vez, despertar reações e sentimentos no mentor (**contratransferência**) que determinam muito o desenrolar da relação. Além disso, dependendo daquilo que é permitido e incentivado pela instituição, esta interação terá maior ou menor espaço.

Há muito ainda a saber sobre criar e manter uma relação de *mentoring* satisfatória e, além de uma técnica, desenvolvida com estudos e dedicação, trata-se, sem dúvida, também de uma arte. Ter a "química" certa é tão essencial à relação de *mentoring* como é para outras relações recíprocas.

> ... é importante notar que toda associação tem suas qualidades únicas, contribuindo o contexto ambiental, a natureza do que pode ser realizado, a química que une dois indivíduos, a faísca que acende o interesse, o entusiasmo e a importância da relação para ambas as partes... (RODENHAUSER *et al.*, 2000, p. 16).

Além da "química" interpessoal, outro aspecto é fundamental nesta relação: o tempo. Intrínseco ao *mentoring* está um elemento temporal, isto é, as relações de *mentoring* requerem tempo, muitas vezes um ano ou mais, e, quanto mais longa sua extensão, mais rica é a experiência (ROCK, 1999).

Mas, embora sejam sempre únicos os desdobramentos dos encontros, algumas **fases ou estágios** no desenvolvimento das **relações de mentoria** podem ser identificadas, uma vez que um de seus atributos essenciais é "ser um processo" (ROBERTS, 2000).

Como uma espécie de **mapa na jornada**, esses estágios ajudam a reconhecer que aspectos estão sendo abordados, quais deles precisam de maior atenção e, especialmente, possibilitam refletir sobre a relação ao longo do tempo, sua direção e ajustes necessários.

Em geral, quando satisfatória, a relação de *mentoring* move-se em **duas direções principais**: no sentido da separação e individuação do jovem iniciante e no da transformação da relação com o mentor, que de assimétrica e complementar, no início, tenderia a se tornar simétrica ao longo do tempo.

Rodenhauser (2000), por exemplo, propõe um modelo com **cinco fases distintas**, com alguns **marcos "temporais"**. Cada fase tem suas tarefas desenvolvimentais que são realizadas em **dois planos**: **interpessoal** (a interação entre o mentor e o aluno) e **intrapsíquico** (fatores internos que afetam ou são afetados pelo processo e suas características). O desenrolar satisfatório de cada fase na relação de *mentoring* depende de uma resolução satisfatória de cada uma dessas fases: iniciação/interação, cultivo/investimento, maturação/facilitação, separação/adaptação e, por fim, redefinição.

Vários outros autores propõem fases e estágios com maior ou menor número de detalhes (ROBERTS, 2000; RODENHAUSER *et al.*, 2000; GUPTA e LINGAM, 2000; COHEN, 1999).

Sintetizando essas diferentes descrições, em geral, as **principais fases da relação** de *mentoring* correspondem a três momentos: **estabelecimento, desenvolvimento e término da relação**.

Estabelecimento da relação

É o momento das **apresentações das pessoas** envolvidas, do **esclarecimento dos objetivos** da atividade e do **início da construção** da relação.

Uma **apresentação inicial cuidadosa** mostra a importância dada àquele encontro. Sinaliza que a relação merece investimento e necessita de comprometimento para crescer. Os primeiros encontros têm uma importância fundamental, pois assinalam muito do que acontecerá no futuro, apresentam traços de personalidade de cada um dos envolvidos, dão pistas ou não da "química" a ser estabelecida e encorajam o desejo de compartilhar experiências.

É, especialmente, o momento dos passos iniciais da construção da relação de confiança. E o mentor prudente deve estar preparado para desenvolvê-la, mais do que assumir que essa confiança necessária à relação já existe. Esta pode não ser automática ou facilmente concedida pelos alunos por uma série de razões, refletindo inclusive experiências pessoais ou acadêmicas anteriores, por isso os alunos podem variar bastante, desde aqueles abertos e receptivos até aqueles que parecem resistentes aos objetivos da atividade. Sendo assim, é preciso dar a esse estágio o tempo necessário para a quebra do estranhamento normal entre desconhecidos e posterior estabelecimento do vínculo. É, preciso, especialmente, ser paciente.

Ouvir com cuidado e **fazer perguntas** com sensibilidade devem ser as habilidades de comunicação mais presentes nessa fase inicial. Ter cautela em **não oferecer respostas rápidas** às questões e opiniões dos alunos é essencial, porque alguns alunos podem interpretar os diálogos com o mentor como "evangelhos" a serem adotados ou, até mesmo, como disputas intelectuais com os colegas do grupo.

A **aceitação** é crítica para criar a confiança e o mentor deve estar alerta para não criar, inadvertidamente, a impressão de que aprova ou desaprova pessoalmente as ideias e atitudes de seus alunos. Ao aceitar o direito legítimo de seu mentorando a apresentar visões pessoais e diferentes, o mentor passa a mensagem relevante de que o aluno é respeitado como uma pessoa única. Os objetivos da atividade são o aprendizado e a reflexão e não a clonagem, a conversão ou o consenso a respeito de ideias e crenças. O mentor habilidoso deve estar atento ao *timing* apropriado de desafiar diretamente as opiniões do mentorando e, nesse início da relação, boas intenções podem ser transformadas em oportunidades perdidas e até mesmo em resultados negativos.

Este é, em resumo, o **tempo da escuta**, das **perguntas abertas** e da **identificação das necessidades e características dos alunos**. Uma exploração insuficiente delas pode levar a falhas de compreensão e prejudicar bastante os próximos estágios da relação.

Desenvolvimento da relação

Com o estabelecimento de um clima de confiança e abertura, a troca de experiências passa a ocupar um espaço fundamental nos encontros. É o momento de discussão de ideias, de oferecimento de informações, de prover orientação, de exposição de sentimentos, de reconhecimento de forças e fraquezas, de compartilhar vivências. Nesse estágio da relação, é fundamental a habilidade em oferecer um *feedback* construtivo ao que é apresentado e discutido.

Um dos pontos importantes dessa fase diz respeito à **ampliação de perspectiva** por meio da relação. Ampliando a perspectiva na análise dos temas e questões, além de encorajar o exame de alternativas, os mentores estimulam os alunos a questionar suas ideias, crenças e decisões. Com isso, pode surgir uma nova compreensão das necessidades apresentadas e dos temas discutidos. Para os alunos, essa modificação na percepção e exploração de opções pode ser confortadora e libertadora, mas também pode ser difícil e criar ansiedade, levando-os para fora das zonas de conforto do conhecido. Por isso, nesse momento da relação, as resistências tendem a aparecer de forma mais ou menos intensa, velada ou não. Esse desconforto é legítimo e as reações de ansiedade antecipatória dos alunos não podem ser vistas como motivo para encerrar a relação. Mentores devem estar preparados para explorar a incerteza do mundo real, mais do que amenizá-la pelo conforto ilusório das soluções simples preferidas pelos alunos. O novo é interessante, mas causa temor, já que exigirá novas maneiras de ser, fazer e se relacionar.

Nesse momento, é fundamental que o mentor seja apoiador e sensível àquilo que os alunos suportam ao serem desafiados e capazes de apreender. Não basta apenas mudar a perspectiva: é preciso continuar junto ao olhar para o novo e, especialmente, encorajar a continuar a partir desse novo ponto de vista.

Outro ponto importante dessa fase diz respeito à **orientação**. Para orientar é preciso, antes de tudo, um conhecimento adequado do outro; caso contrário, a orientação oferecida pode ter valor superficial ou mínimo e, às vezes, até contribuir para decisões contraprodutivas. A orientação deve sempre ser feita sob medida e não a partir de um lugar comum, por isso não é um processo rápido nem fácil.

Especialmente nos momentos de estresse, os mentores devem estar preparados para resistir à pressão de seus alunos que desejam respostas rápidas para todos os seus problemas. Mentores podem ser **modelos pragmáticos** de habilidades de resolver problemas e tomar decisões, aprender a como lidar com essas situações, mais do que de solucioná-las. Por intermédio do mentor os alunos podem compreender melhor como interpretar suas reações a eventos estressantes e discutir diversas formas de enfrentamento para essas situações.

Os **novos modos de pensar** podem despertar o desejo do aluno para mudanças – e este é outro ponto importante dessa fase da relação. Planejar ações, examinar opções e suas consequências, construir uma agenda para o futuro junto ao aluno são intervenções importantes. Os mentores, a partir de sua experiência, podem ajudar especialmente nos **processos de tomada de decisão e solução de problemas**, mas aqui vale um alerta fundamental. Mentores **ajudam** no sentido de exemplos concretos desses processos ao estimular maneiras criativas de pensar e ao dar apoio aos riscos em experimentar o novo. Mas **deixam de**

ajudar quando realizam esses passos pelo aluno, em seu lugar, impedindo-o de aprender com a própria experiência. Deixam de ajudar quando desejam impedir o erro (ou aquilo que entendem como erro), quando "protegem" o jovem das vicissitudes inevitáveis (e não previstas) de todo novo caminho. Um mentor está na posição de **exemplo concreto** do que o outro pode **ser** (se quiser) e **não** daquilo que alguém deve ou pode fazer. Conselhos devem ser oferecidos com cuidado, de forma econômica, e a solução aos problemas deve ser produto da interação do par e não apenas da sabedoria do mentor.

Mentores devem, assim, **proteger sempre o direito de seus mentorandos à autodeterminação**. Além disso, outro aspecto importante a ser considerado pelos mentores é: não esperar que os encontros sempre terminem com um plano de ação ou uma proposta radical de mudança – muitas vezes, a ação planejada será simplesmente se encontrar novamente e este já um progresso suficiente e importante da relação.

Por fim, monitorar o progresso e avaliar os resultados é a contrapartida necessária às ações planejadas durante os encontros. Acompanhar os efeitos do relacionamento ao longo do tempo é parte essencial da relação: pensar nesses efeitos, refletir sobre a experiência, não deixá-la solta e "descosturada" é tarefa importante do mentor e dá sentido temporal e prático à atividade.

O término da relação

Quanto tempo dura uma relação de *mentoring*? Quando ela termina? Quem termina a relação?

Os encontros entre o mentor e seus alunos, inevitavelmente, chegam a um fim, já que o mentor – importante não esquecer – é uma figura de transição no desenvolvimento do mentorando.

E o que significa se desenvolver ao longo do tempo?

O caminho do amadurecimento é, para os teóricos do desenvolvimento, como Erikson (1987), Bowlby (2001), Freud (1996) e Piaget (1976), um caminho de progressão nas seguintes direções:

- Da dependência absoluta ou relativa para uma crescente autonomia.
- Do controle externo para o autocontrole.
- De uma visão impulsiva e autocentrada (egoísta) para uma colaborativa e centrada no outro e no mundo (altruísta).

- De um pensar simplista e concreto para um questionamento mais complexo e abstrato.
- Da crença na verdade absoluta e na autoridade para um relativismo contextual.

Tornar-se mais independente ao longo do tempo e dirigir suas ações e comportamentos em um sentido ético, coletivo, complexo e humano sem a necessidade do controle externo, mas considerando os diferentes contextos, são bons **indicadores do chamado amadurecimento**.

Crescer envolve mais do que se tornar um bem ajustado membro da sociedade: significa também passar a ver sua própria cultura de um ponto de vista crítico. Trata-se de um amadurecimento que não vem necessariamente com a idade e sim de se tornar mais sábio, de conseguir compreender o mundo de um modo mais complexo (DALOZ, 1986, 1999).

Esta importante independência não significa, entretanto, diminuição da importância dos outros ao longo da vida, nem que apenas na infância os outros significativos teriam uma influência fundamental. Para Sullivan (1953), citado por Rhodes (2002), também estudioso do desenvolvimento humano, o que ocorre, na verdade, são **mudanças nas necessidades relacionais** ao longo da vida – **se relacionar, estar em contato com outras pessoas, é da natureza humana**.

Outros teóricos também assinalam a importância da relação com o outro. Carl Jung, em *O homem e seus símbolos* (1996), por exemplo, nomeia de "individuação" o processo pelo qual nós nos diferenciamos da cultura, processo esse que conduz não ao isolamento, mas, paradoxalmente, a um maior senso de membro de um grupo dentro do todo. No mesmo sentido vem a contribuição de Winnicott (2000), ao dizer que: "é importante conseguirmos ficar sozinhos, mas não é bom".

A partir disso, como pode ser compreendido e manejado o término da relação de *mentoring*?

Quando a atividade de *mentoring* é **formalizada e institucional**, por vezes o próprio programa estabelece, claramente e *a priori*, um ponto final para a relação (por exemplo, fim do ano ou fim do curso). Nesse contexto, o mentor e o mentorando podem trabalhar antecipadamente para minimizar possíveis sentimentos de desamparo, prover um sentido de fechamento e, em alguns casos, conexões informais entre o mentor e seus alunos podem continuar por muito tempo, para além do término oficial. Em outras situações, o término completo é um passo natural, derivado de concordância mútua ou, por outro lado, de uma gradual perda de interesse e envolvimento.

Em uma **relação suficientemente boa**, o jovem aprendiz sente, ao final, admiração, respeito, apreciação, gratidão e amor pelo seu mentor. Mas a relação também pode terminar por conflitos e sentimentos ruins despertados pela relação, podendo ocorrer ressentimento ("Meu mentor não me ajudou naquilo que eu precisava"), sentimentos de inferioridade ("Eu nunca conseguirei ser como ele") e até mesmo inveja ("Por que meu mentor sempre conseguiu superar as dificuldades e para mim é tão difícil?").

Especialmente em relação aos chamados **"términos precoces"**, isto é, antes que se conseguisse criar um vínculo de confiança e que as necessidades pudessem ser identificadas e trabalhadas, algumas características de risco já foram identificadas (RHODES, 2002).

Especialmente entre os **adolescentes**, seriam características de **risco de término**: a **idade** (os mais velhos tendem a ser mais orientados e guiados pelos amigos do que os mais novos, assim como menos responsivos a programas estruturados); **problemas ou dificuldades muito graves** (o relacionamento tende a ser mais frágil, uma vez que apresentam desafios que sobrepujam a capacidade dos mentores ou sua disposição para ajudar); e **história de abuso** físico, sexual ou emocional (estes jovens teriam maior dificuldade em acreditar e estabelecer relações de proximidade e apoio). Não significa, é claro, que pessoas com essas características não possam se beneficiar do *mentoring*, mas jovens vulneráveis parecem ter um risco elevado para términos precoces. Nesses casos, a equipe do programa deve prover apoio aos mentores para que eles consigam lidar com esses problemas e características, assim como para que consigam detectá-los precocemente, em tempo de serem encaminhados.

No outro extremo, também **jovens bem ajustados** tendem a derivar relativamente poucos benefícios quando comparados com jovens que estão se deparando com algum grau de dificuldade em suas vidas: aqueles que caem no meio desse *continuum* de funcionamento parecem se beneficiar mais. Outra característica importante nesse sentido diz respeito à família e a cultura social, educacional e institucional na qual os jovens estão inseridos, fazendo assim com que certos jovens respondam menos do que outros.

Para além da adolescência, os estudos que investigam influências sociodemográficas no desenrolar da relação de *mentoring* têm mostrado as seguintes características (ROSE, 2003):

- **Interesses:** a percepção de similaridade entre o mentor e o aluno é preditiva de uma atração inicial, mas não de sucesso de longo prazo.
- **Gênero:** mulheres valorizam mais em seus mentores atributos pessoais, estilo de vida e valores, enquanto os homens dão importância a poder, *status* e influência. Mulheres parecem ter naturalmente a condição de continência tão importante ao *mentoring*, enquanto os homens tendem a colaborar com aspectos ligados ao lidar com desafios (DALOZ, 1986).
- **Idade:** alunos mais velhos têm menor probabilidade de desejar e participar de relações de *mentoring*.
- **Raça:** as minorias historicamente têm menor acesso ao *mentoring*.
- **Cultura:** é um forte determinante de comportamentos, valores e comunicação que estarão em jogo no *mentoring*, como deferência à autoridade, expressão de poder, individualismo ou coletivismo, lidar com conflitos, assertividade, franqueza, autopromoção, importância das relações pessoais.

Também algumas **características dos mentores** parecem estar associadas à duração da relação. Questões relativas à **flexibilidade da agenda** de trabalho, às **demandas de casamento e filhos**, por exemplo, devem ser consideradas. Mas a falta de tempo não é o único, nem o maior impedimento para sustentar a relação, podendo estar, inclusive, escondendo suas reais dificuldades.

Há, principalmente, importantes **características pessoais** a serem consideradas e, nesse sentido, pode-se falar inclusive de **mentores "tóxicos" e iatrogênicos** – descritos como aqueles que apresentam um pensamento concreto, rígido, inflexível, que buscam o poder por meio da relação com seus alunos, os controladores e os comunicadores pobres e inacessíveis aos outros (DARLING, 1984). Também aquelas pessoas que não conseguem ou não desejam abrir o espaço do encontro para as diferentes ideias, não respeitam o fato de que o aluno é o foco e de que suas necessidades são as geradoras da proposta, que não suportam a ideia de que não há como controlar a vida e os desejos do outro, nem conseguem se comunicar de forma aberta e autêntica, não têm condições internas – intelectuais, emocionais e éticas – para ocupar o lugar de mentor (FREEMAN, 1998). É da responsabilidade da coordenação do programa estar atentos e evitar expor alunos a esse tipo de influência.

A relação pode terminar por desejo e necessidade do mentor ou pelos mesmos motivos do lado do mentorando e a dinâmica de cada uma dessas possibilidades deve ser considerada.

Quando o mentor termina a relação

É fundamental que os mentores que antevejam impedimentos futuros deem avisos antecipados a seus mentorandos. Uma explicação apropriada deve sempre ser dada aos alunos, com oportunidade para algum tipo de fechamento, embora, muitas vezes, sentindo-se culpados ou temerosos de reações negativas, os mentores fiquem relutantes em levantar o assunto, postergando a discussão sobre a futura separação.

As **reações dos mentorandos ao término** variam muito, dependendo do vínculo estabelecido. Como em outras situações de separação ao longo da vida, o desligamento do mentor pode evocar memórias de outras perdas, provocar sentimentos dolorosos e confusos, mas indiferença e até mesmo alívio podem ocorrer. Nesse sentido, mentores devem estar preparados para lidar com possíveis sentimentos de mágoa de seus alunos (mesmo quando não são aparentes) e compartilhar seus próprios sentimentos de perda. Buscar orientação junto à equipe de apoio do programa pode ajudar a ensaiar estratégias para lidar com reações negativas.

Com o desligamento, o **remanejamento do aluno para um novo mentor**, especialmente em programas formalizados, é necessário. Embora essa transferência seja prática comum, o processo pode ser psicologicamente mais complexo do que aparenta. É importante (embora normalmente pouco ocorra) que a substituição não ocorra automaticamente, antes de uma adequada compreensão do que a primeira relação atingiu (ou não). Aqui, a equipe de apoio ao mentor, novamente, tem um papel importante: junto a ele, deve tentar entender as razões para o desejo de seu desligamento e assim minimizar a probabilidade de repetição de um padrão disfuncional para seus alunos no futuro.

Quando o mentorando termina a relação

Por vezes é o mentorando quem deseja terminar a relação e isso pode ocorrer de diferentes maneiras. Alguns alunos procuram a coordenação dos programas apresentando o término como um fato consumado, enquanto outros abordam o tema de forma mais temporária ou com dúvidas. O desejo do aluno em terminar a relação pode, nesse caso, ser apenas um sinal momentâneo de descontentamento e até mesmo o ponto de partida para uma reformulação da relação. Outros mentorandos saem da relação **simplesmente**

não respondendo aos telefonemas ou deixando seus mentores **cronicamente esperando** por eles (e isso não é incomum, infelizmente). Esse tipo de término pode ser mais bem manejado se o mentor prestar atenção aos sinais do não compromisso do mentorando, como atrasos frequentes, esquecimentos dos encontros, respostas distraídas durante os encontros, entre outros. Qualquer que seja a razão, a exploração e avaliação dos motivos do mentorando em terminar a relação, embora seja um processo delicado, deve ser realizada. Mentores devem buscar ajuda junto à equipe de apoio para lidar com seus próprios sentimentos de tristeza, raiva, rejeição e, em alguns casos (por que não?), de alívio nessa situação.

Enfim, todos os términos, sejam do aluno, sejam do mentor, planejados ou não, merecem atenção, pois o modo como a relação termina pode determinar a maneira como ambos pensam sobre sua experiência de *mentoring* como um todo.

Nesse sentido, para que a relação se desenvolva e termine adequadamente, a **estrutura dos programas** deve favorecer o máximo possível o encontro, oferecendo aos participantes tempo, espaço, apoio, orientação, informação e valorização da atividade. E, antes de tudo, é importante considerar que o *mentoring* é uma relação de mão dupla, isto é, o potencial do mentor para engajar seu mentorando em interações mais complexas e satisfatórias cresce na medida em que o mentorando também responda ao potencial positivo da relação.

Não há garantias de relações de sucesso e permanência de vínculos no tempo. Nem Atena, ao iluminar e inspirar Mentor em suas orientações a Telêmaco (ver Introdução), garantia sucessos. Ela era obrigada, necessariamente e inclusive, a lidar com desejos e limitações humanas e com a onipotência e prepotência de outros "deuses". Assim, reconhecer o limite dos esforços e dar ao contato humano chance de se manifestar (com tudo aquilo que ele comporta) é condição fundamental para que os envolvidos no processo continuem a investir sua energia nele.

E, por fim, é importante lembrar: **a relação de *mentoring* termina, apesar de tudo**, sendo inclusive fundamental que ela termine, ou melhor: mude de natureza.

Peddy (2001), por exemplo, diz que o processo do *mentoring* pode ser mais bem descrito em seis palavras: **guie, acompanhe e saia do caminho!** A relação deve ser transformada, ao longo do tempo, em uma **relação mais simétrica e igualitária**:

> Nem ser mentor nem ser mentorando são tarefas fáceis. O fato de que fatores pessoais estão constantemente presentes torna esta uma relação difícil e que requer trabalho para se tornar efetiva para ambos os participantes. Inicialmente, como mentor, você carregará a maior parte da responsabilidade pela relação, mas com o tempo você e seu mentorando irão contribuir igualmente (CENTENO, 2002, p. 1214).

Quando esse momento chega, diz esta autora, é importante que o mentor o reconheça e comemore, sugerindo, se necessário, outras pessoas que podem oferecer ajuda no futuro.

O importante é não esquecer que muito do valor da relação de *mentoring* pode ser percebido depois de seu término programado ou natural. E o final temporal da relação não coloca um fim no significado dela para o mentorando. Se foi significativa, o mentor estará, para o jovem, como diz Levinson (1978), sempre "dentro dele":

> Após a separação, o jovem pode tomar as qualidades admiradas do mentor dentro dele mesmo. Ele pode se tornar mais hábil para aprender sozinho, a ouvir as vozes dentro dele mesmo. Sua personalidade é enriquecida enquanto ele torna o mentor uma parte intrínseca dele mesmo. A internalização de figuras significativas é a maior fonte de desenvolvimento na vida adulta (p. 101).

Além disso, o efeito de uma relação efetiva de *mentoring* pode ir muito além daquele mentor com aquele seu aluno em particular. Pode atingir toda uma geração, como bem descreveu Centeno (2002):

> E é neste momento que você percebe que a vida acadêmica foi generosa com você: você foi um mentor, mas ao mesmo tempo seu aluno o mentorou. Você percebe que atingiu uma das mais importantes funções da vida universitária: serviu como um laço entre o passado e o futuro... Você pode agora estar confiante de que a vida acadêmica e a ciência continuarão a crescer e se desenvolver. Para sempre (p. 1215).

COMO A ATIVIDADE FUNCIONA E PROMOVE MUDANÇAS?

Uma série de **efeitos ou mudanças positivas** pode ocorrer para aqueles que participam de programas de mentoria: maior motivação, confiança, autoestima, menor estresse, melhor informação sobre o curso e a carreira, melhor desempenho acadêmico e profissional, maior adaptação ao ambiente universitário ou de trabalho, maior condição de enfrentamento das dificuldades, ampliação da rede de amigos, maior integração e proximidade com professores e colegas, maior segurança com as escolhas a serem feitas, no presente e para o futuro, maior consciência de si mesmos e dos outros, maiores felicidade e qualidade de vida.

Em maior ou menor grau ou extensão, a mudança positiva é uma possibilidade almejada e muitas vezes atingida por aqueles que estão envolvidos na atividade.

Entretanto, a **questão fundamental** não é apenas **o que muda** com a mentoria, mas **como** acontecem mudanças.

Inicialmente é preciso dizer que o *mentoring* inclui **elementos poderosos de mudança explícitos e implícitos**.

Os processos de mudança **explícitos** envolvem a transmissão ativa de fatos, técnicas e sistemas de pensamento, por meio de um processo aberto e deliberado no qual o mentor age nos papéis de professor, conselheiro, guia. Nesse campo podem ser incluídas as orientações de carreira, a socialização profissional e a orientação em técnicas.

Os processos de mudança **implícitos**, ao contrário, não são sempre conscientes ou deliberadamente apresentados e são, por sua vez, alguns dos mais importantes efeitos que um mentor pode provocar em seus alunos. Importantes elementos transmitidos dessa maneira têm relação com o papel de modelo e exemplo do mentor como estilo intelectual e profissional, prioridades, ponderação, confiança, entre outros.

O processo de mudança em si – **o como mudar** ou **o por que faz mudar** – tem sido o ponto central das pesquisas de Jean Rhodes (2002) por mais de uma década, com uma metanálise rigorosa de vários programas de *mentoring*. Embora ela tenha analisado dados de programas dirigidos a uma população específica – adolescentes americanos em situação social não favorável – outros importantes autores da área, como Daloz (1986, 1999), dedicados ao estudo das relações de *mentoring* dentro do contexto do ensino de adultos, corroboram suas conclusões.

O *mentoring* pode influenciar o desenvolvimento e promover mudanças de **três importantes maneiras: pela aceitação, pela reflexão e pelo exemplo prático** presentes na relação entre o mentor e seus alunos.

Aceitação: promove o desenvolvimento de habilidades sociais e o aumento do bem-estar emocional

Desenvolver habilidades sociais, diz Rhodes (2002), significa ampliar contatos com pessoas diferentes, intensificar o vínculo com as pessoas próximas, se fazer conhecer e conhecer melhor o outro. Por intermédio da proximidade, do acolhimento, do respeito e, principalmente, da aceitação vivenciada com os mentores, os mentorandos podem reconhecer o enorme potencial que existe em ligações próximas e se abrir para mais pessoas a seu redor. Melhor relacionamento com pais, colegas e professores, incluindo maiores sentimentos de confiança e abertura a comunicações mais profundas, seriam então resultados dessa mudança.

A **teoria do apego**, de John Bowlby (2001), ajuda muito a compreender como relações positivas podem mudar a percepção de si mesmos e dos relacionamentos. De acordo com ela, as crianças formam suas concepções dos relacionamentos já nas primeiras experiências com seus cuidadores primários – chamados de **figuras de apego**. São essas primeiras figuras, por seus cuidados sensíveis e responsivos, as responsáveis por originar na criança um sentimento de autovalor e autoestima. Ela passa, assim, a ver a si mesma como merecedora de amor e a ver os outros como confiáveis para dar amor e disponíveis em tempos de necessidade. Essas crenças e expectativas quanto aos relacionamentos passam a existir em sua maior parte em um nível inconsciente, mas influenciam as relações interpessoais através e para além da infância. Durante a **adolescência**, o apego com as figuras parentais decresce pela busca adolescente de maior autonomia, mas, por outro lado, a relação com os pares assume um lugar de primordial importância. Nessa fase do desenvolvimento, os adolescentes com inseguranças profundas a respeito de relacionamentos tendem a ser mais vulneráveis à autocrítica e ao sofrimento. Os mentores podem aqui, especialmente, ajudar os adolescentes de duas importantes maneiras:

1. Podem ajudar a criar estratégias para lidar com as dificuldades nas relações e, em certos casos, até mesmo servindo como figuras de apego secundárias. A partir de uma boa e significativa relação com o mentor, os adolescentes

podem refazer suas concepções de si mesmos em relação aos outros, por meio do chamado **"vínculo emocional corretivo"**. Concepções primárias de relacionamentos podem ser difíceis de mudar, mas não impossíveis.

2. Mentores podem também influenciar positivamente agindo como uma **caixa de ressonância** e provendo um **modelo de comunicação efetiva**, ajudando os adolescentes a expressar-se mais claramente, a compreender e lidar mais efetivamente com suas emoções.

Também na **vida adulta**, a aceitação continua a ser fundamental e Carl Rogers (1977, 2002) oferece importantes fundamentos teóricos nesse sentido: o mentor efetivo ao mostrar aceitação e respeito, sendo emocionalmente congruente e genuíno, ouvindo ativamente, com compreensão empática, provendo um ambiente seguro e apoiador, facilita o processo de individualização e autorrealização dos alunos. Estes passam a ter um lugar seguro onde podem ser agentes livres de seus objetivos e ainda assim ter a referência segura do mentor como apoio. A aceitação leva a uma maior segurança, bem-estar, ao poder expressar-se e ser o que se é.

Uma maior autoestima pode ocorrer como resultado do **processo de internalização das avaliações positivas** e da **aceitação** que os mentores apresentam de seus mentorandos, uma vez que, especialmente os adolescentes, tendem sempre a imaginar e a se preocupar em como são percebidos pelos outros. Mentores, nesse sentido, podem se constituir em uma espécie de **espelho social** no qual os adolescentes olham para formar opiniões de si mesmos. Se um mentor ocupa esse lugar e vê positivamente seu mentorando, aceitando-o sem julgamento, essa avaliação positiva pode gradualmente ser incorporada pelo adolescente e integrada dentro de sua autoimagem. E, aqui cabe lembrar: ver positivamente não é ver apenas o positivo em cada mentorando...

Reflexão: desenvolve as habilidades cognitivas por meio de discussões de temas significativos

As mudanças sociais e emocionais positivas, descritas anteriormente, estão profundamente interligadas com o **desenvolvimento das habilidades cognitivas na adolescência**. Neste período, há um grande avanço nos processos cognitivos básicos, no conhecimento, nas habilidades do pensamento e na habilidade em avaliar a consistência, as falhas e a exatidão dos próprios pensamentos e sentimentos. A adolescência é um tempo em que os jovens, em geral, tornam-se mais reflexivos e conscientes de si e do mundo. E as interações sociais – particularmente as conversas significativas – teriam, segundo alguns estudiosos, um grande papel em aprimorar e desenvolver essas habilidades mentais dos adolescentes:

> Nós não aprendemos as coisas simplesmente num vácuo. Nós necessitamos de outras pessoas para nos mostrar, para nos acompanhar, para segurar a esperança e fortificar nossa fé que nós poderemos fazer isso. E nós também precisamos de pessoas com as quais praticar: pais, amigos, crianças, professores. Isso é porque mentores e ambientes de *mentoring* têm um papel chave: sem adequado apoio, muitos aprendizes podem decidir permanecer onde eles estão (DALOZ, 1999, p. 244).

Vygotsky (2000), psicólogo russo especialista em desenvolvimento e linguagem, apresentou, nesse sentido, o conceito da "zona de desenvolvimento proximal", que teria um importante papel no aprendizado dos jovens.

A **zona de desenvolvimento proximal** diz respeito a uma espécie de elasticidade psicológica na capacidade de aprendizagem se aquele que estiver aprendendo estiver ou não sozinho nesse processo. Corresponde àquilo que o jovem poderia fazer ou aprender, a mais ou diferente, quando trabalhando sob a orientação de um adulto ou de outros pares capacitados. Em outras palavras, muitas vezes se admite como capacidade intelectual de um indivíduo apenas aquilo que ele é capaz de realizar sozinho. No entanto, para Vygotsky (2000), aquilo que um indivíduo é capaz de realizar assistido por outro também representa uma habilidade intelectual importante. Assim, existe uma zona de "capacidade", que corresponde à diferença entre o que um indivíduo é capaz de realizar sem assistência e aquilo que ele é capaz de realizar em parceria, uma **diferença de *performance* entre sozinho e em coletividade**. Quando um jovem é "esticado", dentro dessa zona, por meio da interação com um adulto ou com pares, sua capacidade mental e emocional aumenta e cresce. E aquilo que hoje é uma elasticidade derivada da interação com os outros pode no futuro se tornar parte integrante e natural da própria capacidade do jovem.

Sendo assim, a teoria de Vygotsky tem **importantes implicações** para a mentoria. Ela sugere que a capacidade do adolescente para pensar criticamente e para o autoconhecimento pode ser aumentada por intermédio de **conversas continuadas sobre tópicos significativos** com seus mentores. Conversas nas quais os mentores escutam, esforçam-se para compreender e mostram respeito pelo que o adolescente tem a dizer. Mesmo que os mentores nem sempre concordem, eles dão aos adolescentes oportunidades de pensar mais clara e criticamente sobre o mundo, de estar em contato com seus sentimentos e pensamentos, de expressar-se mais plenamente, de testar suas ideias e desenvolver habilidades cognitivas que eles poderiam não usar por si mesmos, ou nas conversas do dia a dia com seus amigos. Nesse sentido, os mentores estão posicionados em um lugar único para engajar seus mentorandos em conversas profundas e reflexivas que podem desenvolver seu pensamento crítico e o autoconhecimento:

> "Tais discussões, isso deve ser enfatizado, são mais efetivas se o mentor considerar sua tarefa não como instrução, mas sim como compreensão do pensamento de seus alunos e levantar questões sobre eles" (DALOZ, 1999, p. 219).

Paulo Freire (1987), com princípios relativos à **educação de adultos**, também assinala a importância da necessidade de perceber a relevância do tema para que se aprenda mais efetivamente. Com adultos, é fundamental que o professor ajude o aluno a definir seus próprios objetivos de aprendizagem, encoraje o compartilhamento de ideias, dê *feedbacks* construtivos e oportunidade de praticar novas habilidades. Os adultos, diz ele, precisam ter a oportunidade de **refletir sobre sua aprendizagem** e esta somente será profunda quando o aluno estiver emocionalmente engajado.

Daloz (1986, 1999) ainda assinala que, assim que os alunos começam a incorporar informações mais complexas e diversas dentro de sua visão intelectual, eles tendem a buscar mais do mesmo, isto é, o valor educacional da reflexão deve ser medido pela extensão na qual ela cria um desejo para crescimento continuado.

Além disso, as discussões têm um grande papel relativo à questão da tolerância:

> Nós podemos começar a construir um mundo razoavelmente compassivo no qual resolvemos nossas diferenças sem violência a partir da consideração da legitimidade de outras posições. O mentor pode ajudar a considerar ambos os lados, a dar a um o que é devido, antes que tomemos uma posição (DALOZ, 1999, p. 221).

A reflexão é um aspecto tão crucial no *mentoring* que Freeman (1998) propôs uma estratégia interessante para ajudar o mentor e seu mentorando ao longo da relação: o **Ciclo Reflexivo**.

O Ciclo Reflexivo ressalta especialmente a **importância da reflexão sobre a experiência** e reforça o conceito desenvolvimental da atividade como algo que se move em estágios: da experiência concreta para a reflexão e observação, oferecendo espaço para a conceitualização abstrata da questão, caminhando depois para a experimentação ativa de nova experiência concreta e assim sucessivamente.

Do ponto de vista prático, cada parte do Ciclo Reflexivo aborda um determinado aspecto do *self* do mentorando e tem anexado algumas questões abertas como sugestões. Embora sejam questões destinadas a residentes, vale a pena reproduzi-las aqui para posterior adaptação aos alunos universitários:

- **O *self* profissional:** questões ligadas à motivação e escolha da carreira, ponto de partida mais seguro para iniciar a relação: por que esse curso, essa carreira? Como você se sente sobre sua escolha agora? De que você mais gosta? Quais foram suas maiores dificuldades nos últimos tempos? Como você se sente em relação a seus professores e colegas?
- **Esperanças futuras:** questões encorajando o mentorando a refletir sobre sua futura carreira, identificando forças que podem atrapalhar ou ajudar em sua progressão: onde você deseja estar daqui a cinco anos? O que você está fazendo para isso? O que você identifica como forças pessoais? O que você vê como sua maior conquista?
- **O *self* social:** conscientização de necessidades de relacionamento e seus efeitos nos outros: como você despende seu tempo quando não está trabalhando? Como seus melhores amigos o descrevem? O que você conquista a partir de seus interesses sociais e atividades? O que você busca nas suas relações com os amigos?
- **O *self* pessoal:** entrada em um campo mais pessoal, do conhecimento de si mesmo, das respostas a eventos críticos e da consciência de pessoas e eventos significativos na vida: quais as pessoas que mais influenciaram ou influenciam sua formação? Que eventos ou circunstâncias foram mais estressantes? Para quem você se volta em busca de apoio?
- **O *self* educacional:** questões que trazem o mentorando de novo para uma área segura, mais familiar, mais confortável. A história prévia de aprendizagem é algo importante a ser explorado para compreender os padrões de

aprendizagem atuais: qual foi ou tem sido sua mais agradável experiência de aprendizagem? Por que foi agradável? Pode me dar um exemplo de experiência desagradável? Que efeito teve em você? Quais são suas forças e limitações no aprendizado? Em que áreas você poderia aumentar habilidades e conhecimentos?

- **O *self* futuro:** questões relacionadas ao planejamento e ao preparo para o futuro profissional: que objetivos você definiria para seu desenvolvimento profissional? Que necessidades de aprendizagem você tem para atingir esses objetivos? O que você vê como obstáculos a seu desenvolvimento? O que você pode ver como agenda futura de trabalho?

Para Freeman (1998), o Ciclo Reflexivo é um **mapa para a jornada**, uma ajuda inicial, algo a ser descartado uma vez que a jornada se desenvolva naturalmente, deixando bem claro que a decisão de usá-lo (todo ou parte dele) ou não é totalmente do mentor e seu mentorando. É importante, diz ela, "ouvir sua própria voz" e **construir o próprio mapa**.

Exemplo concreto: apresentando e discutindo a prática no cotidiano e como possibilidade futura de ser e fazer

Muitas vezes é atribuído ao mentor o papel de **modelo**.

Embora ele também possa exercer esse papel, o mentor deve ser, na verdade, um **exemplo concreto do futuro para seus mentorandos**. Exemplo aqui não no sentido de "perfeito, exemplar", mas sim no sentido de possibilidade concreta e real. Mais do que demonstrar uma habilidade, como faz o modelo, o mentor ajuda na construção do futuro de forma bem mais ampla (GRAY, 1998) e deve ajudar o aluno a encontrar seu próprio espaço.

Como exemplo concreto, o foco da relação de *mentoring* muda de uma perspectiva teórica, abstrata e cognitiva (reflexão) e de apoio (aceitação) para uma abordagem prática, pragmática e aplicada.

Essa intervenção (nem sempre explícita) na qual o mentor exemplifica todo tipo de conhecimento, habilidades e comportamento que o adolescente pode esperar adquirir algum dia é, assim, um instrumento poderoso para o desenvolvimento. O mundo das ocupações adultas pode parecer obscuro para os jovens e, servindo como exemplos concretos na carreira, os mentores demonstram as qualidades necessárias ou importantes para tal. Esse processo pode ser descrito, do ponto de vista da psicanálise, como um **processo de identificação**, no qual o ego adolescente introjetaria características, traços e atitudes admiradas de seus mentores, e suas qualidades passariam então a ser integradas dentro de sua própria personalidade.

Mentores são, nesse sentido, **possibilidades para o futuro ou** "*selves* **possíveis**" e tais possibilidades ajudam os jovens a tomar decisões, a repensar valores, a escolher caminhos. E mesmo quando não funcionam como modelos diretos, podem ajudar os adolescentes a construir um futuro mais promissor, especialmente abrindo a mente para novas oportunidades, introduzindo novas visões e estimulando seus mentorandos a buscar um padrão mais elevado de conhecimento, de relacionamentos e de projetos para o futuro. Mentores podem oferecer, especialmente na jornada do desenvolvimento, motivação para perseverar diante de condições difíceis e inseguranças pessoais. Perante a ansiedade cotidiana, a fadiga e por vezes o progresso lento, um mentor entusiasmado, que abertamente comunica sua crença na capacidade de o mentorando ser bem-sucedido, pode ser extremamente revigorante.

Entretanto, é importante salientar que esse processo de identificação e "modelagem" **não está isento de problemas, tensões e dificuldades**.

Nem sempre o modelo representado pelo mentor é possível, adequado ou desejado pelo mentorando. Nem sempre é possível (ou desejável) ao mentor se isentar dos seus próprios valores na relação:

> "... nós não podemos escapar de nossos valores assim como da gravidade. Querendo ou não nós ensinamos o que nós acreditamos. Embora nós devamos **não ensinar apenas** o que nós acreditamos" (DALOZ, 1999, p. 242).

Se tais diferenças não forem respeitadas e bem manejadas, corre-se o risco da criação de um "**falso** *self*" pelo mentorando. Um falso eu, incongruente com sua verdadeira personalidade, surgido como reação a uma ação invasiva, impositiva ou sedutora do outro – o que vai **totalmente contra o espírito da relação de** *mentoring*, pois:

> ... o presente dado pelos mentores não é a oportunidade de se tornar como eles, mas o desafio de se tornar mais plenos através deles.

> Mentores chamam pelo melhor que nós temos. Eles nos convidam a transcender a nós mesmos. Eles abraçam nossas mais profundas aspirações (DALOZ, 1999, p. 225).

O que os mentores modelam nos alunos é menos o conhecimento e mais a curiosidade – a jornada e não o destino!

Para minimizar os "perigos" da clonagem e a conversão (os quais não são jamais objetivos do *mentoring*), os **enquadres grupais** podem ser especialmente interessantes. Embora as relações tradicionais do *mentoring* sejam diádicas, este modelo pode incluir limitações de visão, de fontes de informação, traços de personalidade, questões transferenciais, dinâmica sexual, dependência emocional ou profissional quando centrado apenas no um a um.

Daloz (1986, 1999), por sua vez, ao discutir as transformações originadas a partir da relação de *mentoring*, diz que essas acontecem quando mentores fazem corretamente **três coisas** distintas: **oferecem apoio, desafiam e proveem visão**.

O **apoio**, diz ele, refere-se àqueles atos por meio dos quais o mentor afirma a validade da experiência do aluno por intermédio de sua empatia e é similar ao que Winnicott (2000) apresenta como continência (*holding*):

> "um bebê não existe sem sua mãe, sem os seus cuidados iniciais"

– aprende-se a confiar sendo inicialmente amparado. Apoio é prover um espaço seguro onde o aluno pode ter confiança para crescer:

> "O propósito deles (mentores)... é nos lembrar que podemos, de fato, sobreviver ao terror da jornada que chega e passar pela transformação – movendo-se através e não ao largo de nossos temores (DALOZ, 1986, p. 17).

Sem um razoável estabelecimento de confiança básica no mundo, como ensina Erikson (1987), é difícil se mover para frente, ter iniciativa e explorar o ambiente: "coragem e confiança são irmãos". Sob estresse, a tendência é voltar para onde nos sentimos mais seguros, por isso um tom de apoio na relação é tão importante. Há uma série de funções de apoio, como ouvir, dar estrutura aos encontros, expressar expectativas positivas, compartilhar seus próprios sentimentos, fazendo o encontro ser algo especial.

Desafiar significa abrir uma distância na relação, criar uma "dissonância cognitiva", um espaço entre a percepção e a expectativa, ao introduzir ideias contraditórias, questionar hipóteses tácitas, ou até arriscar a relação ao se recusar a responder às questões. Enquanto o apoio aproxima, o desafio abre uma lacuna entre o aprendiz e o ambiente, uma lacuna que cria tensão e pede por fechamento. Nesse sentido, mentores introduzem informações perturbadoras nos caminhos de seus alunos, pequenos fatos e observações, *insights* e percepções, teorias e interpretações que questionam as visões de mundo de seus alunos e os convidam a considerar alternativas para fechar a dissonância. As funções desafiadoras do mentor seriam: apresentar tarefas, engajar-se em discussões, aquecer dicotomias, construir hipóteses e colocar altos padrões.

Prover visão significa "estimular a ver". Não significa, simplesmente, a habilidade de perceber um mundo diferente, mas apreendê-lo de forma mais ampla e compreensiva.

Se tanto o apoio quanto o desafio forem baixos, provavelmente pouco irá acontecer e as coisas tendem a permanecer como são. Se o apoio é aumentado, entretanto, o potencial para algum tipo de crescimento aumenta. O aprendiz se sente validado e bem a respeito de si mesmo, mas sem o desafio pode faltar a capacidade de se engajar produtivamente com o mundo. Por outro lado, muito desafio e falta de apoio apropriado podem levar alunos inseguros a se retrair em direção a uma visão mais rígida ainda do mundo.

O importante, diz Daloz (1986, 1999), é que qualquer troca com um aluno envolve uma mistura de apoio e desafio. Separar essas duas funções é arbitrário, uma vez que o que é apoio para uma pessoa pode ser desafio para outra! Essa é a arte do *mentoring*...

📑 REFERÊNCIAS

AAGAARD, E. M.; HAUER, K. E. A cross-sectional descriptive study of mentoring relationships formed by medical students. *Journal of General Internal Medicine*, v. 18, n. 4, p. 298-302, 2003.

ALMEIDA, L. S.; SOARES, A. P. Os estudantes universitários: sucesso escolar e desenvolvimento psicossocial. In: MERCURI, E.; POLYDORO, E. (Orgs.). *Estudante universitário*: características e experiências de formação. Taubaté: Cabral Editora e Livraria Universitária, 2003.

ÁRIES, P. *História social da criança e da família*. Rio de Janeiro: LTC, 1981.

BAILLY, A. *Le grand dictionnaire grec-français.* Paris: Hachette [*s. d.*].

BOWLBY, J. *Formação e rompimento dos laços afetivos.* São Paulo: Martins Fontes, 2001.

BRAD, J. W. The intentional mentor: strategies and guidelines for the practice of mentoring. *Professional Psychology: Research and Practice*, v. 33, n. 1, p. 88-96, 2002.

CALLIGARIS, C. *A adolescência.* São Paulo: Publifolha, 2000.

CAMPBELL, J. *O poder do mito.* São Paulo: Palas Athena, 2004.

CENTENO, A. M. How to enjoy your mentee's success and learn from it. *Medical Education*, v. 36, n. 12, p. 1214-1215, 2002.

CHANTRAINE, P. *Dictionnaire étymologique de la langue grec*: histoire des mots. Paris: Éditions Klincsieck, 1980.

CHARLES, C.; VERGE, J. *História das universidades.* São Paulo: Editora Unesp, 1996.

CHAUÍ, M. *Escritos sobre a universidade.* São Paulo: Editora Unesp, 2001.

CHAVES JR, E. O. C. Gênese das teorizações sobre a juventude. In: BRASIL. Ministério da Saúde. *Cadernos juventude, saúde e desenvolvimento.* Brasília: Ministério da Saúde, 1999. p. 80-85. v. 1.

CHICKERING, A. W.; REISSER, L. *Education and identity.* San Francisco: Jossey-Bass, 1993.

COHEN, N. H. *Effective mentoring.* Amherst: HRD Press, 1999.

COTTRELL, D. J.; MCCRORIE, P.; PERRIN, F. The personal tutor system: an evaluation. *Medical Education*, v. 28, n. 6, p. 544-549, 1994.

DALOZ, L. A. *Effective teaching and mentoring*: realizing the transformational power of adult learning experiences. San Francisco: Jossey-Bass Higher and Adult Education Series, 1986.

_____. *Mentor*: guiding the journey of adult learners. San Francisco: Jossey-Bass Higher and Adult Education Series, 1999.

DARLING, L. A. Mentor types and life cycles. *Journal of Nursing Administration*, v. 14, n. 11, p. 43-44, 1984.

DEL PRETTE, Z. A. P.; DEL PRETTE, A. Desenvolvimento interpessoal: uma questão pendente no ensino universitário. In: MERCURI, E.; POLYDORO, E. (Orgs.). *Estudante universitário*: características e experiências de formação. Taubaté: Cabral Editora e Livraria Universitária, 2003.

DUNNINGTON, G. L. The art of mentoring. *American Journal of Surgery*, v. 171, n. 6, p. 604-607, 1996.

ECKERT, C. W. Initiatory motifs in the story of Telemachus. *Classical Journal*, v. 59, n. 2, p. 49-57, 1963.

ERIKSON, E. *Identidade, juventude e crise.* Rio de Janeiro: LTC, 1987.

FAGAN, M. M.; WALTER, G. Mentoring among teachers. *Journal of Educational Research*, v. 76, n. 2, p. 113–118, 1982.

FLACH, D. H. *et al.* Faculty mentors for medical students. *Journal of Medical Education*, v. 57, n. 7, p. 514-520, 1982.

FREEMAN, R. Faculty mentoring programmes. *Medical Education*, v. 34, n. 7, p. 507-508, 2000.

_____. *Mentoring in general practice.* Oxford: Butterworth-Heinemann, 1998.

FREIRE, P. *Ação cultural para a liberdade e outros escritos.* São Paulo: Paz e Terra, 1987.

FREUD, S. *Edição standard brasileira das obras completas.* Rio de Janeiro: Imago, 1996.

GRAY, J. Mentoring the young clinician-scientist. *Clinical and Investigative Medicine*, v. 21, n. 6, p. 279-282, 1998.

GÜNTHER, I. A. Adolescência e projeto de vida. In: BRASIL. Ministério da Saúde. *Cadernos juventude, saúde e desenvolvimento.* Brasília: Ministério da Saúde, 1999.

GUPTA, R.; LINGAM, S. *Mentoring for doctors and dentists.* Oxford: Blackwell Science, 2000.

HOMERO. *Odisséia.* Trad. Jaime Bruna. São Paulo: Cultrix, 1993.

JACKSON, V. A. *et al.* Having the right chemistry: a qualitative study of mentoring in academic medicine. *Academic Medicine*, v. 78, n. 3, p. 328-334, 2003.

JOHNSON, W. B.; HUWE, J. M. *Getting mentored in graduate school.* Washington: American Psychological Association, 2003.

JUNG, C. G. *O homem e seus símbolos.* Rio de Janeiro: Nova Fronteira, 1996.

KALBFLEISCH, P. J.; DAVIES, A. B. An interpersonal model for participation in mentoring relationships. *Western Journal of Communications*, v. 57, p. 399-415, 1983.

KALET, A.; KRACKOV, S.; REY, M. Mentoring for a new era. *Academic Medicine*, v. 77, n. 11, p. 1171-1172, 2002.

LEVINSON, D. J. *The seasons of a man's life*. New York: Ballantine Books, 1978.

MALIK, S. Students, tutors and relationships: the ingredients of a successful student support scheme. *Medical Education*, v. 34, n. 8, p. 635-461, 2000.

MENTORIA na educação médica: públicos, práticas e contextos. *Revista Brasileira de Educação Médica*, v. 45, supl. 1, 2021.

MURR, A. H.; MILLER, C.; PAPADAKIS, M. Mentorship through advisory colleges. *Academic Medicine*, v. 77, n. 11, p. 1172117-3, 2002.

MUTARELLI, E. G. Como de fato mudamos as coisas. *O Bisturi*, 2003.

NATIONAL ACADEMY OF ENGINEERING NATIONAL ACADEMY OF SCIENCE, INSTITUTE OF MEDICINE, ENGINEERING AND PUBLIC POLICY COMMITTEE ON SCIENCE. *Adviser, teacher, role model, friend*: on being a mentor to students in science and engineering. Washington: National Academy Press, 1997.

NOE, R. A. An investigation of the determinants of successful assigned mentoring relationships. *Personnel Psychology*, n. 41, p. 457-479, 1988.

PACHANE, G. G. A experiência universitária e sua contribuição ao desenvolvimento pessoal do aluno. In: MERCURI, E.; POLYDORO, E. (Orgs.). Estudante universitário: características e experiências de formação. Taubaté: Cabral Editora e Livraria Universitária, 2003.

PEDDY, S. *The art of mentoring* – lead, follow and get out of the way. Houston: Bullion Books, 2001.

PIAGET, J.; INHELDER, B. *Da lógica da criança à lógica do adolescente*. São Paulo: Thomson Pioneira, 1976.

RHODES, J. *Stand by me* – the risks and rewards of mentoring today's youth. Cambridge: Harvard University Press, 2002.

RIBEIRO, R. J. A universidade num ambiente de mudanças. In: *Caderno Especial de Políticas Públicas de Educação Superior* - Volume 1 - Desafios e Proposições. Brasília: ABMES/FUNADESP, 2002. p. 427-441.

ROBERTS, A. Mentoring revisited: a phenomenological reading of the literature. *Mentoring and Tutoring*, v. 8, n. 2, p. 145-170, 2000.

ROCK, J. A. Mentoring in gynecology: presidential address. *American Journal of Obstetrics and Gynecology*, v. 181, n. 6, p. 1293-1295, 1999.

RODENHAUSER, P.; RUDISILL, J. R.; DVORAK, R. Skills for mentors and protégés applicable to Psychiatry. Academic Psychatry, v. 24, n. 1, p. 14-27, 2000.

ROGERS, C. *A pessoa como centro*. São Paulo: EPU, 1977.

_____. *Tornar-se pessoa*. São Paulo: Martins Fontes, 2002.

ROSE, G. L. Mentoring in medical school (http://www.alcoholmedicalscholars.org/web/presentations/ppt/mentoring.ppt), 2003.

RUSSELL, J. E. A.; ADAMS, D. M. The changing nature of mentoring in organizations: an introduction to the special issue on mentoring in organizations. *Journal of Vocational Behavior*, v. 51, p. 1-14, 1997.

The Standing Committee on Postgraduate Medical and Dental Education (SCOPME). *Supporting doctors and dentists at work*: an enquiry into mentoring. London: SCOPME, 1998.

SMITH, L. S.; MCALLISTER, L. E.; SNYPE CRAWFORD, C. Mentoring benefits and issues for public health nurses. Public Health Nursing, v. 18, n. 2, p. 101-107, 2001.

SOUBA, W. W. Mentoring young academic surgeons, our most precious asset. *Journal of Surgical Research*, v. 82, n. 2, p. 113-120, 1999.

SWANSON, K. E. *Mentorship manual for medical students*. Virginia: Medical College of Virginia Campus, VCU School of Medicine, 2001.

UNESCO. *Declaração Mundial sobre Educação Superior no Século XXI*: Visão e Ação. Paris: Unesco, 1998.

VAN GENNEP, A. *Os ritos de passagem*. Petrópolis: Vozes, 1978.

VIDAL-NAQUET, P. *Formas de pensamiento y formas de sociedad en el mundo griego*. El Cazador Negro. Barcelona: Península, 1983.

_____. *O mundo de Homero*. São Paulo: Companhia das Letras, 2002.

VYGOTSKY, L. S. *A formação social da mente*. São Paulo: Martins Fontes, 2000.

WATSON, N. A. Mentoring today--the students' views. An investigative case study of pre-registration nursing students' experiences and perceptions of mentoring in one theory/practice module of the Common Foundation Programme on a Project 2000 course. *Journal of Advanced Nursing*, v. 29, n. 1, p. 254-262, 1999.

WHEELER, S.; BIRTLE, J. *A handbook for personal tutors*. Buckingham: Society for Research into High Press, 1995.

WINNICOTT, D. W. *A natureza humana*. Rio de Janeiro: Imago, 2000.

WOESSNER, R. *et al*. Faculty mentoring programme--ways of reducing anonymity. Medical Education, v. 32, n. 4, p. 441-443, 1998.

_____. Support and faculty mentoring programmes for medical students in Germany, Switzerland and Austria. Medical Education, v. 34, n. 6, p. 480-482, 2000.

Parte II
Da prática na medicina

6

A formação médica e o aluno

Patrícia Lacerda Bellodi e Milton de Arruda Martins

💬 POR QUE PROGRAMAS DE MENTORIA EM ESCOLAS MÉDICAS?

Haveria algo, em especial, que justificasse a figura de um mentor para alunos de medicina?

A literatura da área, a experiência do cotidiano da formação médica, o contato com pessoas intimamente associadas a esse "construir" profissional – alunos, professores e pacientes – mostram que sim.

Em geral, toda discussão a respeito da necessidade de suporte ao futuro médico inclui **três elementos importantes**.

O **primeiro** deles diz respeito à própria **natureza da tarefa médica**.

Vida e morte como ofício, dor e sofrimento como contexto, cuidar – e nem sempre conseguir curar – como tarefa. Como bem assinalou Pitta (1990), o trabalho do profissional de saúde (especialmente do médico) tende muitas vezes, por sua essência, a transcender as "possibilidades pessoais de administrar o trágico...".

Ajudar o outro, interesses científicos, remuneração, desejo de prestígio, outras razões conscientes e inconscientes, influências históricas e determinações atuais têm sido apontadas como os principais determinantes de tal escolha vocacional (ser médico) e muito do desenrolar futuro da carreira médica é ancorado nessas primeiras determinações (MILLAN *et al.*, 1999).

Mas, se tal é a natureza do ofício médico, quais são as características do **processo de formação** para quem se propõe a exercê-lo?

Este é o segundo aspecto a ser considerado quando se justifica a necessidade de suporte ao aluno de medicina.

Independentemente das estruturas das diferentes escolas médicas há, no processo de formação, **momentos críticos e geradores de estresse**, de caráter até mesmo previsível (WOLF, 1994; COLES, 1994; COTTRELL *et al.*, 1994).

Entre eles destacam-se a entrada na faculdade, o confronto entre a escola idealizada e a real encontrada, os primeiros anos básicos distanciados da aplicação clínica, o contato com a morte, a entrada no hospital, o primeiro paciente, o contato com as diferentes áreas durante o internato e, ao final do curso, a escolha da especialidade.

Essa nova escolha, a da especialidade, que complementa e especifica a primeira – a de ser médico – exige do aluno que ele considere quem ele é, o que quer fazer, como e à maneira de quem. Exige do aluno, além do conhecimento das possíveis áreas de atuação, o conhecimento de seus próprios interesses, habilidades e personalidade. A escolha da especialidade faz o aluno, sem dúvida, lembrar dos modelos profissionais e pessoais com os quais teve contato durante a faculdade (BELLODI, 1999).

Nesse sentido, surge o **terceiro** ponto fundamental desta discussão: **o contexto relacional** da escola médica.

Historicamente, o aumento do número das escolas médicas, o crescimento do número de alunos e a fragmentação do conhecimento têm diluído as oportunidades para interações enriquecedoras e estáveis entre professores e alunos de medicina.

A relação mestre-aprendiz, de proximidade e aprendizagem individualizada, característica da formação médica, tem desaparecido ao longo do tempo. Além disso, com a progressiva especialização, competitividade por financiamentos para pesquisas e desvalorização da docência, os professores sofrem com as pressões do tempo para dar conta de todas as suas tarefas administrativas, científicas, clínicas e pedagógicas (BARONDESS, 1997).

Observa-se, tanto no cotidiano quanto nas investigações formais em educação médica, que o contexto relacional da formação tem se caracterizado pelo **anonimato e impessoalidade**, pelo distanciamento entre professor e aluno e pela competição entre os colegas. A solidão no enfrentamento dos problemas que permeiam a formação, sejam de ordem acadêmico-profissional, sejam de ordem pessoal, acaba por ser a verdadeira companheira no caminhar profissional (WOESSNER *et al.*, 1998). Humanizar a formação do profissional é hoje, por todas essas razões, uma questão bastante presente nas discussões em educação médica (NOGUEIRA-MARTINS, 2001).

Escolhas e decisões a serem tomadas, crises previsíveis, solidão e impessoalidade: este é então o cenário que tem estimulado a implantação de sistemas de suporte ao aluno de medicina, entre eles, em especial, a mentoria:

> Sem um *mentoring* efetivo, os alunos se sentem sozinhos, perplexos, sobrecarregados e o fogo do entusiasmo com o qual iniciam sua experiência na escola médica começa a perder o brilho. Quando há, entretanto, alguém como Mentor para Telêmaco, o fogo e a paixão crescem, os objetivos se tornam claros, valores profissionais apropriados são adquiridos. Eles terminam sua experiência na escola médica com confiança e poderão sempre refletir sobre os mentores que estavam lá e fizeram a diferença (DUNNINGTON, 1996, p. 607).

Mann (1992), em sua revisão da literatura sobre mentores para alunos de medicina, reforça que o **suporte formal** para o desenvolvimento da carreira em Medicina é cada vez mais crucial para o bem-estar do aluno. Ao examinar os modelos nos quais programas de *mentoring* nas escolas médicas são baseados, constatou que os esforços têm sido dirigidos especialmente a **reparar a disrupção da relação mestre-aprendiz** – uma disrupção que começou quando a educação médica aumentou o número de alunos nas escolas, expandiu o currículo para incluir mais disciplinas básicas e científicas e baseou fortemente a didática no formato de aulas.

Por tudo isso, o **interesse no *mentoring*** tem crescido com extrema rapidez nas últimas décadas e, em uma variedade de estilos, mentores na medicina têm servido como pontos críticos de referência, provendo orientação por meio do exemplo, da educação, da colaboração, da responsabilidade e da amizade. Como um complemento poderoso para todos os aspectos da educação médica, muitos benefícios acumulam-se para alunos e residentes envolvidos em relações de *mentoring*, especialmente na socialização dentro da profissão, no suporte diante das situações de estresse ao longo do caminho, na ajuda com a escolha profissional e satisfação com a carreira e, especialmente, na inspiração para um envolvimento significativo em diferentes áreas da prática médica (RODENHAUSER *et al.*, 2000).

A constatação de que os médicos precisam de suporte pessoal, educacional e profissional ao longo de toda sua formação e carreira (graduação, residência, pós-graduação) fez também com que o Standing Commitee on Postgraduate

Medical Education in England (SCOPME) se reunisse para estudar especialmente o *mentoring* na medicina (BLIGH, 2001).

Embora os momentos cruciais para o *mentoring* na formação médica sejam amplamente reconhecidos por todos, o comitê constatou que existem, entretanto, poucas descrições de boas práticas de *mentoring* na literatura em educação médica – uma vez que a atividade é, na maioria das vezes, informal e, por isso, invisível.

Dessa forma, buscando estabelecer uma diretriz para a atividade, assim o SCOPME (1998) a concebe:

> *Mentoring* é uma relação voluntária, tipicamente entre dois indivíduos, na qual: o mentor é usualmente um indivíduo experiente, altamente respeitado, empático, muitas vezes trabalhando na mesma organização ou campo que o *mentee*. O mentor, ao ouvir e conversar de forma privada e em confiança, guia o *mentee* no desenvolvimento de suas idéias, aprendizagem e desenvolvimento pessoal e profissional. Este processo deve ser positivo, facilitador e desenvolvimental e não deve ser parte da avaliação ou de processos de monitoramento de desempenho.

POR QUE UM PROGRAMA DE MENTORIA NA FACULDADE DE MEDICINA DA UNIVERSIDADE DE SÃO PAULO?

Na Universidade de São Paulo (USP), a mentoria como elemento de melhora da vida acadêmica de seus alunos foi objeto de discussão, palestras e debates em um seminário especial organizado pela Pró-Reitoria da Graduação no final de 1998. Dentre as conclusões gerais sobre a operacionalização desse tipo de proposta, ressaltou-se o fato de que a atividade de mentoria deveria assumir formas específicas e adaptadas às necessidades e características de cada unidade ou curso da universidade.

A Faculdade de Medicina da Universidade de São Paulo (FMUSP) tem reconhecido, há vários anos, a importância de intervenções de suporte psicológico e pedagógico ao aluno: o Grupo de Apoio Psicológico ao Aluno de Medicina (Grapal) e o Centro de Desenvolvimento de Educação Médica (Cedem) são exemplos de atuação dentro dessa perspectiva. A própria ideia de implantação de um programa de mentoria também já teve sua semente lançada anteriormente na instituição denominado de Projeto Pastoreio, na década de 1980. Esta experiência anterior teve curta duração, mas sua filosofia não foi esquecida, retornando agora com uma estratégia diferente por meio da Mentoria FMUSP.

Além disso, uma série de mudanças curriculares na graduação da FMUSP tornou ainda mais necessário um relacionamento estreito entre os corpos docente e discente. Foram introduzidas disciplinas dirigidas às Humanidades (como Bases Humanísticas em Medicina) e ao papel social do médico (como Cidadania e Medicina). Especialmente, o aluno passou a ter a possibilidade de construção de um currículo mais personalizado, em que, para além da chamada área nuclear, uma série de disciplinas optativas também podem ser incluídas. Nesse sentido, a orientação de escolhas e decisões relativas ao presente acadêmico e ao futuro profissional tornou-se fundamental e reafirmou a necessidade de diálogo e contato com figuras experientes que possam acompanhá-los no caminho da construção do ser médico – os mentores.

A Mentoria FMUSP encontra-se, assim, fazendo parte de um movimento importante na educação médica que acredita, junto a outras experiências brasileiras na área, que:

> O desenvolvimento da identidade e dos princípios profissionais é tão importante para os alunos de medicina que não pode ser deixado para meios informais, deve ser cultivado através de um sistema estruturado que tem como foco, principalmente, o profissionalismo (KALET *et al.*, 2002, p. 1171).

7
A mentoria FMUSP

Patrícia Lacerda Bellodi e Milton de Arruda Martins

💬 OBJETIVOS E ESTRUTURA

O **objetivo principal** da Mentoria FMUSP é estabelecer, para grupos heterogêneos de alunos dos diferentes anos, a figura de um mentor que os acompanhará ao longo do tempo durante a graduação.

Com encontros regulares, para discussão e orientação de questões acadêmico-profissionais e pessoais que permeiam a formação médica, o programa busca estabelecer:

- Um **vínculo** mais próximo e intenso entre professores e alunos.
- A promoção de **troca organizada de experiências** entre o mentor e seus mentorandos, assim como entre os alunos dos diferentes anos.
- O **acompanhamento do desenvolvimento global dos alunos**, incluindo seus conhecimentos, habilidades e atitudes, em uma perspectiva humanística, ética e de compromisso social.
- A **identificação de problemas no curso e na formação dos alunos**, permitindo um encaminhamento mais imediato para a solução adequada.
- Enfim, uma **formação integral** do aluno de medicina e uma **maior integração do curso** a ele oferecido.

Para atingir seus objetivos, a Mentoria FMUSP tem em sua **estrutura** cinco instâncias principais:

- **Mentores:** grupo composto atualmente por médicos/professores (um mentor para cada 10-12 alunos, aproximadamente) selecionados, treinados e supervisionados para a atividade, responsáveis pelos encontros grupais e individuais com os alunos.
- **Alunos:** todos os 1.080 alunos da FMUSP podem ter um mentor de referência na instituição e participam da atividade em grupos heterogêneos quanto ao ano acadêmico. Durante os primeiros anos do programa, a matrícula na atividade era automática e os alunos eram distribuídos aleatoriamente entre os diferentes mentores. Após 2017, a matrícula passou a ser optativa, podendo os alunos escolherem três possíveis nomes dentro do quadro de mentores do programa.
- **Supervisores:** profissionais das áreas de Psicologia, Psiquiatria e Psicanálise, responsáveis pela orientação dos mentores em sua prática por meio de reuniões periódicas.
- **Equipe técnica:** núcleo de planejamento e execução para o fazer cotidiano do programa.
- **Coordenação geral:** composta por representantes eleitos das diferentes instâncias relacionadas ao projeto (membros da Comissão de Coordenação do Curso, do grupo de mentores, dos alunos, do grupo de supervisores e da equipe técnica), reúne-se mensalmente. É o fórum, por excelência, da discussão e tomada de decisões gerais a respeito do programa. As visões do aluno, do mentor, do supervisor, da equipe técnica e da Comissão de Graduação convergem, nesse espaço, para o mesmo objetivo: o desenvolvimento e a adequação da proposta ao longo do tempo.

A IMPLANTAÇÃO

Sendo a mentoria uma relação de orientação e suporte, o cuidado com o planejamento da atividade é fundamental para que esses objetivos sejam atingidos.

É preciso, ao instituir um programa como esse, que esteja claro o porquê dessa atividade nesse momento da instituição, o que se pretende atingir com ela, se haverá pessoas interessadas, com tempo disponível para a atividade e como ela será avaliada ao longo do tempo. Identificar forças, fraquezas, oportunidades e ameaças à realização da atividade é fundamental no momento de seu planejamento.

As experiências na área mostram que os **problemas mais comuns** na **estruturação** de programas de mentoria dizem respeito a três pontos em especial (FREEMAN, 1998):

1. Considerar a atividade de *mentoring* como uma tarefa óbvia e sem necessidade de reflexão e preparação.
2. Não contar com um número suficiente de mentores interessados.
3. Não preparar adequadamente, nem dar suporte aos mentores para a tarefa.

O mentor ocupa o lugar de exemplo concreto do futuro profissional e, quando inadequadamente selecionado, treinado ou supervisionado, pode acabar se tornando um antimodelo. Além disso, é importante salientar que o programa e o mentor devem se constituir em uma fonte de ajuda, e não mais um estressor para o aluno. Como diz o médico e escritor Guimarães Rosa (2001), em *Grande Sertão Veredas*: "Viver é muito perigoso. Querer o bem, com demais força, mas de incerto jeito, já é querer o mal por principiar".

Em resumo, no momento do planejamento, é fundamental apostar nas pessoas e no seu preparo. E como trazer para a atividade aquelas que tenham os atributos necessários e, mais do que isso, a disposição para desenvolvê-los?

A preparação e o planejamento das atividades da Mentoria FMUSP exigiram um longo tempo até que pudesse, de fato, estar presentes no dia a dia da faculdade. Professores da faculdade, médicos do hospital-escola e, em especial, os alunos, foram convidados a participar da elaboração inicial do programa. Nesse tempo inicial de estudo foi bastante discutida a natureza da atividade e sua especificidade na medicina, as características desejáveis nos futuros mentores na FMUSP, as estratégias de recrutamento e seleção e a inserção da atividade no cotidiano da instituição.

O movimento de divulgação envolveu toda a comunidade da Faculdade de Medicina, sem vinculá-lo especialmente a um departamento específico ou instituição estudantil – o que foi considerado uma condição fundamental para seu sucesso.

8
Os mentores da FMUSP

Patrícia Lacerda Bellodi

RECRUTAMENTO

O processo de recrutamento de futuros mentores deve sempre começar com a **apresentação clara**, aos futuros interessados, do conceito da atividade, sua justificativa e objetivos. Os futuros mentores precisam, nesse momento inicial, serem atraídos pela proposta e acreditar no valor da experiência.

Publicidade informal pelo boca a boca, conferências de apresentação, pôsteres e cartazes com informações são as estratégias mais utilizadas no recrutamento de potenciais interessados nos diferentes programas.

Mais importante que a estratégia em si, é preciso que ela descreva de forma **honesta** os benefícios que os candidatos podem esperar da atividade e, principalmente, o compromisso necessário a ela. A experiência mostra que exagerar os potenciais ganhos da atividade enquanto se subestima o grau de comprometimento necessário para atingi-los pode ser contraproducente para o programa, atraindo voluntários que, em um curto prazo, se desligam, frustrados, da atividade.

Campanhas que estimulam voluntários a serem heroicos também são muito ruins e Rhodes (2002), nesse sentido, nos ensina que:

> Apresentar o *mentoring* como uma série de pequenas vitórias que emergem de uma relação duradoura pode ser mais interessante a indivíduos que querem ser úteis, mas não se vêem necessariamente como fazedores de milagres (p. 80).

Oferecer informações acuradas sobre a atividade aos voluntários permite a eles tomar decisões mais bem informados sobre o comprometimento necessário, assim como a considerar os desafios e os possíveis desapontamentos.

Na Mentoria FMUSP, a estratégia de **recrutamento** envolveu:

- Em um **primeiro momento**, cartas-apresentação da proposta para todos os professores titulares, chefes de departamento e membros da Comissão de Graduação.
- Em uma **segunda etapa**, foram enviadas cartas-convite a todos os docentes da Faculdade de Medicina e a todos os médicos do Hospital das Clínicas, além de convites aos médicos do Hospital Universitário, do Centro de Saúde-Escola e do Instituto de Ciências Biomédicas.

SELEÇÃO

A **ideia de um perfil adequado para o mentor** nasce da consideração de que a pessoa nesse papel é bastante responsável pelo desenvolvimento e pelas características da relação ao longo do tempo. A maneira como o mentor enfrenta as dificuldades, pensa os problemas, estabelece limites, discrimina os diferentes aspectos das situações, comunica-se, sintetiza, integra e promove o desenvolvimento do aluno e do grupo tem forte influência na construção da identidade profissional do aluno.

Nos diferentes programas de mentoria, os candidatos são geralmente selecionados por meio de uma combinação de entrevistas pessoais, referências de pares e até mesmo questionários de personalidade. Considera-se que essas fontes são importantes para oferecer **indicadores** sobre o potencial do candidato, mas sabe-se que não garantem em si a perfeição da escolha. A **verdadeira seleção ocorre com o tempo** e esta é uma importante lição para quem pretende iniciar um programa de *mentoring*.

Além disso, é importante salientar que a ideia de "perfil", embora bastante presente na literatura da área, não deve trazer embutida a descrição de uma pessoa **ideal ou perfeita** para exercer o papel de mentor.

Além de não existir tal mentor perfeito, não seria bom que ele assim o fosse.

Winnicott (1990), importante pediatra e psicanalista infantil, em sua compreensão da natureza humana nos ensina muito sobre as relações de ajuda por meio do modelo da relação mãe-bebê.

Afirma ele que a mãe – nosso primeiro cuidador – não precisa e não pode ser perfeita: **o cuidado materno deve ser suficientemente bom**. Suficiente no sentido de dar espaço à criança para que ela crie, que ela apresente "gestos espontâneos", que ela ouse e se arrisque no mundo que a cerca. A mãe, gradativamente, vai desiludindo seu bebê quanto ao seu controle do mundo para que ele comece a acreditar que suas ações também têm poder e lugar. Winnicott observou que mães que buscam a perfeição impedem o desenvolvimento da criança em direção à autonomia e à autoconfiança, tornando-a, assim, insegura, passiva e desconfiada. Por vezes, diz ele, essas crianças também se tornam agressivas e reativas a essa "perfeição" invasiva que as deixam sem espaço para ser. Reagir não é o mesmo que agir para expressar seu "verdadeiro *self*", diz Winnicott.

Retornando agora à figura do mentor, este, de forma semelhante ao primeiro cuidador, também tem como tarefa dar suporte e encorajamento para que o verdadeiro *self* possa estar presente na vida pessoal e profissional. Assim como as mães, é preciso atrair para a atividade pessoas vocacionadas e com o desejo de estar ali. Não é preciso que sejam perfeitos (nem é possível), mas sim que desejem estar ali da melhor maneira possível, que desejem se aperfeiçoar com o tempo e aceitar ajuda nesse sentido: afinal, até mesmo Mentor, na *Odisseia*, recebia auxílios da deusa Atenas para poder ajudar o jovem Telêmaco. Até nisso essa história grega é preciosa para a compreensão da natureza da tarefa de *mentoring*: mostra a importância de buscar auxílio e aceitar ser ajudado para poder ajudar o outro. Ajuda que nos programas envolve, fundamentalmente, treinamento inicial e supervisão continuada.

Na Mentoria FMUSP, a partir dessas considerações, o processo de **seleção** considerou que o futuro mentor deveria apresentar as seguintes **características**:

- **Antes de tudo, ser médico** – um médico com comportamento técnico, humano e ético adequados, promovendo o processo de construção da identidade profissional.
- **Presente no processo educacional** – alguém inserido no ensino de graduação e conhecedor de suas características e impasses.
- **Próximo e empático** – alguém com bom relacionamento com os alunos, que goste desse contato e compreenda as dificuldades desse momento da formação.
- **Ter disponibilidade de tempo** – horários disponíveis não apenas para o encontro quinzenal com seus mentorados, mas também com possibilidade e facilidade para encontros individualizados quando necessário.

- **Ter disposição em participar de treinamento inicial e ser supervisionado** em sua atuação por meio de encontros mensais com outros mentores.

A **seleção dos mentores** ocorreu, então, respeitando esse perfil, com **entrevistas em grupo** de candidatos com os supervisores e membros da equipe técnica, assim como considerando as **indicações e contraindicações** dos alunos.

Foi uma tarefa bastante difícil, pois a grande maioria dos candidatos inscritos e posteriormente entrevistados apresentava características importantes para o papel de mentor (BELLODI, 2003). Dos 364 candidatos inscritos no projeto, 238 participaram das entrevistas de seleção (também foi um critério de corte), sendo então 172 escolhidos para a fase inicial de implantação da mentoria e convidados para o treinamento (a participação nesta outra atividade também foi critério para permanência no grupo dos mentores selecionados). Em relação ao gênero, foram selecionados 127 homens (74%) e 45 mulheres (26%), reproduzindo a distribuição de professores e professoras da faculdade e dos hospitais-escola. Diferentes especialidades estiveram representadas entre os candidatos selecionados.

TREINAMENTO

O treinamento é um aspecto fundamental para o bom desenrolar do futuro da atividade. É um **momento-chave** para trabalhar, especialmente, e mais de perto, uma **definição clara do papel e dos objetivos da atividade**.

É preciso, nesse início da atividade, que o trabalho do mentor seja colocado dentro de uma **estrutura claramente definida** – estrutura essa que não restrinja suas habilidades e conhecimentos, mas que possa tornar segura a experiência com o papel e permita que seu **"aprender fazendo"** seja compreendido dentro de um enquadre teórico amplo. Sem esse cuidado inicial, muitas vezes, instaura-se tal confusão que, como mostrou Freeman (1998), as necessidades dos alunos ficam eclipsadas pelas necessidades do mentor em compreender o conteúdo de seu trabalho, mais do que seguindo a agenda de seus alunos para discussão e ação.

Entretanto, mesmo com essa constatação, **poucos programas se dedicam ao treinamento** de seus voluntários. Há aqueles que funcionam sem nenhum treinamento e, quando este ocorre, a qualidade e a intensidade variam muito de programa a programa.

Por que muitos programas minimizam o treinamento de seus voluntários?

Alguns acreditam que basta colocar toda a energia na seleção de pessoas que possuem habilidades pessoais já comprovadas. Entretanto, a experiência mostra que a relação de *mentoring* não é fácil e algumas dificuldades podem exigir demais e sobrecarregar mesmo os mentores mais habilidosos.

Além disso, parece haver entre os programas uma espécie de relutância em fazer demandas consideradas excessivas aos voluntários – entre elas, o treinamento e a supervisão – subestimando assim, por outro lado, e infelizmente, os riscos de uma relação insatisfatória para os mentorandos.

Nesse sentido, que aspectos deveriam ser trabalhados em um treinamento inicial de futuros mentores? **Que objetivos deveriam ser alcançados?**

Um **primeiro objetivo** seria a **discussão entre os participantes de sua compreensão do papel do mentor e suas funções.** Para Freeman (1998), isso dá um panorama muito útil sobre como as pessoas veem o papel do mentor e pode ser um ponto de partida importante na implementação do programa. As definições dos candidatos devem ser colocadas ao lado daquelas que emergem da literatura e dos programas descritos em outras áreas. Dessa forma, diferenças e similaridades podem ser declaradas e aquelas pessoas com visões muito particulares ou ideias estereotipadas sobre a tarefa podem ter espaço para dizer a origem de suas interpretações do conceito.

O **segundo aspecto** importante a ser trabalhado, no momento do treinamento, diz respeito às **motivações das pessoas** pela atividade. É preciso, nesse sentido, explorar a que necessidades pessoais o interesse em ser mentor responde. Alguns enfatizam o desejo de cuidar, outros o de desafiar, outros o de ser exemplo. Mas especialmente aqueles candidatos com visões mais ligadas à ideia de aconselhamento precisam ser lembrados sempre de que o *mentoring* não é psicoterapia. Também para aqueles que focalizam exclusivamente o *mentoring* no papel educativo do mentor, é preciso diferenciar a atividade da orientação acadêmica. Outros ainda, "líderes por natureza", precisam ser contidos em seus desejos de controle e aprender a manter o foco nas necessidades do aluno.

Um **terceiro aspecto** a ser destacado neste momento diz respeito à **ansiedade** dos mentores quanto aos **limites e potenciais** da atividade. O entusiasmo mostrado no treinamento muitas vezes é temperado com uma grande ansiedade derivada da ideia de que mentores devem ser "sempre sábios e tudo saber". Muitos veem o mentor de forma idealizada como gurus, sábios e mestres de excelência a partir dos quais os outros podem tudo aprender. Nesse momento é importante lembrar, apoiando-se inclusive na história de Homero, que o próprio Mentor tinha uma guia: ninguém mais, ninguém menos que a deusa Atena! Mentores são humanos e só podem trabalhar dentro dessa "humanidade".

Outro aspecto, ainda relativo às expectativas dos futuros mentores, diz respeito à **natureza dos problemas** a serem apresentados pelos alunos. Muitos consideram a atividade de **suporte pessoal** aos alunos muito **perigosa**: o que acontecerá ao se abrir a "caixa de Pandora" das preocupações dos alunos? Teremos condições e as habilidades necessárias para ajudá-los? Cenários terríveis como drogas e suicídios são imaginados... Também há implicações políticas nessa atividade, dizem outros mentores que veem a mentoria como um veículo para acessar questões institucionais e culturais complicadas... Devemos "mexer" ou "remexer" no "*status quo*"?, perguntam eles. Um misto de ansiedade e excitação acompanha esse momento inicial do treinamento e para um programa efetivo no futuro é preciso definir claramente os limites e, especialmente, a importância do encaminhamento de problemas com os quais o mentor não tem (nem precisa ter) formação para lidar. Órgãos institucionais, como os serviços de psicoterapia aos alunos e as comissões de ensino, devem ser acionados quando necessário e o mentor deve saber quando e como fazer o encaminhamento nos momentos de crise dos alunos ou do curso.

Além de tudo isso, o momento do treinamento também é fundamental para formar um verdadeiro "**time de mentores**", considerando e valorizando as diferenças (enriquecedoras) entre as pessoas. É interessante observar que, de uma maneira geral, também descrita em outras experiências (FREEMAN, 1998), as pessoas inicialmente interessadas na atividade apresentam-se de diferentes maneiras, tendo em seus extremos dois grupos. De um lado, há os "crentes" (*believers*), que acreditam com grande entusiasmo nas possibilidades da atividade, até mesmo vendo a mentoria quase como uma panaceia, aplicada a todo tipo de problema. De outro, há os "céticos ou temerosos" (*doubters*), aqueles que, apesar do interesse, veem uma série de obstáculos para a implementação: teremos tempo? Quem pagará? E os perigos? Embora na apresentação essas polaridades mostrem-se evidentes, na realidade o tempo mostra que há crença e descrença em todos. O idealismo nem sempre aparece em todos os candidatos. Para muitos, a atividade é mais um trabalho extra e a estrutura de suporte é onerosa e desnecessária, demandando mais tempo e responsabilidade que eles estavam preparados para oferecer.

Uma **importante lição** geral, destacada por Freeman (1998) a partir de sua experiência, é útil a todos os que pretendem trabalhar com o desenvolvimento de futuros mentores: é necessário trabalhar a partir de sua compreensão, começar de onde os mentores estão, mais do que de onde o coordenador do programa possa estar. O treinamento inicial é apenas uma **fase de indução**, focada nas habilidades básicas e na definição do papel, suficientes para ajudar os mentores a entrar na arena da atividade de mentoria. A **supervisão continuada** é o passo seguinte, pois à medida que a relação com os alunos progride, os mentores encontram áreas no trabalho onde eles necessitam saber mais, compreender melhor ou examinar suas atitudes. Na supervisão, os mentores ganham mais que suporte para seu trabalho: eles discutem seu próprio desenvolvimento, assegurando assim que ambos (eles e seus alunos) maximizem as oportunidades de aprendizagem.

O treinamento inicial e o suporte continuado são, então, elementos cruciais no estabelecimento e desenvolvimento do programa – mas devem ser dimensionados **realisticamente com as restrições do dia a dia profissional** do mentor para não se transformar em mais uma sobrecarga dentro de sua agenda de trabalho.

Na Mentoria FMUSP, o **treinamento no início do programa** ocorreu em três ocasiões diferentes (para atingir todos os mentores presentes no início da atividade), com a duração de oito horas, divididas em **três momentos distintos**.

O **primeiro** momento teve uma **proposta informativa**: a filosofia e o funcionamento do projeto foram detalhados para discussão mais aprofundada. A seguir, apresentou-se o temário elaborado pelos alunos e os resultados dos grupos de opinião junto a eles realizados, mostrando quais necessidades e expectativas estavam presentes entre eles nesse momento inicial do programa. Também uma proposta inicial de avaliação do programa foi apresentada para discussão e sugestões.

O **segundo** momento teve uma proposta **reflexiva**: com trabalhos em subgrupos, foram discutidas pelos mentores, junto aos supervisores, possíveis situações difíceis a serem enfrentadas no cotidiano do projeto.

Por fim, um aspecto fundamental do treinamento na FMUSP foi a apresentação (ou rememoração) a todos os mentores das chamadas "vicissitudes da formação médica", pelo Professor Paulo Vaz de Arruda, coordenador do Grupo de Apoio Psicológico ao Aluno de Medicina da USP (Grapal). Cada uma das crises ou passagens vividas pelo aluno de medicina ao longo do curso foi revivida, propiciando aos mentores um exercício empático retrospectivo, fundamental para seu contato futuro com os alunos.

DESLIGAMENTO

Conhecer as **razões dos desligamentos** das pessoas que se candidataram voluntariamente ao papel de mentor também é muito importante na coordenação de um programa como esse (RHODES, 2002).

Na Mentoria FMUSP, em especial, na saída de cada mentor, ocorre uma entrevista de desligamento que procura identificar suas razões para isso.

Por que ocorrem tais desligamentos?

Uma das principais razões descritas em relatos de programas de mentoria diz respeito ao fato de programas desse tipo atraírem pessoas que se mostram não capazes ou não disponíveis para estabelecer o comprometimento de longo prazo necessário. Essa razão parece ser decorrente dos programas em si mesmos, ao apresentarem a atividade como uma **série de tarefas simples e agradáveis**, **sem enfatizar as dificuldades** que estarão presentes no caminho. Assim, o programa parece, a muitos voluntários, apenas um conjunto de atividades reforçadoras do ponto de vista pessoal e social, sem considerarem **os riscos, o desconforto e o sacrifício que poderão estar presentes**. Tendo conhecimento prévio desses aspectos, provavelmente muitas pessoas examinariam suas motivações e real compromisso antes de se voluntariar e, especialmente, de começar seus contatos com os alunos.

Muitas pessoas entram em programas de *mentoring* com expectativas não realistas, incluindo **fantasias heroicas** de "resgate" de jovens em "horríveis apertos". Quando isso não ocorre ou quando, no outro extremo, as **dificuldades emocionais dos mentorandos** despertam memórias dolorosas e sobrecarregam sua capacidade de contenção, ocorre a saída da relação e do programa.

Voluntários também abandonam a atividade pelo **medo de falhar** ou pela percepção da falta de esforço ou apreço por parte de seus mentorandos, às vezes traduzida em **indiferença, desacato ou resistência**. Diante de **demandas competitivas pelo seu tempo**, é difícil incentivar muitos mentores a perseverar, especialmente quando as recompensas iniciais, nos primeiros estágios da relação, pela ausência de vínculo, são baixas.

Na Mentoria FMUSP, esta tem sido a principal razão de **desligamento** da atividade. Os **mentores desistentes** começam a achar que o investimento pessoal requerido para a atividade excede suas expectativas, principalmente se o envolvimento com o programa os retiram do trabalho e da família. E, especialmente, se a adesão dos alunos ao seu grupo é muito aquém do esperado.

É importante lembrar sempre aos mentores, independentemente do gênero, antes que "cheguem ao seu limite" e ocorra o desligamento, que as recompensas esperadas com a atividade são diferentes em diferentes **estágios das relações**.

Mentores e mentorandos entram na relação esperando **recompensas** que muitas vezes só podem ocorrer quando o par, ao longo do **tempo**, se move na direção de maior intimidade e estabilidade. Apostar no tempo e suportar com paciência a angústia da construção da relação é fundamental para sua evolução e crescimento.

Quando, apesar dessas considerações, o mentor, por diversas razões, se desliga do programa, realocar o mentorando rapidamente para outro mentor mais disponível ou habilidoso pode ser a melhor coisa a ser feita em muitos casos. Entretanto, a saída do mentor original não pode ser "varrida para debaixo do tapete" e esquecida: **"mentores não deveriam ser intercambiáveis tão facilmente"**, diz Rhodes (2002). Se todos nós acreditamos que relações significativas e próximas são difíceis de estabelecer para qualquer um, por que suspender esse conhecimento quando pensamos nas relações de *mentoring*? **Por que deveriam ter regras diferentes** de outras relações significativas?

Entretanto, muitas vezes a questão do tempo e certas características dos programas, especialmente os realizados nas universidades e com um enquadre de atividade dentro do currículo acadêmico, fazem com que esses remanejamentos ocorram de modo mais rápido do que o adequado. Espera-se, nos modelos universitários, que um número mínimo de encontros ocorra entre os mentores e os alunos e, neste caso, o "mentorando órfão" (como o chamamos na Mentoria FMUSP) pode ser muito prejudicado se ficar um tempo maior sem pertencer a um outro grupo. Minimizar o impacto talvez seja a estratégia possível, orientando para que, ao se desligar, o mentor pelo menos converse com seu aluno antes da partida e dê espaço para a discussão de suas razões. Mas nunca é demais lembrar que o término de uma relação, como já colocado neste livro, será sempre um momento crítico.

9
Os mentorandos na FMUSP

Parceria e participação

Patrícia Lacerda Bellodi e Milton de Arruda Martins

Conhecer as necessidades dos alunos e tê-los como parceiros na realização de programa é fundamental para que a atividade seja realmente significativa para seu desenvolvimento pessoal e profissional.

Na Mentoria FMUSP, as opiniões e ideias dos alunos foram e têm sido sempre consideradas. Nesse sentido, os alunos da faculdade estiveram presentes em vários momentos do programa.

Foram convidados a **participar das discussões iniciais** para apresentação da proposta e posteriormente participaram de **grupos de opinião** a respeito de aspectos específicos do projeto. Levantaram, por meio de um questionário, os **temas** a serem discutidos nos encontros de mentoria, assim indicando aos mentores suas necessidades e desafios encontrados durante o curso. Fizeram **consultas entre si para indicações** de professores da escola para a função de mentor, dando subsídios importantes para o processo seletivo. Colaboraram ainda na **discussão** sobre as possibilidades mais adequadas de **inserção da atividade na grade horária do curso**. Finalmente, participam das reuniões da **coordenação geral** do programa por intermédio de seus **representantes discentes**.

A inserção da mentoria no cotidiano acadêmico, em que os espaços disponíveis na grade horária para novas atividades são restritos, foi uma tarefa difícil: envolveu uma série de considerações e até o momento atual promove discussões.

Uma série de características da **organização do curso** de medicina na FMUSP dificulta a resolução satisfatória desse aspecto. Entre elas, inicialmente, destaca-se a **divisão dos alunos**, desde os primeiros anos do curso, em turmas A e B. Cada turma tem diferentes grades horárias e, consequentemente, períodos livres também não coincidentes. Outro aspecto bastante complicado diz respeito a uma série de atividades do curso (aulas e atividades práticas) realizadas na **Cidade Universitária da USP**, distante geograficamente da sede da FMUSP, implicando um deslocamento difícil e custoso quanto ao tempo entre os dois locais. Nos dois primeiros anos do curso, os alunos assistem a muitas aulas das disciplinas básicas em institutos situados na Cidade Universitária e, nos últimos anos, várias atividades de internato são realizadas no Hospital Universitário (assim como na Cidade Universitária). Envolver todos os alunos da FMUSP, dos diferentes anos, ao mesmo tempo, implicou considerar as limitações de todos esses aspectos.

Uma parcela dos envolvidos (alunos e professores) considerava que a atividade não mais deveria ser realizada em "horários extras": é uma atividade acadêmica e, sendo assim, é direito de todos ter o horário de almoço e o final do dia livres. Além disso, muitas vezes esses mesmos horários concorrem com uma série de atividades extracurriculares, as quais são extremamente valorizadas pelos alunos. O maior argumento desse grupo é que a **inserção oficial** da atividade na **grade horária** mostraria concretamente a **importância dada pela instituição** ao programa.

Outro grupo de alunos e professores não dava a esse aspecto a mesma importância: consideravam fundamental a **liberdade** no agendamento de dias, horários e local dos encontros. Muitos entre eles inclusive realizavam reuniões fora do ambiente acadêmico, apontadas como de muito sucesso e que proporcionavam grande satisfação. Além disso, este outro grupo considerava muito complexa a missão de encontrar dias, horários e local em que todos na faculdade pudessem interromper suas atividades e se encontrar, ao mesmo tempo, para a atividade da mentoria.

Para resolver esses impasses foi fundamental, no início do programa, a equipe técnica em **parceria com os alunos** estudarem as diferentes possibilidades e, a partir das discussões, definirem seis momentos para a atividade de mentoria.

A atividade passou a ocorrer em dois horários (das 12:30 às 13:45h – almoço ou das 17h30 às 18h45 – fim de tarde), de segunda a quarta-feira. Eram dias e horários em que as duas turmas (A e B) poderiam se encontrar ao mesmo tempo na FMUSP e que alunos em atividade na Cidade Universitária conseguiriam se locomover a tempo para participar do encontro.

Atualmente, esses períodos e horários são discutidos e definidos pelos grupos de mentoria a partir de suas necessidades e possibilidades.

Como identificamos as expectativas dos alunos? Como nos aproximamos de suas necessidades no momento inicial, quando a mentoria ainda era um projeto?

Utilizamos duas estratégias que se mostraram muito úteis: os chamados grupos de opinião e o levantamento de temas para os futuros encontros (o temário), descritas a seguir.

Expectativas: Grupos de opinião

Patrícia Lacerda Bellodi, Maria Eugenia Vanzolini[1]

Os grupos de opinião – também chamados grupos focais ou *focus groups* – são pequenos grupos que têm como tarefa o debate de temas predefinidos, mediado por entrevistadores, permitindo uma **investigação em profundidade** das questões por meio de debate (PATTON, 1990). Fornecem subsídios mais seguros para pesquisas quantitativas e podem auxiliar no encaminhamento ou desativação de alguma ideia já em curso. Segundo Worthen, Sanders e Fitzpatrick (1997), os grupos focais têm se tornado um método popular de obtenção de informação qualitativa de grupos de indivíduos e, assim como as entrevistas, envolvem interações face a face, mas dentro de processos grupais.

Um **primeiro grupo focal (Grupo 1)** foi constituído por alunos representantes de diferentes entidades acadêmicas da FMUSP (Centro Acadêmico, Departamento Científico, Show Medicina, Atlética, Grupo de Teatro), todos do segundo ano, e **outro** por alunos do internato de quinto ano (**Grupo 2**).

Como **tarefa grupal**, foi proposto aos alunos que discutissem o tema "O Projeto Mentores como terapêutica para o curso de medicina". Para tanto, fizemos um momento inicial de **aquecimento** com o mote: "O Ministério da Saúde adverte: fazer Medicina pode fazer mal à saúde". Depois os alunos receberam a seguinte **tarefa**: imaginando a mentoria como um "remédio" para a formação médica, eles deveriam considerar, para o futuro "produto", um nome que expressasse seus objetivos, qual seria a demanda pelo produto, quais as características da terapêutica (apresentação, posologia etc.), a população-alvo, o tipo de divulgação necessária, o poder terapêutico, o âmbito do emprego, as indicações e contraindicações, as reações adversas, o controle das reações adversas, a evolução do tratamento, a adesão ao tratamento e, finalmente, a formação de quem aplicaria a terapêutica.

No **Grupo 1**, a dinâmica enfatizou as diferenças e semelhanças de percepção atribuindo aos participantes o papel de aluno e o de "professor". No **Grupo 2**, apesar da mesma proposta quanto aos dois papéis, os alunos optaram por não se dividir em subgrupos e realizaram a tarefa a partir apenas do próprio papel de alunos.

---

[1] Psicóloga do CEDEM. Mestre em Psicologia Experimental.

O que revelaram os grupos de opinião?

Os grupos focais, por meio da analogia da mentoria como uma terapêutica para a formação, possibilitaram a identificação de aspectos importantes que, ainda no momento de implantação, levaram à correção de rumos. Entre eles, destacaram-se os seguintes:

- **Nome do "remédio":** o material obtido nas discussões mostrou à equipe coordenadora do projeto que os alunos de início de curso (Grupo 1) ainda estão presos a representações do professor como alguém com quem o vínculo é fundamentalmente de ensino: sugeriram como nome para o projeto "Terceira fase do vestibular" ou o próprio nome "Mentores". Para eles, o nome "Projeto" passava a ideia de algo a ser realizado no futuro, pouco transformador, teórico, e deveria ser alterado. Já os alunos do internato (Grupo 2) propuseram nomes como "Ombro amigo" e "Paizão", mostrando uma representação de vínculos mais afetivos com a figura do docente, visto como alguém que cuida além de ensinar.
- **Formação de quem aplicaria a terapêutica:** os alunos do início do curso enfatizaram que esse papel deveria ser, sem dúvida, ocupado apenas por "médicos com vivência da FMUSP e do Hospital das Clínicas". Já para os alunos do internato, são outros os aspectos fundamentais do futuro mentor: seu preparo psicológico e sua disponibilidade de tempo para ajudar de fato o aluno que o procure. Enquanto para os alunos de início de curso o supervisor poderia "padronizar" o trabalho do mentor, prejudicando a individualidade dos grupos, para os alunos do internato esse suporte é fundamental para o trabalho do mentor. Novamente, perceberam-se diferenças importantes entre os dois grupos de alunos na interpretação de figuras colocadas dentro de um papel docente: para os alunos de início de curso, o supervisor é alguém que impede a criatividade e, para os alunos de final do curso, alguém que auxilia no desenvolvimento de seu papel.
- **Demanda pelo produto:** os alunos do início do curso assinalaram que, embora não haja propriamente demanda para um projeto como esse, há sim necessidades a serem satisfeitas que, nesse momento inicial do curso, são ainda pouco organizadas e identificadas. Acreditam que essa demanda deva ser criada para o aluno, mas deve ser espontânea em relação à participação do mentor.

- **Indicações:** os alunos do internato assinalaram claramente as indicações do projeto (crises de desistência e diferentes situações de estresse ao longo do curso). Provavelmente, pelo fato de já terem percorrido bastante do caminho do curso, é mais fácil para os alunos do internato terem claras as necessidades a serem satisfeitas pela proposta. Entretanto, mesmo com essa diferença de clareza de necessidades entre eles, os dois grupos assinalaram serem a orientação do desenvolvimento profissional e as questões da vida acadêmica as mais importantes.
- **População-alvo:** para os alunos do início do curso, **os grupos de mentoria deveriam ser homogêneos** e segmentados, respeitando a evolução do curso pelos três ciclos. Enfatizaram que o internato não deveria participar porque, para esse momento do curso, o interesse seria pequeno e, além disso, mostraram preocupação como o pouco tempo para descanso do interno. Assinalaram também que a presença do veterano poderia ser negativa para o calouro, impedindo-o de experimentar o novo e ter suas próprias opiniões. Os alunos do internato, por outro lado, disseram que o contato com o calouro seria interessante, mas propuseram que apenas os alunos do primeiro ano participassem para criar assim, paulatinamente, uma cultura na instituição. Acreditam em uma adesão maior do primeiranista, assinalando também ser o veterano mais resistente a novas propostas.
- **Características da terapêutica:** os **dois grupos** sugeriram flexibilidade na organização e funcionamento dos grupos, assim como uma abordagem não "invasiva" e equilibrada do mentor.
- **Poder de ação:** os dois grupos mostraram acreditar que, em curto prazo, as mudanças trazidas pelo projeto seriam "paliativas", mas tenderiam a prevenir e "curar" problemas da formação a longo prazo.
- **Reações adversas:** desinteresse, monotonia, dificuldade de empatia com o mentor e características "narcisistas" dele seriam as principais reações adversas a serem controladas na opinião dos alunos do início do curso. Já para os internos, a transformação dos objetivos da mentoria (orientação da vida acadêmica) em grupos de pesquisa científica ou psicoterapia foi o principal aspecto negativo a ser controlado. Os alunos do início do curso sugeriram, para controle desses aspectos adversos, a presença de um coordenador externo para gerenciar mudanças de grupo, um *ombudsman* para reclamações e problemas, assim como um rodízio entre os mentores e os alunos. Já os alunos do internato propuseram reuniões gerais entre os mentores para troca

de experiências, o sigilo como compromisso, mecanismos de eliminação de mentores inadequados e, especialmente, que a instituição como um todo acolha e colabore com a proposta.

- **Evolução do tratamento:** os dois grupos consideraram fundamental a avaliação do programa propondo a autoavaliação do aluno, assim como a avaliação do mentor e do projeto a médio/longo prazo.

Em geral, o material apresentado pelos dois grupos mostrou de forma clara **diferenças** importantes entre **os alunos do início e do final do curso**.

O **aluno de início de curso** apresenta uma visão da relação professor-aluno mais assimétrica e de caráter autoritário, ao passo que, para **os alunos do internato**, essa já é uma representação mais simétrica e afetiva da figura do docente. Outra diferença importante disse respeito à clareza e facilidade em identificar suas necessidades enquanto alunos, sendo essa tarefa mais fácil para os alunos de final de curso, ao passo que, para quem está começando a formação, muito ainda há que se conhecer para explicitar melhor sua demanda de ajuda.

Foi muito interessante observar o quanto as expectativas dos alunos, no momento dos grupos focais, se confirmaram ou não ao longo do tempo.

A heterogeneidade dos grupos de mentoria, ao contrário do que os alunos esperavam, é uma realidade difícil, mas possível: a troca de experiências entre os diferentes anos é uma das maiores razões de satisfação entre os alunos. De fato, os alunos dos últimos anos têm maior dificuldade, pela dinâmica do internato, em participar. Mas, quando presentes, enriquecem as discussões e assumem para os primeiros anos um importante papel de modelo e exemplo.

A "evolução do paciente" por meio da avaliação do programa por parte de todos os envolvidos (alunos, mentores e supervisores) tem sido regularmente realizada e seus resultados orientam novas direções para o programa quando necessário.

Hoje, por exemplo, com a avaliação, a periodicidade dos encontros passou a ser mensal e é possível mapear e orientar grupos com maiores dificuldades de entrosamento. Sabe-se também, por meio dos temas discutidos, quais as questões emergentes do curso e dos alunos a serem encaminhadas para as instâncias competentes da instituição. Se não ainda "curativo", sem dúvida, o papel "preventivo" do programa tem sido acionado.

Necessidades: temário

Patricia Lacerda Bellodi

O **temário da Mentoria FMUSP** constituiu-se na **relação de temas** surgidos a partir da consulta feita pelos próprios alunos a seus colegas dos diferentes anos, no início da implantação da atividade.

Ele não teve o caráter de "programa de disciplina", nem de ser obrigatoriamente seguido pelos diferentes grupos. O mentor poderia a ele recorrer nos momentos em que questões não mobilizem o grupo para a discussão, assim como pode apresentá-lo aos alunos como um "banco" de assuntos a serem escolhidos, em uma determinada ordem, se eles assim o quiserem. Em resumo, apresentava-se como um instrumento "de bolso", de suporte para o mentor e o grupo, sendo as questões emergentes nos encontros aquelas consideradas prioritárias na atividade.

O **temário** teve grande importância durante o **treinamento dos mentores** antes do início das atividades. Ele mostrou a **diversidade de temas** que poderiam ser discutidos nos encontros, **as necessidades e expectativas** dos alunos e especialmente a **diferença de interesses entre os diferentes anos e ciclos do curso**. Sendo os grupos de mentoria heterogêneos na FMUSP, isto é, compostos por pelo menos um aluno de cada ano do curso, conhecer tais diferenças foi particularmente importante.

Todos os alunos da FMUSP, do primeiro ao sexto ano, foram convidados a responder ao questionário elaborado pelos representantes discentes na Mentoria FMUSP. O instrumento utilizado continha apenas três questões abertas:

- Que tema você gostaria de discutir com seu mentor?
- Que professor da faculdade você gostaria de ter como mentor?
- Que professor da faculdade você não gostaria de ter como mentor?

As respostas obtidas foram categorizadas em 12 **grupos temáticos**:

1. **Vida pessoal:** lazer (lazer do aluno, lazer do médico); família (conciliar família e faculdade, relações familiares do médico).
2. **Ensino-aprendizagem:** administração do tempo (tempo para estudar, tempo livre, janelas/horários/carga horária); métodos de estudo (rotina

de estudos, organização do estudo, o que e como aprender, seleção do conteúdo realmente importante, estudo em casa); professores (avaliação e relacionamento; avaliação de professores, falta de didática, problemas com professores, hierarquia, relacionamento com assistente/preceptor, relacionamento professor-aluno); currículo (avaliação do currículo nuclear, disciplinas optativas, como escolher, grau de importância, discussão do que deve ser mantido, melhorado ou tirado, defeitos e qualidades); internato (grupos de internos, rodízios); graduação em geral (avaliação da qualidade do curso, nível das disciplinas, conteúdo e utilidade das disciplinas, deficiências na formação/lacunas, reformulação); ensino médico (discussões a respeito do ensino médico, educação médica no Brasil, formação humanística do médico, formação profissional em geral).

3. **Ética médica:** bioética (aborto, eutanásia, clonagem, dignidade humana, questões dilemáticas de decisão, temas polêmicos); erro médico (responsabilidade, processos, leis).

4. **Relação médico-paciente:** morte (pacientes terminais, como enfrentar dor/morte, cuidados paliativos); sexualidade (sexo, sexualidade na relação médico-paciente, assédio sexual na relação médico-paciente); dificuldades na relação (agressividade, paciência, amor ao paciente, envolvimento emocional, comunicação com paciente e família, como lidar com o sofrimento, situações embaraçosas, conflitos, respeito, aspectos psicológicos).

5. **Desenvolvimento profissional e de carreira:** atividades extracurriculares (importância e relevância, possibilidades de pesquisa, orientação de trabalhos científicos – fazer ou não?); escolha da especialidade (orientação sobre as atividades de cada uma, quais são as especializações, temas ligados às especialidades médicas, perspectivas de cada uma, campo profissional, carreira); residência (prova, cotidiano, carga horária, funcionamento, orientação, acesso, graduando FMUSP × residência FMUSP); mercado de trabalho (tendências, emprego, dificuldades na profissão, remuneração, salário, concorrência); futuro da medicina (perspectivas, novas fronteiras, tendências); atualização do conhecimento médico (novos, renovação, inovações, como acompanhar, aplicação na prática).

6. **Faculdade e universidade:** FMUSP (melhoria do ambiente/condições, problemas internos, problemas com a FMUSP, futuro, graduação FMUSP × graduação ideal); universidade em geral (pesquisa, extensão, contextos brasileiro, latino-americano e mundial, carreira acadêmica).

7. **Ser aluno de medicina:** vocação médica (escolha pela medicina, crises de desistência, motivação); curso médico ao longo do tempo (choque ao entrar na faculdade, desencanto, os primeiros anos, dificuldades de cada ano, frustrações, traumas e transições psicológicas no curso médico, apoio durante o curso); qualidade de vida do aluno (vida do aluno na FMUSP, aproveitamento da época de estudante, contato com o mundo); problemas acadêmicos (diversos); problemas emocionais (pressão psicológica, cansaço, drogas, estresse, depressão, ansiedade, avaliação psiquiátrica); relacionamento com colegas (competição, relações interpessoais); direitos e deveres (direitos do aluno na FMUSP, conduta do aluno, responsabilidade).

8. **Ser médico:** qualidade de vida do médico (saúde mental, cuidar de si mesmo, estresse); cotidiano profissional (dia a dia, conciliação de vida pessoal e profissional, conduta nos primeiros anos de formado, dificuldades da profissão, aspectos financeiros).

9. **Medicina e sociedade:** trabalho social (trabalhos sociais junto à comunidade, trabalho voluntário); política e sistema de saúde no Brasil (realidade, situação de hospitais fora do Hospital das Clínicas, burocracia hospitalar, convênios, estrutura do sistema de saúde).

10. **Temas médicos:** disciplinas específicas (Anatomia, Fisiologia, Bioquímica, Biologia Molecular, Anatomia do Aparelho Locomotor, Neuroanatomia, Propedêutica, Psicologia Médica, Pronto-Socorro); casos clínicos (temas da prática médica, desafios no diagnóstico, terapêutica, abordagem clínica); temas médicos diversos (medicina baseada em evidências, medicina alternativa, história da medicina, medicina e economia).

11. **Temas não médicos:** diversos (astronomia, física quântica, assuntos fora da medicina, cultura em geral, filmes, cinema, arte, TV, revistas).

12. **Não indicação de temas:** sem opinião ("Sei lá", "Não sei", "Não tenho uma ideia sobre os temas", "Se os caras forem bons, eles saberão...").

Foi interessante observar que o tema **"Desenvolvimento Pessoal e de Carreira"** foi o mais citado em geral pelos alunos da FMUSP. Esse grande tema é, de fato, a "alma" dos programas de *mentoring* em diferentes contextos e experiências (KALET *et al.*, 2002; MURR *et al.*, 2002). Entretanto, também é importante discutir o fato de que este conjunto de temas relativos ao vir a ser profissional foi mais apresentado pelos alunos dos ciclos básico e clínico do que pelos alunos do internato.

O que significa o fato de alunos, ainda no início da formação, estarem preocupados com questões como as atividades extracurriculares, o mercado de trabalho, a escolha da especialidade, a residência, o futuro da medicina, a atualização do conhecimento? Rocco (1992), ao discutir a relação estudante-paciente, dizia que alguns alunos, ainda no primeiro ou segundo ano, já apresentam uma vontade precoce de usar a *persona* do doutor, acompanhando doentes em ambientes fora ou dentro do hospital-escola. Nossos resultados parecem apontar um outro aspecto dessa *persona* precoce de doutor: a relação estudante-mercado de trabalho ou a relação estudante-futura especialização.

Ainda no início do curso, no momento da chegada, o término da jornada já aparece como fonte de curiosidade e talvez ansiedade: o que me espera como profissional? Que tipo de profissional devo ser? O que devo fazer, já no começo, para assegurar esse lugar? Fazer ou não ligas, participar ou não de grupos de iniciação científica, acompanhar ou não tal ambulatório ou tal professor em suas pesquisas? As atividades extracurriculares e sua real importância para o futuro sem dúvida aparecem como demandas para orientação do futuro mentor. Quais as especializações possíveis, as perspectivas para cada uma, como será a prova de acesso para a residência, onde encontrarei emprego, com qual remuneração?

Entretanto, sabe-se que tais preocupações, desde o início do curso, podem prejudicar o desenrolar natural da própria formação, impedindo o aproveitamento das experiências próprias de cada fase da formação e comprometer, justamente, o que tanto os preocupa: o futuro.

Surgem depois como fundamentais para os ciclos básico e clínico as questões relativas ao tema **"ensino-aprendizagem"**: aprender a administrar o tempo, descobrir métodos de estudo eficientes, aprender a definir prioridades, a selecionar o conteúdo mais importante; em resumo, o que e como aprender. Essa demanda é bastante coerente com o que Millan e colaboradores (1999) definiram como "fase de desencanto". Terminadas as comemorações, dizem os autores, o aluno passa a ter contato de fato com o curso de medicina, com as aulas, disciplinas e professores. Então, as queixas relativas à falta de didática dos professores, à longa duração das aulas e ao excessivo volume de estudo são bastante e intensamente presentes.

Se, para os alunos como um todo, as questões relativas ao tema **"relação médico-paciente"** aparecem em terceiro lugar em ordem de importância, para os alunos do internato ela é, sem dúvida, prioritária. Dificuldades e fenômenos presentes nessa relação (agressividade, envolvimento emocional, comunicação, situações embaraçosas, conflitos e aspectos críticos relativos à morte e à sexualidade) mostram ser, para os alunos do quinto e sexto anos, as mais demandantes de orientação e, dentro do contexto da mentoria, de auxílio do mentor. O internato é o momento final da formação médica escolar e, após longo período de estudo eminentemente teórico, o aluno defronta-se finalmente com o paciente. Compara o que foi oferecido pela escola e o que pode aprender pessoalmente. O paciente, fora dos livros, é alguém que sofre, reclama, nem sempre colabora e exige soluções rápidas para seus problemas: como cuidar dele? Por vezes, como assinala Rocco (1992), o aluno vê no doente a ignorância que julga ter e outras vezes se sente invadindo a intimidade do paciente ao perguntar tópicos da anamnese, como hábitos sexuais. Em relação à morte, Zaidhaft e colaboradores (1992) discutem o quanto a relação estudante-morte, baseada na relação com o cadáver nas aulas de anatomia, pode ser dificultadora quando a relação, no internato, passa a ser estudante-paciente que está morrendo.

A **"não indicação de temas"** é o grupo temático que surge depois na ordem de importância para os alunos em geral, em uma proporção até bastante próxima dos temas anteriores (ensino-aprendizagem e relação médico-paciente). Devolver em branco o espaço reservado aos temas (embora tenham respondido às questões de indicação e contraindicação de professores como mentores) ou responder com um "sei lá" ou "tanto faz" pode indicar desinteresse, desestímulo e recusa da proposta de mentoria. Mas também pode indicar dificuldade ou incapacidade em identificar suas próprias necessidades e desejos em relação ao curso e à formação oferecida.

Nesse sentido, é interessante observar que o próximo grupo temático é exatamente o que diz respeito a **"ser aluno de medicina"**. Este tema envolve desde a questão da vocação médica até as diferentes dificuldades encontradas pelos alunos no curso médico ao longo do tempo. Fazem parte dele os problemas acadêmicos em geral, mas especialmente os problemas emocionais que acompanham cada fase do curso (pressão psicológica, cansaço, estresse, depressão, ansiedade e até mesmo abuso de substâncias). Qualidade de vida do aluno e seus direitos e deveres também compõem o quadro geral. Dentro desse tema, a necessidade de discutir a vocação surge mesmo ao fim do curso, entre os internos. Millan e colaboradores (1999) relatam que as crises de desistência aparecem praticamente durante todo o curso. Mas, se no início do curso o aluno acredita ainda ser cedo para tomar uma decisão, pois não conhece toda a medicina, nos anos que se seguem surge a ideia de que parar o curso é perder "todos esses anos da vida".

Especialmente no fim do curso, a escolha da especialidade reaviva as razões da própria escolha pela medicina e, nesse sentido, compreende-se ser esse momento final desencadeador de questionamentos vocacionais.

O grupo temático **"ética médica"** aparece a seguir na ordem de importância para a maioria dos alunos. Chama a atenção a importância que a discussão de aspectos éticos tem para os alunos dos dois primeiros anos (ciclo básico). Não apenas a discussão de temas polêmicos, como aborto, eutanásia e questões dilemáticas de decisão, mas também os aspectos legais relativos à responsabilidade do médico diante dos erros, processos e leis são sugeridos pelos alunos ainda no início do curso. A menor participação desse conjunto de temas nos anos subsequentes pode ser sinal de que, como diz Hossne (1998), o ensino e a discussão de aspectos éticos passam a ser considerados acessórios ("perfumaria") ao entrar, justamente, no ciclo profissionalizante.

Têm-se em seguida as questões ligadas ao tema **"ser médico"**: como é seu cotidiano profissional, como o médico concilia vida profissional e pessoal, como deve ser a conduta nos primeiros anos de formado e quais são as dificuldades da profissão, inclusive seus aspectos financeiros. Os alunos dentro desse tema se preocupam ainda em discutir a qualidade de vida do médico: como o médico cuida de si mesmo e administra o estresse da profissão? Como assinalou Bellodi (1999), embora muito já se tenha dito a respeito da onipotência como característica essencial da identidade médica, discutem-se hoje mais as dificuldades do exercício da medicina e começa-se a falar mais da fragilidade de quem exerce a medicina nessas condições.

Os **"temas médicos"**, sejam eles disciplinas específicas, sejam casos clínicos ou temas médicos diversos, surgem como a próxima "pauta" para as reuniões de mentoria. Podem indicar deficiências da formação para as quais os alunos demandam maior atenção, mas também podem indicar uma compreensão incorreta dos objetivos da mentoria, considerados como complementação do estudo acadêmico.

Surgem então, dentro da relação de temas, aqueles que foram expressos por um menor número de alunos.

Dentre eles surgem os temas ligados à **"faculdade e universidade"**: estará em falta o chamado "espírito universitário" entre os alunos? Arruda (1999) apresenta tal conceito como a capacidade de conviver com ideias diferentes, dentro de um ambiente que busca o progresso da ciência e a preparação das elites culturais, políticas e profissionais do mundo moderno. Nesse sentido, talvez ele precise ser alvo de investimento e possa ser bastante beneficiado ao se constituir em tema de discussão na mentoria. A mesma análise se aplica ao tema **"medicina e sociedade"**, com a reflexão a respeito de trabalhos sociais do aluno e do médico em relação à comunidade e sobre a política e o sistema de saúde no Brasil.

Por fim, mas não menos importante, há que se destacar que os temas ligados à **"vida pessoal"** do aluno e do médico (especialmente quanto ao lazer e às relações familiares) e diferentes **"temas não médicos"** (culturais e científicos) são os menos citados pelos alunos em geral. A interpretação de tal resultado pode ser diversa. Pode ser um assinalamento de que o aluno não deseja ser "invadido" em seus aspectos mais pessoais ou não deseje compartilhá-los com os demais colegas, uma vez que a competição e representação dos colegas como rivais é um aspecto marcante do curso médico. Pode representar também a dificuldade de "enxergar", em um docente da faculdade, alguém próximo com o qual se possa conversar a respeito dessa vida pessoal. Ou talvez, e mais provavelmente, também esteja evidenciando o quanto o curso médico "rouba" tempo e "motivação" para continuar em contato com os aspectos não médicos (aí incluída a vida pessoal) em geral. Podemos assinalar que esse é um bom tema para que os mentores pensem a respeito...

Em resumo, o temário permitiu aos professores envolvidos na mentoria um diagnóstico importante, com os temas surgidos e sua ordem de importância e interesse para os alunos, das principais áreas a receber uma atenção especial dentro de um processo educacional que busca, cada vez mais e melhor, formar um médico "integral". Formação esta que, como bem coloca Zimerman (1992),

> não se consegue através de aulas, seminários de psicologia, palestras, cursos de atualização ou qualquer outra programação teórica, ou até mesmo prática, se essa não for acompanhada de um efetivo espaço que propicie exercícios de reflexão sobre as vicissitudes do ato médico (p. 69).

10

Suporte à atividade

Supervisão de mentores

Marcia Szajnbok[1]

A Mentoria FMUSP inclui, desde o início, uma atividade de supervisão dirigida aos médicos mentores. O **grupo de supervisores** foi formado por psicoterapeutas de diversas orientações teóricas, todos de algum modo vinculados ao ensino na instituição. Na fase de implantação do programa, os supervisores auxiliaram a coordenação a selecionar os médicos que se mostraram interessados em participar da mentoria. A partir daí, os mentores foram divididos em grupos que se encontram mensalmente com seu supervisor.

Não há relatos de experiência semelhante em outros programas de mentoria na literatura. Estamos, de fato, **construindo uma prática** que é nova tanto para os mentores, médicos não muito familiarizados com esse tipo de atividade, quanto para nós, supervisores, já que não se trata de supervisionar processos psicoterápicos ou psicanalíticos conduzidos por terapeutas em formação.

Neste capítulo, a partir da conceituação de supervisão em geral, apontaremos algumas peculiaridades dessa prática no contexto da mentoria.

---

[1] Supervisora na Mentoria FMUSP. Psiquiatra. Médica Supervisora do Serviço de Psicoterapia do IPq – HCFMUSP, Psicanalista, Membro da Seção São Paulo da Escola Brasileira de Psicanálise.

O QUE É SUPERVISÃO?

A supervisão é considerada classicamente como um dos fundamentos da formação psicanalítica, ao lado do estudo teórico e da análise pessoal. Vem de Freud a ideia de que um analista iniciante deveria submeter o relato de sua prática a um outro analista mais experiente, visando à discussão do material clínico do paciente e, sobretudo, os aspectos transferenciais e contratransferenciais que pudessem passar como pontos cegos ao praticante menos experimentado na técnica psicanalítica.

A partir desse modelo, a supervisão se estendeu para além dos limites estritos da psicanálise, de início para as demais práticas psicoterápicas e, depois, para quase toda atividade clínica em que se estabeleça uma relação entre membros da equipe terapêutica e o paciente ou grupo de pacientes.

A suposição básica dessa prática é que as relações humanas são sempre permeadas por manifestações inconscientes de todos os envolvidos. Identificações, projeções, raiva, culpa e fantasias amorosas são exemplos de uma série de fenômenos psíquicos que estão sempre presentes, em algum grau, em qualquer encontro de pessoas. As sensações de conforto ou desconforto, proximidade ou distância, simpatia ou antipatia que sentimos diante de diferentes indivíduos são o produto consciente, a pequena porção exposta do processo psíquico inconsciente, que ocorre com todo sujeito diante do outro.

As relações terapêuticas não constituem exceção a essa regra. Pacientes e terapeutas estão sujeitos a experimentar fenômenos psíquicos dessa natureza. Foi a teoria psicanalítica que originalmente nomeou esses processos de transferência e contratransferência, conforme fossem observados do lado do paciente ou do terapeuta, respectivamente. Essa nomenclatura ganhou, posteriormente, o campo dos demais referenciais teóricos psicodinâmicos e de outros tipos de relação humana que não as psicoterápicas, por exemplo, a relação médico-paciente.

O supervisor é um elemento externo à díade e que, por isso, se encontra em uma posição privilegiada para observar a ocorrência de fenômenos transferenciais e contratransferenciais despercebidos pelo terapeuta, mas interferindo de algum modo no transcorrer do trabalho.

A função primordial da supervisão é, portanto, auxiliar o terapeuta a identificar e manejar esse universo de conteúdos psíquicos não explícitos evocados por um encontro terapêutico. Muito desse material se refere ao paciente, e identificá-lo facilitará ao terapeuta trazê-lo à tona nos encontros subsequentes. Por outro lado, o material inconsciente evocado no terapeuta pode ser também identificado e trabalhado para que ele não comprometa o trabalho em decorrência de dificuldades psíquicas próprias.

SUPERVISIONANDO MÉDICOS

Os profissionais da área da saúde mental estão bem familiarizados com esse tipo de supervisão. Para os médicos de outras especialidades, entretanto, ele apresenta algumas novidades.

Em uma discussão de caso clínico, há delimitação muito clara entre quem é o sujeito observador e quem é o objeto da observação. O doente está na posição de objeto, independentemente de o viés de essa observação ser mais parcial ou mais global. Mesmo em discussões que contemplem não só os aspectos anatomoclínicos de um caso, mesmo levando em conta o universo social e psíquico do paciente, é do seu bem ou do seu mal-estar que a discussão vai tratar. O que se passa no íntimo do médico, as emoções que o caso lhe evoca, as fantasias que o paciente lhe produz, nada disso está em pauta. A equipe terapêutica não é focalizada como tema da discussão.

Em uma instituição como o Hospital das Clínicas da FMUSP, onde a assistência está quase sempre atrelada à pesquisa e à produção de conhecimento, esse ideal de objetividade é ainda mais valorizado.

A quase totalidade dos nossos mentores provém de áreas onde essa é a prática cotidiana. O mentor típico é um médico vinculado à Faculdade não só por meio do ensino, mas também, e muitas vezes principalmente, por meio da pesquisa, um universo regido pelo paradigma da objetividade da ciência empírica.

Esse perfil, por si só, já dificulta a aplicação imediata do modelo de supervisão fortemente interpretativo que costumamos desenvolver no âmbito da saúde mental.

Um exemplo dessa dificuldade ocorreu nos primeiros meses de funcionamento do programa. Os mentores chegaram bastante motivados. A resposta dos alunos, entretanto, não foi tão receptiva quanto se esperava. Desse modo, nos primeiros meses de supervisão, a principal questão trazida pelos mentores foi a pouca adesão dos alunos ao programa. Esse tema permite dois ângulos de abordagem: o primeiro remete ao objeto-aluno, em que o foco é a baixa adesão, as faltas, as possíveis sanções etc.; o segundo remete ao sujeito-mentor, em que o foco é a frustração, o sentimento de ser menosprezado ou desvalorizado, a hostilidade que tais sentimentos possam evocar etc. Para a nossa população de mentores, é em geral muito mais fácil seguir pelo primeiro caminho, e um dos desafios a que estamos expostos é produzir o segundo tipo de reflexão.

Outra característica dos mentores, decorrente do modo de ser dos médicos em geral, é sua tendência a buscar a solução de problemas. Na prática clínica, essa característica é essencial, evidentemente. Na posição de mentor, entretanto, ela deve muitas vezes ser refreada, seja porque o próprio aluno precisa encontrar um modo de solucionar o problema trazido, seja porque o assunto em pauta permite várias opiniões e não uma verdade definitiva, seja porque a situação pede apenas escuta e não respostas.

Há vários exemplos de situações nas quais essas peculiaridades são objeto de supervisão. A hipótese de que surgissem questões para as quais não tivessem solução imediata, como a ocorrência de problemas psiquiátricos nos alunos, foi tema recorrente de preocupação entre os mentores, sobretudo no início do programa. Mesmo situações menos complexas, como queixas dos alunos sobre algum curso, tendem a suscitar no mentor o ímpeto de intervir ativamente, de um modo que pode chegar a ser paternalista ou superprotetor.

Também é função dos supervisores ajudar os mentores a permanecer na posição de ignorância, de silêncio, de ausência de respostas, muitas vezes bastante desconfortável para quem está habituado a intervir, responder e resolver.

A demanda por respostas se reproduz no próprio contexto da supervisão. Muitas vezes, os supervisores podem sugerir algum manejo específico para dificuldades que o mentor experimente diante do grupo ou de algum aluno. Mas há momentos em que a solicitação de textos, de literatura sobre psicodinâmica ou técnicas grupais, por exemplo, nos parecem defensivas, manifestam a resistência a esse deslocar-se da posição de saber que o papel de mentor exige.

Talvez possamos conceber a supervisão para os mentores como uma espécie de confronto entre a cultura médica, que aponta para a objetividade, para a generalização e para o pragmatismo na solução de problemas, e o discurso psicanalítico trazido pelos supervisores, que aponta para a subjetividade, para a particularidade e para a possibilidade e necessidade de conter a angústia diante de questões sem resposta.

A partir desse embate, tem sido possível criar um modo de trabalhar que nos parece original.

PERSPECTIVAS

Durante a elaboração deste capítulo, tive a oportunidade de fazer uma retrospectiva e de refletir sobre meu trabalho na Mentoria FMUSP, e me senti de certo modo surpresa ao verificar o tanto que já caminhamos e o quão mais estruturada está a atividade de supervisão hoje, comparada ao início do projeto.

Por outro lado, é evidente que ainda há muito por construir.

O grupo de supervisores é bastante heterogêneo quanto à formação pregressa e ao modo de trabalho. As diversas teorias psicodinâmicas nem sempre usam a mesma linguagem e, por vezes, é preciso um esforço de tradução para que a comunicação seja possível. Com o objetivo de facilitar esse processo, passamos a contar, no último semestre, com a colaboração de um consultor externo. Sua presença tornou possível a identificação das diferenças e a formulação, em uma linguagem comum, das dúvidas que todos temos no desempenho da nova função. Desse ponto, ainda muito próximo do início, prevemos um longo percurso até o ideal, em que será possível estabelecer parâmetros compartilhados que possam tornar a atividade dos grupos um pouco mais homogênea, ainda que jamais uniformizando as supervisões, o que não seria possível nem desejável.

Há muitas perguntas possíveis, cujas respostas conduzirão a outras perguntas e assim sucessivamente. É assim que se constrói um conhecimento. É nessa construção que estamos empenhados. Nas atividades da mentoria, há um ganho não só para os alunos, que foram a população-alvo de sua implantação, mas também para mentores e supervisores que estão engajados na possibilidade criativa que ela abriu.

O frutos desse trabalho iremos colhendo ao longo do caminho!

Equipe técnica

Patrícia Lacerda Bellodi, Rachel Chebabo[2] e Silvia Abensur[3]

A **equipe técnica**, responsável pela administração cotidiana da Mentoria FMUSP, tem um papel fundamental para o bom andamento da atividade ao longo do tempo. Como diz Rhodes (2002), a combinação "fervor sem infraestrutura" é a responsável pelo fracasso de muitas boas intenções na área de *Mentoring*.

A chamada equipe técnica é comprometida essencialmente com as seguintes tarefas:

- Ser um **elo** e mediar os encontros entre as diferentes instâncias do programa: mentores, supervisores, alunos e coordenação geral.
- **Recrutar, selecionar e treinar** mentores, assim como seu **desligamento** do programa, quando necessário.
- **Distribuir alunos** pelos grupos de mentoria e fazer **remanejamentos** quando necessário.
- **Acompanhar sistematicamente** o dia a dia dos encontros mentores-alunos, assim como mentores-supervisores, buscando informações e gerando dados a respeito da atividade no cotidiano da instituição.
- **Promover reuniões gerais** entre mentores, supervisores ou alunos, para conhecer suas necessidades e avaliar o andamento das diferentes atividades.
- **Registrar, sistematizar e analisar dados e informações.**
- **Enviar comunicações**, propostas, divulgar atualizações, apresentar ideias e temas de interesse para o projeto.
- **Registrar propostas em documentos oficiais do projeto.**

A boa e eficiente **comunicação** entre todos os participantes e, especialmente, entre eles e a equipe técnica, tem sido responsável por muito das realizações da Mentoria FMUSP.

---

[2] Equipe Técnica. Responsável pela Comunicação no Programa de Mentoria. Biomédica. Mestre em Parasitologia.

[3] Equipe Técnica. Responsável pela Informatização do Programa de Mentoria. Engenheira Química. Doutora em Engenharia.

Ela envolve tanto a **disponibilidade pessoal** dos membros da equipe técnica para esclarecimento de dúvidas quanto a estruturação administrativa do programa (dias e horários de reuniões, constituição dos grupos, dados de alunos, mentores e supervisores), além de **acesso contínuo via correio eletrônico** e **redes sociais** para as mais diferentes necessidades de todos os seus participantes (remanejamento de grupo, troca de mentor, troca de supervisor etc.).

 REFERÊNCIAS

ARRUDA, P. V. As relações entre alunos e professores. In: MILLAN, L. R. et al. *O universo psicológico do futuro médico:* vocação, vicissitudes e perspectivas. São Paulo: Casa do Psicólogo, 1999.
BARONDESS, J. A. On mentoring. *Journal of the Royal Society of Medicine*, v. 90, n. 6, p. 347-349, 1997.
BELLODI, P. L. O que é um tutor? Representações do papel em um grupo de professores de Medicina durante o processo de seleção. Rev Bras Educ Med, v. 27, n. 3, p. 205-212, 2003.
_____ O que é um tutor? Representações do papel em um grupo de professores de Medicina durante o processo de seleção. *Revista Brasileira de Educação Médica*, v. 27, n. 3, p. 205-212, 2003.
BLIGH, J. Mentoring: an invisible support network. *Medical Education*, v. 33, n. 1, p. 2-3, 1999.
COLES, C. Medicine and stress. *Medical Education*, v. 28, p. 3-4, 1994.
COTTRELL, D. J.; MCCRORIE, P.; PERRIN, F. The personal tutor system: an evaluation. *Medical Education*, v. 28, n. 6, p. 544-549, 1994.
DUNNINGTON, G. L. The art of mentoring. *American Journal of Surgery*, v. 171, n. 6, p. 604-607, 1996.
FREEMAN, R. *Mentoring in general practice*. Oxford: Butterworth-Heinemann, 1998.
GUIMARÃES ROSA, J. *Grande Sertão:* Veredas. Rio de Janeiro: Nova Fronteira, 2001.
HOSSNE, W. S. Educação médica e ética. In: MARCONDES E.; LIMA-GONÇALVES E. (Coord.). *Educação médica*. São Paulo: Sarvier, 1998.
KALET, A.; KRACKOV, S.; REY, M. Mentoring for a new era. *Academic Medicine*, v. 77, n. 11, p. 1171-1172, 2002.
MANN, M. P. Faculty mentors for medical students: a critical review. *Medical Teacher*, v. 14, n. 4, p. 311-931, 1992.
MILLAN, L. R. et al. *O universo psicológico do futuro médico*. São Paulo: Casa do Psicólogo, 1999.
MURR, A. H.; MILLER, C.; PAPADAKIS, M. Mentorship through advisory colleges. *Academic Medicine*, v. 77, n. 11, p. 1172-1173, 2002.
NOGUEIRA-MARTINS, M. C. F. *Humanização das relações assistenciais:* a formação do profissional de saúde. São Paulo: Casa do Psicólogo, 2001.
PATTON, M. Q. *Qualitative evaluation and research methods*. London: SAGE Publications, 1990.
PITTA, A. M. F. *Hospital:* dor e morte como ofício. São Paulo: Hucitec, 1990.
ROCCO, R. P. Relação estudante-paciente. In: MELLO FILHO, J. et al. *Psicossomática hoje*. Porto Alegre: Artes Médicas, 1992.
RODENHAUSER, P.; RUDISILL, J. R.; DVORAK, R. Skills for mentors and protégés applicable to Psychiatry. *Academic Psychiatry*, v. 24, n. 1, p. 14-27, 2000.
RHODES, J. *Stand by me* – the risks and rewards of mentoring today's youth. Cambridge: Harvard University Press, 2002.
THE STANDING COMMITTEE ON POSTGRADUATE MEDICAL AND DENTAL EDUCATION (SCOPME). *Supporting doctors and dentists at work:* an enquiry into mentoring. London: SCOPME, 1998.

WINNICOTT, D. W. *A natureza humana*. Rio de Janeiro: Imago, 2000.

WOESSNER, R. *et al*. Faculty mentoring programme--ways of reducing anonymity. *Medical Education*, v. 32, n. 4, p. 441-443, 1998.

WOLF, T. M. Stress, coping and health: enhancing well-being during medical school. *Medical Education*, 28, p. 8-17, 1994.

WORTHEN, B. R.; SANDERS, J.R.; FITZPATRICK, J. L. *Program evaluation:* alternative approaches and practical guidelines. New York: Longman, 1997.

ZAIDHAFT, S. *et al*. O estudante de medicina e a morte. In: MELLO FILHO, J. *et al*. *Psicossomática hoje*. Porto Alegre: Artes Médicas, 1992.

ZIMERMAN, D. E. A formação psicológica do médico. In: MELLO FILHO, J. *et al*. *Psicossomática hoje*. Porto Alegre: Artes Médicas, 1992.

Parte III
Do cotidiano

11

Experiências de mentor

Patrícia Lacerda Bellodi (organizadora)
Mentores da FMUSP[1]

💬 CUIDADOS ÉTICOS

Neste capítulo, daremos voz aos protagonistas dessa nossa história: os mentores e alunos da FMUSP. Suas experiências e percepções ilustrarão aqui o cotidiano do programa desde seu início.

Esse cotidiano é registrado mensalmente no Diário do Mentor, no qual, além da frequência dos alunos, o mentor registra em **linhas gerais** os assuntos discutidos no grupo (assuntos pessoais e particulares dos mentorandos jamais são escritos). Somente a coordenação do programa recebe esses relatos, garantindo assim o sigilo dos alunos na instituição. O acompanhamento do conteúdo dos encontros, por meio desses relatórios, tem como objetivo monitorar e assegurar a todos (mentores e especialmente alunos) a qualidade do programa e seus objetivos.

Entretanto, para deixar "viva" e autêntica a experiência da mentoria neste livro, esses relatos tornaram-se extremamente importantes, pois traduzem concretamente o trabalho sério e respeitoso dos mentores junto a seus alunos. Trechos das diferentes experiências e vivências foram selecionados e organizados, de forma a evidenciar as questões discutidas ao longo do tempo, em conjuntos temáticos.

Todos os mentores foram consultados sobre a divulgação de suas experiências. Conscientes da necessidade de preservar a confidencialidade dos alunos, não há no corpo do relato nomes ou detalhes que possam identificar os alunos

---

[1] Sem identificação para preservar o sigilo das informações.

ou cursos da faculdade citados nas reuniões. Também o ano em que o diário foi enviado à coordenação foi omitido.

Em relação aos alunos, foi feito um convite geral, via *site* do programa e *e-mail*, para recebimento espontâneo de relatos de experiência.

Os mentores receberam de forma extremamente positiva a proposta de registrar no livro suas experiências, o mesmo acontecendo com os alunos consultados. Embora muitos tenham inclusive autorizado a divulgação de seus nomes como autores dos relatos, decidimos por padronizar a apresentação sem a autoria. Vale dizer ainda que apenas dois mentores recusaram o convite e se mostraram contrários à ideia do livro, com ou sem anonimato.

Desejamos que, além dos leitores deste livro, também os **mentores** – os **verdadeiros autores** desta história – apreciem esse breve registro de seu grande trabalho.

OS PRIMEIROS ENCONTROS

O primeiro encontro a gente nunca esquece

Um pouco atrasado, é verdade, mas não menos motivado, aqui vai um relato do primeiro encontro com os mentorandos, que se deu no dia 12 de junho. Apesar da data, não percebi nenhuma postura mais romântica dos alunos. Chegaram ressabiados, não sabendo exatamente o que estavam fazendo aqui. Os do 1º ano não conseguiam enxergar nenhum horizonte, mas um deles me pareceu esperto e, segundo meu olho clínico, tem futuro. A do 2º ano, após algumas táticas saca-rolha, disse da sua dificuldade de adaptação à faculdade, o do 3º ano entrou mudo e saiu calado e o do 4º ano contestou o projeto, classificando-o como bobagem – este é o que mais vai contribuir para o sucesso, pois será uma bússola ótima para encontrarmos nossos rumos. Os do 5º e 6º anos deviam estar muito ocupados – como os médicos soem estar – para perderem tempo. Marquei uma segunda reunião no dia... Dois telefonaram justificando a ausência – e só compareceu o do primeiro ano para que eu o ajudasse a escolher uma disciplina optativa para o segundo semestre; trouxe a relação de todas e discutimos os prós e contras de cada uma delas para um aluno do primeiro ano. Foi uma boa reunião, fiz como faço habitualmente com o meu filho, mais light obviamente (Mentor, e-mail).

Tivemos o nosso primeiro encontro, no qual ficamos a maior parte do tempo comentando sobre as diferentes matérias, colegas etc. Foi uma conversa descontraída, na minha avaliação foi boa. Teremos férias em diferentes momentos, inclusive as minhas. Decidimos fazer mais uma reunião na semana que vem e depois voltaremos a nos encontrar no final de julho, quando todos já estarão de volta. Os alunos do quinto e sexto anos não apareceram. Acho que seria interessante se eles estivessem, pois já descobri que o mais rico do grupo é a troca de experiências entre os próprios alunos. Eu também aprendo muito. (Mentor, e-mail).

Reunindo o grupo: dificuldades iniciais

Prezados amigos: vamos tentar nos encontrar na próxima quarta-feira às...h no HC. No dia... encontrei-me com os quatro alunos. Um de vocês não tem e-mail e, por isso, seu colega de classe deve avisá-lo (por favor). A conversa foi produtiva e infelizmente duas colegas não puderam vir. Notei que esse horário parece ruim para muitos e houve ideia de que poderíamos, ao menos uma vez por mês, fazer uma reunião no final da tarde, por volta das... para podermos tentar ser um grupo. Pensem nessa possibilidade e os dias da semana que vocês teriam maiores chances de vir. Vamos tentar entrar em sintonia... Até breve. Confirmem o recebimento (replay) (Mentor, e-mail).[2]

Olá, pessoal! Aparentemente a ideia do almoço na Saúde Pública não foi bem aceita por todos, pois só uma aluna apareceu. Vamos marcar o próximo encontro para... aqui mesmo na... Vou providenciar chá, café e bolachas para matar a fome. O e-mail que recebi e transmiti a vocês é um lembrete de que ainda não tenho os endereços eletrônicos de todos (Mentor, e-mail).

Abrindo a Caixa de Pandora

Conforme solicitação, devo dizer que no meu grupo foi realizada a primeira reunião no dia... com o comparecimento dos alunos... Nessa reunião, os principais aspectos que observei foram: 1) Queixa das disciplinas básicas com carga horária

---

[2]No início do programa, alguns mentores enviavam voluntariamente suas convocações de reuniões para a coordenação do programa. Entretanto, é preciso salientar que a coordenação não tem acesso aos e-mails trocados entre os mentores e seus alunos.

longa e períodos de ociosidade; 2) Queixa de professores que nem sempre estão dispostos ou preparados para lecionar (básica + temas clínicos); 3) A não compreensão e até aceitação total do Projeto Mentoria. Consideram a obrigatoriedade como atitude de força. 4) Na minha opinião, em determinados momentos alguns alunos apresentaram comportamento irreverente, com alto grau de presunção, como: "Nós, alunos da FMUSP, temos capacidade de aprender a despeito das falhas curriculares e da incapacidade/má vontade de parte dos professores". Enfim, nessa primeira reunião fiquei apreensivo e, apesar de saber das falhas institucionais, considerei as críticas excessivamente duras e ríspidas. O diálogo do corpo discente com o docente está bastante deteriorado e a melhoria implicaria profundas modificações estruturais (Mentor, e-mail).

Contentamento

Minha experiência como mentora tem sido muito proveitosa. TODOS os "meus" mentorados vêm frequentando nossas reuniões, que geralmente se estendem por mais de 2 horas. Já nos encontramos três vezes, sempre às quartas-feiras (Mentora, e-mail).

Temos nos encontrado regularmente a cada 15 dias. A média de presença por encontro é de cinco alunos. Há uma certa alternância entre os que faltam. De um modo geral, a participação é muito boa de todos. As faltas são sempre ou quase sempre motivadas por provas da FMUSP. Temos conversado sobre como nos organizarmos para diferentes tarefas. Ultimamente discutimos trote e exame de Residência. Sugiro para o encontro uma discussão embasada em dados sobre o assunto (cheio de mitos e mentiras) e me comprometo a ajudá-los (Mentora, e-mail).

Descontentamento

Eu gostaria de dizer que em nosso grupo de supervisão há um grande descontentamento, entre os colegas que comparecem, quanto à falta de definições básicas do projeto, que deixam os mentores com um sentimento de estar numa nau à deriva. Temos conversado bastante com a supervisora, que deve estar repassando isso para a coordenação. Apesar disso, faço a referência para reforçar a nossa angústia. Reitero que continuo entusiasmado com o projeto e fazendo esforços para o seu sucesso (Mentor, e-mail).

SER MENTOR

De volta para o futuro

Nunca fui mentor, presumi poder sê-lo, fantasiei como me comportaria e agora vou enfrentar a verdade, moldando o meu potencial pelos fatos, pela supervisão e pelo incentivo como o seu. Mas é preciso praticar a tolerância, renunciar a aplicar nossa opinião, dentro dos limites da coragem e da boa-fé. Acho que é Simplicidade o que mais teremos de praticar como mentores, aquela virtude da descomplicação, sem segundas intenções, natural na postura. Creio que um bom título para o filme sobre a motivação dos mentores é DE VOLTA PARA O FUTURO. Nenhum trocadilho sobre projeção de filme e psicológica (Mentor, e-mail).

Um mentor, realmente!

Foi uma reunião muito agradável, com comparecimento recorde de 6 alunos (!), entre os quais os 3 calouros. Estes se mostraram muito interessados pelo programa e estavam bem impressionados com a recepção que tiveram, inclusive com a apresentação do Projeto Mentores. A reunião se centrou na apresentação dos calouros, que contaram como chegaram à faculdade, a trajetória de cada um, como reagiram à aprovação no vestibular, como sentiam as primeiras semanas da faculdade etc. Estavam revoltados com um dos professores do curso de..., que tem um comportamento muito inadequado com os alunos, sendo intolerante, arrogante, chamando-os de burros quando erram, criticando a FMUSP gratuitamente etc. Eu fiquei chocado com o que disseram e acho que a Comissão de Graduação precisa saber deste fato para tomar providências. Discutimos também as perspectivas da mentoragem, o que poderemos discutir nas próximas reuniões etc. Eu gostaria de afirmar que gostei demais da reunião e pude me sentir um mentor realmente, como há muito tempo não acontecia (Mentor, Diário do Mentor).

Mentor também é gente!

Desculpe-me a mensagem anterior, meus filhos mexeram no computador e apertaram várias teclas. Agora é minha mensagem correta: sem crianças por perto! (Mentora, e-mail).

Aconteceu o imprevisível. Simplesmente saí ontem, quarta-feira, do HC às... h, como faço habitualmente, e esqueci-me que houvera sido a data da reunião dos mentores, a primeira. Só fui me dar conta hoje cedo. Por favor, tente agendar por e-mail com meus alunos para... Antecipadamente grato, embora chateado (Mentor, e-mail).

Eu faltei porque estava internada por uma cólica nefrética. Pedi para os alunos fazerem a reunião sem mim e eles fizeram. O quintanista comandou a reunião e todos se acharam ótimos por terem feito a reunião sozinhos. Eu também acho que eles são ótimos. Ainda me gozaram por eu ter perdido o almoço (Mentora, Diário do Mentor).

Vida de médico, professor e pesquisador

A reunião não aconteceu porque houve um adiantamento da cirurgia dos meus residentes da Otorrinolaringologia: tive que dispensar os alunos... (Mentor, Diário do Mentor).

Estou num congresso em Paris e não me lembrei ou não sabia deste relatório que devia enviar. Farei um resumo rápido e depois te envio dados mais precisos (Mentora, e-mail).

Há que se divulgar que nós trabalhamos sete dias por semana, de dia e de noite. Tem gente que pensa que ensino e pesquisa se fazem da mesma maneira que o Professor Pardal! Abraços (Mentor, e-mail).

A carreira acadêmica do mentor

Os alunos pediram para explicar como é o sistema de escolha para o concurso de Titular na FMUSP, haja vista que o seu mentor irá participar do concurso na Disciplina de Gastroenterologia Clínica. Queriam saber no que consiste o Memorial (Mentor, Diário do Mentor).

O ponto alto desta reunião foi a curiosidade dos mentorandos saberem do concurso de Livre-docente que eu tinha acabado de fazer. Perguntaram o motivo pelo qual se faz Livre-Docência e qual a motivação para eu fazer. Apesar de eles já saberem a resposta, disse que a motivação em muito era por eles, alunos, e, claro, disse que outro motivo foi pelo crescimento da disciplina, o que no fundo revertia para a primeira motivação (Mentora, Diário do Mentor).

Mea culpa

Não veio ninguém – mas há um "mea culpa": o aviso da reunião não foi reforçado, o que seria importante, especialmente num mês de férias (Mentora, Diário do Mentor).

Estou em dívida com os relatórios! Devo e não nego. Pago quando puder. Estou saindo para um congresso, te passo isso a semana que vem (Mentor, e-mail).

Em xeque

Foi discutida a continuidade ou não do grupo (inclusive da mentora) – falou-se da obrigatoriedade ou não da atividade, o que esperar dela e qual a periodicidade futura (Mentora, Diário do Mentor).

Desligamentos

No ano que vem, por conta de compromissos assumidos, terei que abrir mão da mentoragem. Já estou triste, mas não tem jeito. Não consigo fazer as coisas pela metade, nem fazer de conta (Mentor, e-mail).

Infelizmente, tenho que lhe enviar uma notícia que me entristece muito, fato que me fez protelar o envio desta mensagem, refletir, refletir etc., mas não há outro jeito. É que, devido ao excesso de atividades atuais, e ao aumento já determinado para o próximo ano, não poderei continuar como mentor em 2002. Espero que tal ausência possa ser temporária. Ademais, estarei sempre prestigiando a atividade de todos vocês, com o mesmo apoio e carinho de sempre. E espero que no futuro eu possa voltar a participar. Minha satisfação é que vamos continuar cultivando os mesmos ideais (Mentor, e-mail).

Estou enviando este e-mail para informar que não poderei participar do Projeto no próximo ano por absoluta falta de tempo. Na reunião Semestral Geral da Mentoria não consegui permanecer sentado na cadeira por mais de 5 minutos. Após 3 bipes e 2 ligações no celular, tive que sair para atender um paciente. Desta forma, sinto muito, mas acredito que as minhas funções atuais impedem um tempo de dedicação necessária ao Projeto (Mentor, e-mail).

ACOLHENDO CALOUROS

A chegada dos calouros à faculdade é um momento muito especial, no qual, desde 2002, a mentoria tem participado ativamente.

Primeira impressão do mentor

Gostei muito da minha mentora. Ela ajuda na integração dos alunos durante o encontro, além de ser muito legal manter uma conversa bastante descontraída (Calouro, 1ª Mentoria FMUSP).

A minha primeira impressão é de que ele é bastante interessado em ajudar, disponibilizando seu e-mail e telefones para que entremos em contato com ele ao precisarmos de qualquer coisa em que ele possa nos ajudar (Calouro, 1ª Mentoria FMUSP).

Parece que conversa com os mentorados de forma simples e sem prepotência (Calouro, 1ª Mentoria FMUSP).

Ótimo mentor, simpático e simples, apesar de sua posição (Calouro, 1ª Mentoria FMUSP).

O mentor não foi tão 'mentor', meio ausente... (Calouro, 1ª Mentoria FMUSP).

A integração no grupo

O grupo é bastante prestativo e participativo e o mentor garante a importância no assunto da conversa (Calouro, 1ª Mentoria FMUSP).

Apesar de novo no grupo, me senti como se fosse um veterano (Calouro, 1ª Mentoria FMUSP).

Tive bons relatos de meus companheiros (grupo de mentoria), que, acredito, podem ser úteis para mim nestes próximos anos. Foi interessante conversar com outros alunos, mas, infelizmente, não compareceram alunos do 2º, 3º, 5º e 6º anos, o que poderia ajudar na troca de experiências (Calouro, 1ª Mentoria FMUSP).

A ausência dos alunos dos outros anos empobrece a mentoria. Claro que é válida a conversa com a professora, mas poderia – eu acho – ser mais interessante se houvesse maior presença de outros alunos (Calouro, 1ª Mentoria FMUSP).

Expectativas de calouros

Eu espero que o grupo de Mentoria realmente me ajude a sanar dúvidas minhas a respeito da faculdade e principalmente da área médica. Além disso, espero estar formando verdadeiros laços de amizade com os integrantes do grupo (Calouro, 1ª Mentoria FMUSP).

Acho que a Faculdade de Medicina é um curso bastante pesado, tanto para os veteranos, que possuem inúmeras atividades, como para nós, calouros, que passamos a ter uma realidade totalmente diferente da do colégio. Passamos a visitar com frequência hospitais, vemos cadáveres, temos muita matéria. Assim, acho a mentoria uma iniciativa muito boa, pois temos a oportunidade de conhecer pessoas de outros anos, um médico, no caso a mentora, e com eles trocar experiências (Calouro, 1ª Mentoria FMUSP).

Saindo da adolescência

Trata-se de um rapaz, ou melhor, de um menino muito gentil, com cara de bom filho, bom neto, bom sobrinho etc. Ficou esperando ao lado de fora da porta sem se anunciar e foi notado pela secretária após um certo tempo. Ele entrou muito sorridente, me beijou e só faltou me chamar de tia. Parece ser muito esforçado, uma vez que estudou em escola pública e, assim mesmo, entrou direto na FMUSP, tendo apenas 18 anos recém-completados. É muito educado, desinibido, fala pelos cotovelos e está entusiasmadíssimo com a faculdade (Mentora, 1ª mentoria com o calouro, e-mail).

A primeira impressão foi de um aluno jovem, ainda deslumbrado com a entrada na faculdade. De maneira geral, foi uma boa impressão. Eu havia mandado um e-mail anteriormente, avisando da reunião e solicitei uma resposta. Esta foi um sucinto "Beleza, até lá" (Mentor, 1ª mentoria com o calouro, e-mail).

Maturidade

Os calouros chegaram e ficaram muito à vontade, sabendo o que aconteceria. Parecem dispostos e a fim de participar da atividade. Considerei-os muito localizados no tempo e no espaço, com ideias próprias a respeito da faculdade, aulas, disciplinas, cursos. Com crítica sobre as informações recebidas por colegas e/ou professores. Percebendo o esforço da turma da... em melhorar o curso (Mentora, 1ª mentoria com o calouro, e-mail).

A caloura deverá ser sucesso de "público e renda". Com duas semanas de faculdade está integrada, sabe de detalhes do que se passa e que alguns levam meses para descobrir (Mentor, 1ª mentoria com o calouro, e-mail).

Na mentoria tem brincadeira? Tem sim, senhor!

Nosso grupo resolveu fazer uma aula-trote com nossos novos calouros. Chegamos mais cedo, preparamos um superlanche, escondemos tudo e, quando o calouro chegou, estavam todos fazendo prova. A prova foi montada pelo nosso aluno de 4º ano e era impossível de responder!

Quando o calouro abriu a porta, estavam todos concentrados (morrendo de vontade de rir!) respondendo às questões. Assim que ele entrou, apresentei-me e falei que nós aproveitávamos aqueles encontros apenas para estudar. Indaguei-lhe se havia preparado o material enviado por e-mail para a sua avaliação. O menino ficou branco!

Tranquilizei-o dizendo que na próxima reunião ele faria a discussão de casos junto com o aluno de 2º ano. A aluna do 3º ano dizia que não sabia responder a prova. Seus colegas a censuravam e pediam a sua expulsão do grupo, enquanto ela ameaçava chorar (na verdade de tanta vontade de rir!). Eu comentei (também fazendo a maior força para não rir) que todos nós achávamos um desperdício de tempo ficar conversando sobre as dificuldades enfrentadas durante a graduação e outros assuntos "sem importância". Portanto, todas as reuniões seriam preenchidas com provas, discussões de casos e que, ao final, cada aluno receberia uma nota enviada à Faculdade.

O menino perguntou se poderia entregar a prova em branco. Eu lhe disse que sim, mas dei-lhe uma monografia para compensar a nota zero obtida neste primeiro encontro.

Dei então por encerrada a reunião e, quando começamos a nos preparar para sair da sala, dissemos que era tudo brincadeira! Explicamos que nosso objetivo era comemorar sua entrada na Casa de Arnaldo[3]! Foi uma festa! Todos lhe deram as boas-vindas. Tenho certeza de que esta comemoração ficará na lembrança de cada componente do grupo. O calouro se prontificou a, no ano que vem, também montar uma recepção para seu futuro calouro. Esta brincadeira uniu ainda mais o grupo e acolheu muito bem nosso novo componente (Mentora, 1ª mentoria com o calouro).

---

[3]Casa de Arnaldo: forma afetiva de se referir à Faculdade de Medicina da USP, pelo fato de Arnaldo Vieira de Carvalho ter sido o seu primeiro diretor.

Reconhecimento

Os calouros foram bastante receptivos e descontraídos. Quiseram saber sobre o projeto, perguntaram por que eu optara por ser mentora. O calouro perguntou-me por que eu resolvi fazer isso por eles. O nosso Ibope sem dúvida está maior, temos que aproveitar o momento (Mentora, 1ª mentoria com o calouro).

Adotei mais dois filhinhos (e pode criticar que eu não ligo, sou afetiva demais mesmo e muito velhinha pra mudar e não quero mudar). E como recompensa recebi um e-mail da caloura dizendo que tinha adorado a Mentoria, que concordava com os veteranos que tinha tido sorte de me ter como mentora. Demais, não é? (Mentora, 1ª mentoria com o calouro).

SUPORTE PESSOAL

Todos nós precisamos de ajuda

É claro que eu lembro de você. Nossa reunião foi muito boa, levantou muitos aspectos da chegada à faculdade, e existem, com certa frequência, dificuldades de adaptação. Fico muito feliz em você me escrever. Eu tenho, sim, muitas coisas para fazer, mas no momento que decidi ser mentor, minha atividade de mentoria passou a ser uma das coisas mais importantes na minha vida na faculdade. Portanto, sempre que você precisar, pode me escrever, telefonar ou me procurar e eu sempre vou arrumar uma forma de falar rapidamente com você. Todos nós temos problemas. Eu tive problemas de adaptação no primeiro ano, aqui na faculdade. Achava muitos professores péssimos e, à tarde, tinha uma enorme dificuldade em assistir a uma aula inteira sem dormir. Acho que você não deve se ver como uma pessoa "problemática", mas como uma pessoa que precisa de uma ajuda para resolver algumas dificuldades. Nesse sentido, todos nós precisamos, em algum momento de nossas vidas, de ajuda. Talvez o realmente "problemático" seja aquele que acha que nunca precisa de ajuda (Mentor, e-mail)[4].

---

[4]E-mail enviado de forma voluntária pelo mentor à coordenação, com o consentimento do aluno, especialmente para ilustrar o objetivo de suporte pessoal da atividade. A coordenação do programa não tem acesso aos e-mails trocados entre os mentores e seus alunos.

Ajudar é minha obrigação

No decorrer de uma discussão secundária, uma aluna falou em procurar o Grapal (Grupo de Apoio Psicológico ao Aluno), pois estava perdendo o tesão de vir à faculdade devido a certas reações de seu grupo a suas atitudes. Contudo, tivera má impressão do contato inicial com o Grapal. Prontamente os outros alunos falaram o contrário. Ela se animou e no final falei que não é favor eu ajudá-la; mais que isto, é minha obrigação. Um aluno falou que, mais que procurar o Grapal, era para ela procurar sempre o grupo (Mentor, Diário do Mentor).

Somos muito sós...

Um aluno meu se disse chocado com a morte do colega de Faculdade e me disse que foi aí que pôde ver o quanto é frágil. Falou sobre seu relacionamento com os pais (é filho único) e com seus amigos, concluindo que, de um modo geral, somos muito sós. Disse ter vários colegas, mas amigos, mesmo, são poucos (Mentora, Diário do Mentor).

DESENVOLVIMENTO PROFISSIONAL

Prova de residência

Discutimos a Prova de Residência Médica: a questão da avaliação justa versus o "protecionismo". Por que não gostamos de ser avaliados? O quanto a avaliação externa interfere na nossa autoestima? Há solução para aqueles que não entram na Residência? O que é sucesso para cada um dos participantes? (Mentora, Diário do Mentor).

Conversamos sobre o exame de Residência Médica como fator gerador de competitividade entre os alunos (Mentor, Diário do Mentor).

Remuneração

Falamos de como organizar finanças sendo profissional liberal, de que deveríamos ter um curso de Marketing Ético para médicos e de como e quanto podem ser os ganhos deles logo após a formatura. Um aluno ficou bem otimista em saber quanto dá para ganhar mesmo sendo recém-formado (Mentora, Diário do Mentor).

Aproveitamos muito a presença do aluno do internato que nos falou sobre a angústia de escolher uma residência, a ansiedade da prova e as incertezas do futuro. Falamos sobre a futura reunião das entidades médicas que acontecerá em Brasília – o ENEM – e discutimos sobre a pauta daquela reunião: ato médico, programa médico da família, plano de carreira e cargos, escolas médicas e tabela de remuneração da AMB/FIPE (rol de procedimentos). Me comprometi a dar informações sobre este evento na nossa próxima reunião (Mentor, Diário do Mentor).

Ética médica

Discussão sobre o Segredo Médico e suas implicações. Como fazer com o paciente com Aids ou câncer que pede segredo? Conversamos sobre como enfrentar a situação de contar as más notícias em Medicina (Mentor, Diário do Mentor).

Reunião de uma hora com discussões sobre ética em relação aos prontuários e ética em relação aos resultados dos exames laboratoriais on-line, em que "todos" podem ter acesso sem ser o médico do paciente (Mentor, Diário do Mentor).

Discutimos sobre o caso de uma atleta pega no exame antidoping: o papel do médico e a questão ética (Mentor, Diário do Mentor).

Sobre a morte e o morrer

Uma aluna colocou o problema da ansiedade dos alunos perante pacientes graves. Outro aluno mostrou interesse no conteúdo do livro de Elisabeth Kübler-Ross sobre a morte e o morrer. Ficamos de trocar trechos de livros interessantes pela internet. Um aluno comentou a decepção de seu pai (médico) no interior da Bahia com médicos jovens que se negam a atender doentes do SUS, pela pequena remuneração. Foi comentada a realidade dos convênios de saúde. Aparentemente todos gostaram. Tive de colocar todos para fora às 14 horas, 15 minutos após o término oficial da reunião, porque ninguém saiu antes! (Mentor, Diário do Mentor)

Avanços da medicina

Discutimos bioética e a importância da ética na pesquisa médica. Falamos sobre a lei a ser votada no Congresso Nacional sobre o estudo com células-tronco (Mentor, Diário do Mentor).

Convidados externos

Convidamos o Professor..., que explanou sobre a sua visão do ponto de vista de um professor de Educação Física (USP) sobre saúde e a importância do exercício, a sua prevenção e manutenção. Relatou-nos também suas experiências na prática de ioga, aikido e corrida de trilha, mostrando-nos as diferenças da prática de cada uma delas. Os alunos interagiram de forma ativa no encontro e no final tentei fazer uma síntese sobre a visão de saúde atual do médico com outras áreas afins, mostrando o excesso terapêutico do médico atual na manutenção da saúde (Mentor, Diário do Mentor).

Pessoas-chave

Uma aluna precisava entrar em contato com docentes da... e pude colaborar agendando uma entrevista com a Dra... (Mentora, Diário do Mentor).

O aluno do 4º ano, que por sua vez tinha sido apresentado pela aluna do 6º, vai agora apresentar os dois calouros para fazer trabalhos no (aparentemente ótimo) laboratório da disciplina de... (Mentora, Diário do Mentor).

A mulher na medicina

Discutimos sobre a mulher profissional médica. Como conciliar a profissão e a família (Mentora, Diário do Mentor).

A teoria na prática é outra?

Discutimos relação médico-paciente e o ensino prático no internato (Mentor, Diário do Mentor).

Os alunos falaram sobre o aprendizado teórico a respeito da relação médico-paciente e a diferença com a prática que eles encontram nas aulas. Enfatizaram o quanto a prática é mais importante que a teoria... (Mentora, Diário do Mentor).

Local de trabalho

Visitamos o Laboratório do Movimento do Instituto de Ortopedia e Traumatologia do HCFMUSP (Mentor, Diário do Mentor).

Estresse

Discutimos o estresse do curso no 6º ano, as perspectivas profissionais e o exercício da medicina em geral (Mentor, Diário do Mentor).

COTIDIANO ACADÊMICO

Paciência

Uma aluna desabafou seu atual desânimo e desinteresse pelas matérias da faculdade. Dissemos para ela ter paciência e ir levando, que essas fases são normais, e logo algo mais atrairia seu interesse. Falamos também da maturidade que se desenvolve durante o curso de medicina com o correr dos anos e como o EMA, estágio voluntário com atuação em bairros carentes (que eu desconhecia), tem sido estimulante para os alunos desde o primeiro ano. Um aluno do internato disse que em vários momentos foi a única coisa interessante durante os primeiros anos (Mentora, Diário do Mentor).

O joio e o trigo

Começamos a discussão com indignação dos primeiranistas com a falta de informações e não localização dos responsáveis pelas disciplinas opcionais. Houve troca de experiência sobre cursos ruins. Discutimos sobre como melhorar os cursos, como... que era péssimo e passou a ser gostado pela turma passada. Como é importante a pressão dos alunos. Sugeri que se fizesse um manual para cada turma sobre os cursos opcionais e, para minha surpresa, a primeiranista já está engajada na melhoria de todos os cursos da faculdade (Mentor, Diário do Mentor).

O tema principal da reunião foi a avaliação que o Centro Acadêmico fez de cada disciplina da faculdade. Conversamos sobre o que faz um curso ser bom e um curso ser ruim e que modificações seriam necessárias. Trocamos experiências, também, sobre como cada um estudava (Mentor, Diário do Mentor).

Conversamos sobre os cursos de "má qualidade" (falta de didática, não especificação dos objetivos a serem estudados, muita matéria) no primeiro semestre e greve das universidades (Mentora, Diário do Mentor).

A didática

Discutimos aspectos da didática do curso médico. Os alunos fizeram sérias queixas a respeito de alguns professores, principalmente de matérias básicas, que afirmam textualmente que ministram suas aulas porque são obrigados (sic)*, negando a importância do curso de graduação* (Mentor, Diário do Mentor).

Esta foi certamente a melhor reunião até o momento. Contamos com a presença de um calouro e de um aluno do 2° ano, que compareceu pela primeira vez (desde que assumi o grupo). Vários assuntos foram colocados, incluindo aspectos do curso no... e na ... (criticados); a morte de um professor da... que era bem avaliado e havia sido professor do mentor há mais de 20 anos... Senti os alunos motivados ao final do encontro, o que foi muito gratificante para o mentor (Mentor, Diário do Mentor).

Livros e bolsas

Discussão sobre vantagens e desvantagens em se comprar os livros em inglês (original) ou português, bolsas Fapesp e projeto de pesquisa (Mentora, Diário do Mentor).

Participe de tudo!

Discutimos sobre a recepção aos calouros. Os presentes foram unânimes em relatar que o primeiro ano da Faculdade foi muito bom. Entre os conselhos aos calouros, concordamos com: 1) Participem de tudo; 2) Não se especializem precocemente nem se comprometam de maneira intempestiva em projetos que envolvam bolsas; 3) Não deixem de ter vivência na faculdade para "rachar" de estudar (Mentora, Diário do Mentor).

Atividades extracurriculares

Falamos sobre a necessidade de pertencer a uma liga acadêmica e qual delas. Discutimos também a necessidade de realizar trabalhos científicos e publicá-los (Mentor, Diário do Mentor).

Os "mocós"

Conversamos sobre os "mocós" da faculdade. A primeiranista relatou como ela superou a busca dos estágios opcionais, indo atrás de professores e criando estágios, sendo orientada e acalmada pela experiência dos outros do grupo. As pessoas do 5º e 4º anos falaram de como era inútil esta preocupação e a quartanista falou sobre sua preocupação com as panelas. Novamente a troca de experiências veio à tona e a interna a acalmou. O grupo funcionou muito bem quanto à troca de experiências e a ideia de que o aluno pode mudar as coisas, como fez a primeiranista ao criar estágios, foi muito boa para todos (Mentor, Diário do Mentor).

Escolha de optativas

Neste encontro, uma aluna estava em dúvida sobre como funcionavam as disciplinas optativas, como escolhê-las. Decidimos, então, discutir este assunto. Discutimos o funcionamento das disciplinas optativas com a experiência do aluno do 4º ano que já vivenciou este currículo. Falamos, também, como era a grade horária há 10 anos, como nós, alunos, fazíamos para poder desenvolver atividades extracurriculares, a importância disso para o concurso de residência e como isso afetou e afeta a nossa carreira. Apesar do número reduzido de colegas, acho que foi proveitoso (Mentor, Diário do Mentor).

Política estudantil

A discussão começou com as atividades que a segundanista desenvolve pelo EMA, uma atividade extracurricular assistencial. Conversamos sobre o papel da assistência versus transformação social. Passamos a discutir sobre brigas internas sobre a gestão deste grupo, se valeria a pena ser vinculado ao Centro Acadêmico. Falou-se sobre várias posturas de pessoas para resolver problemas: ou pelas vias burocráticas (legais), ou via piquete, ou via "eu vou lá e resolvo". Logo a seguir, houve lamentação de que o Centro Acadêmico não era mais o mesmo de décadas atrás. Aí eu intervim, dizendo que se prestasse atenção para esta diferença de postura, pois poderia ser o cerne das antigas divisões dos grupos de esquerda de décadas atrás. Um aluno me pediu para discutirmos mais sobre o Centro Acadêmico antigo (Mentor, Diário do Mentor).

Conversamos sobre especialização precoce e o excesso de atividades desenvolvidas pelos alunos. É interessante observar que os alunos diferem segundo a "entidade estudantil" com a qual se envolvem: Centro Acadêmico, Departamento Científico, Atlética ou Show Medicina (Mentor, Diário do Mentor).

Vida de interno

Uma aluna do internato trouxe uma questão para discussão, referente à sua vida de interna, quanto ao relacionamento difícil com residentes e assistentes no estágio em que está passando. Houve um incidente específico que gerou as suas insatisfações. Reproduzia a questão de que "interno é escravo ou office-boy". *Desconstruído este mito juntos, revimos a questão geradora do problema e dividimos as quotas de responsabilidade sobre o ocorrido, de maneira que a aluna pegasse pra si o que era mesmo de responsabilidade dela e encaminhasse o restante da questão para as demais pessoas envolvidas. O grupo ajudou e a experiência foi globalmente satisfatória para todos, principalmente para a aluna, que se declarou aliviada e mais esclarecida* (Mentor, Diário do Mentor).

As "panelas"

Discutimos problemas que aparecem com as panelas e as dificuldades no relacionamento com os colegas. Os mentorandos referiram que consideram o estresse do internato e do fim da graduação como responsáveis pelos problemas de relacionamento (Mentor, Diário do Mentor).

Modelos e antimodelos

A conversa foi muito densa, sobre questões éticas de relacionamento médico-paciente e professor-aluno. Os alunos não se conformam com professores que não são modelo de relação médico-paciente, e toda a conversa foi sobre porque isso acontece e a preocupação dos alunos em não repetir estas práticas (Mentor, Diário do Mentor).

O principal assunto foi a postura médica. A discussão começou quando um de nós falou que o modelo de médico era seu pediatra, em quem tinha confiança, sabia que ele guardaria segredo etc. Perguntei o que achavam de um médico gordo que fuma durante a consulta e bebe bastante, apesar de ser um dos melhores cardiologistas do Brasil. Ninguém iria nele. A discussão girou em torno de um estágio do internato sobre promoção à saúde em que os internos não seguiam o que recomendavam aos pacientes (Mentor, Diário do Mentor).

A principal apreensão dos alunos, parece-me, é a decepção ao ver os professores tratarem os pacientes com pouca atenção, como se o fato de serem utilizados como

136 Mentoria na formação médica

"objeto" de estudo fosse o tributo que devem pagar pelo tratamento "gratuito". Vejo que são muito idealistas e humanos – isso me entusiasma muito (Mentora, Diário do Mentor).

Indignação

Contando com a participação de uma aluna extra (convidada de um dos alunos), a reunião foi muito proveitosa e sob certo aspecto surpreendente. Saber, por exemplo, que alunos não se pronunciam por receio de "retaliação", e que isso ocorre concretamente, é surpreendente no século XXI. E mais surpreendente é não terem "cobertura", ou uma resposta (seja justa ou injusta). Juntando com os "causos" que são de nosso conhecimento mais o depoimento dos alunos, evidencia-se que a intolerância é um fato. Além de tudo está faltando definitivamente e, surpreendentemente, o bom pregado humanismo por alguns de nossos antigos catedráticos. Penso eu que aprendemos o que eles tinham de negativo e não incorporamos o que eles tinham de positivo (estas reflexões são de minha inteira e exclusiva responsabilidade e não refletem, necessariamente a opinião dos alunos – basta o que eles já passam). Difícil registrar a riqueza das percepções, opiniões e experiências. Fica registrada a indignação, com esta prática que pensava eu os ventos democráticos e novo século já tivessem banido de nossa realidade (Mentor, Diário do Mentor).

Ponte com a Comissão de Graduação

Um outro assunto, mais preocupante, foi levantado sobre a disciplina de... O curso é ruim, os professores não explicam, os alunos estão desmotivados e há lista obrigatória no final da aula. Os alunos começaram então a chegar mais tarde e a resposta do professor foi a de fazer os alunos atrasados cantarem na frente da classe. Pode haver um tom de brincadeira, mas a aluna sentiu-se constrangida (não foi com ela) e humilhada, sentindo-se como na palmatória. Prometi levar ao conhecimento da Comissão de Graduação para averiguação. Espero notícias (Mentor, Diário do Mentor).

Uma das alunas contou que, após reclamar dos atrasos do professor do curso de..., foi tratada de maneira hostil por ele. Discutimos sobre a conduta a ser tomada diante do ocorrido e sugerimos que o caso fosse colocado no papel e enviado para instâncias superiores (Mentora, Diário do Mentor).

Falamos novamente sobre o caso anterior e todos estavam curiosos sobre o que a aluna havia feito. Esta decidiu apenas escrever críticas no fórum do curso. O aluno do 6º ano disse que se arrependeu de não ter sido mais crítico durante a faculdade e estimulou uma postura mais atuante dos alunos (Mentora, Diário do Mentor).

Ombudsman

Um dos assuntos abordados pelos alunos calouros foi a necessidade ou não de se fazer "ligas". Eles já estão sendo informados de que é preciso engrossar currículo. Achei este assunto muito curioso e preocupante. Outro assunto proposto por mim foi com relação ao exame de Residência – o quanto isto o preocupa? Pedi para a quintanista falar sobre o assunto e acho que ficaram claros os prós e contras deste novo desafio. Outro ponto abordado foi a qualidade do curso médico na visão do aluno. Achei muito interessantes os depoimentos e as conclusões. Tiramos uma proposta que achei que pode contribuir bastante para a graduação. Sugerimos que o Cedem ou a Comissão de Graduação crie ou implante a figura do ouvidor do aluno. Este ombudsman teria a função de averiguar as reclamações dos alunos em relação à qualidade dos cursos (Mentor, Diário do Mentor).

A mentoria e a greve

Reunião realizada no dia em que se inicia a paralisação de atividades pelo movimento da USP. Um aluno relatou que algumas matérias não deram aulas e outras sim, dentro da mesma disciplina. Conversamos sobre as reivindicações e as discussões sobre as Fundações na USP, de acordo com jornais da Universidade e da Associação dos Docentes da Universidade (Mentora, Diário do Mentor).

VETERANOS E RESIDENTES

Orientação e dicas

Conversas sobre provas, inquietações dos alunos, cursos opcionais etc. Discutimos o projeto de humanização hospitalar. Como sempre, os mais velhos orientaram os calouros em relação às escolhas, provas e opiniões sobre os professores (Mentora, Diário do Mentor).

Dificuldades encontradas pelos calouros em seus primeiros meses de FMUSP. Um deles disse estar totalmente adaptado e sem dificuldades de relacionamento com colegas ou professores. Mas gostaria de ter informações mais precisas sobre as disciplinas optativas e como escolher entre tantas. Estava preocupado porque teria sua primeira prova e foi acalmado pelo colega, que deu "dicas" sobre a prova (Mentora, Diário do Mentor).

Ponto de vista

Discussão sobre o ambiente da Faculdade sob o ponto de vista da caloura com as opiniões dos veteranos. Estes relataram as experiências vividas quando calouros e ajudaram bastante (Mentor, Diário do Mentor).

O tema foi a desmotivação dos calouros com o primeiro ano da faculdade: um deles até pensando em mudar de curso, o outro achando que tem muita dificuldade para o aprendizado que julga necessário ter. O segundanista ficou passando sua experiência, dizendo que eles vão conseguir, assim como ele e sua turma conseguiram passar pelo primeiro ano. Ele disse que também achava que não estava aprendendo nada, mas que no segundo ano percebeu que tem utilizado conhecimentos adquiridos no primeiro ano em matéria que tem cursado atualmente (Mentor, Diário do Mentor).

"Mentoria-trote"

Já havíamos combinado o trote dos calouros com uma aulinha básica que um dos alunos daria e claro que eu, como uma megera, diria que estava tudo errado. Depois de dar a maior bronca, todos, de cabeça baixa (para não morrer de rir), diziam que eles não tinham entendido direito, para eu dar mais uma chance. Os calouros me olhavam com a cara de "o que eu estou fazendo aqui com essa louca?". Para responder a estes pensamentos, pedi que eles apresentassem o relatório que eu havia pedido e eles, claro, não sabiam de que se tratava. Disse que não era possível, que a direção do projeto sabia que comigo tinha que ter relatório senão a nota iria ser ruim. Bom, nestas alturas foi difícil segurar o riso da turma (menos o dos calouros, que ainda acreditavam no cirquinho) e, sorrindo, disse que era tudo brincadeira, que eles eram bem-vindos e a partir daí todos se apresentaram e tentavam explicar como era nosso grupo. Tenho certeza de que os calouros se integraram perfeitamente em nosso grupo (Mentora, Diário do Mentor*).*

TAMBÉM TEM RESIDENTE NA MENTORIA!

Nosso ex-sextanista (atual R1) participou da Mentoria. Foi superlegal! Colocamos as novidades em dia: optativas, iniciação científica, estágios de internato e residência (Mentora, Diário do Mentor).

Para nossa alegria, contamos com a presença de um "ex", ou melhor, um "eterno mentorando", que se formou no ano passado e faz residência em cirurgia. Apesar de um número reduzido de mentorandos, foi uma reunião muito gostosa, conversando sobre como todos tinham ido de férias. Ele nos contou como foi a batalha para a residência. Acho que foi superimportante para os presentes ouvirem de um colega todos os percalços dos exames de residência. Discutiu-se a importância de também prestar algum exame fora da USP, para no mínimo vivenciar a diferença das provas (Mentora, Diário do Mentor).

A sextanista do ano passado, que tinha perguntado se poderia continuar a frequentar as reuniões, não só disse que viria, como veio e pretende continuar vindo. Será que isso é bom ou ruim? O grupo aceitou a presença dela de bom grado. Onde vai dar, veremos. Aguardo opiniões da coordenação. Hoje foi bom. Ela espontaneamente descreveu o que é a diferença que se opera quando um aluno se torna residente – de sextanista "sabe-tudo" para residente "sabe-nada" (Mentor, Diário do Mentor).

ATIVIDADES SOCIAIS

Comer, beber, viver

Um dos calouros falou que as reuniões da Mentoria eram como almoço na casa da avó. Todo o grupo optou por encomendar comida de verdade: hoje foi filé de frango à parmegiana. Um dos alunos voltou a aparecer nas reuniões e houve gozações sobre a volta do filho pródigo. Outro aluno comeu muito pouco dessa vez, o que foi motivo de espanto geral. Todos se orgulham de ter um neurocirurgião no grupo (gozações). Ainda bem que a mãe de uma das alunas parou de ir visitar a outra filha em Ribeirão (agora ela voltou a fazer as sobremesas para a nossa reunião: brigadeirão e mousse de maracujá). Novo encontro no dia... que é aniversário de uma das alunas. O menu será dois tipos de massa, com molho branco e vermelho. Sobremesas por conta de um dos alunos. A reunião foi ótima. Esqueci de novo a máquina fotográfica! (Mentora, Diário do Mentor).

Parabéns a você

Todos faltaram ao encontro. Havíamos combinado na última reunião de fazer um lanche para comemorar o aniversário de um dos integrantes do grupo de mentoria. No entanto, nem o aniversariante compareceu. O pão de queijo e os docinhos de leite estavam muito gostosos, mas o enroladinho de presunto e queijo estava um pouco seco :-) Nada que uma Coca-Cola gelada não desse jeito :-) Cosí è la vita! *Dentro da filosofia dos encontros possíveis, ligarei ao aniversariante para dar-lhe os parabéns. Vale a pena pensar em colocar a mentoria no horário de aula, simultâneo para todos, do 1º ao 6º ano, não é mesmo?* (Mentor, Diário do Mentor).

Café da manhã com o mentor

Reunião festiva de fim de ano: café da manhã (foi às 7h15) para conversar o que desse vontade. Os temas foram quase exclusivamente referentes à faculdade e vida profissional (Mentora, Diário do Mentor).

Almoço com o mentor

A reunião foi muito proveitosa. Nós nos reunimos no Restaurante... na hora do almoço. Conversamos especialmente sobre decisões dos alunos para o futuro, áreas de interesse, cursos e professores. Encontramos casualmente um aluno antigo do grupo que terminou o curso e agora está no Exército, em Manaus. Fiz várias perguntas a ele e foi boa a troca de informações e ideias com os alunos do grupo (Mentora, Diário do Mentor).

Quando acaba em pizza

Hoje foi um dia de descontração. Resolvemos ter nossa mentoria em uma pizzaria e isso foi discutido por uma semana através de e-mail. Foi muito divertido, pois falamos apenas de amenidades, como jogos da Faculdade, sabores de pizza e baladas. Eles trocaram informações sobre todos os melhores locais de baladas, as últimas raves e sobre as fofocas da faculdade. Muito descontraído mesmo. Adoramos (Mentora, Diário do Mentor).

Experiência frustrante. Combinamos uma pizza, porém as pessoas tinham muitas atividades, eu mesmo cheguei cerca de 2 horas depois do combinado. Passaram ou se justificaram. Acabamos por suspender a pizza (Mentor, Diário do Mentor).

Uma mentoria histórica!

Foi ótimo! O aluno do internato resolveu tirar todas as dúvidas quanto à nova prova prática de residência, quanto ao melhor momento de fazer um estágio no exterior (aonde ir, como proceder, em qual momento ir, com quem falar aqui na FMUSP). Acho que pude ajudá-lo muito e ele comentou: "resolvi metade da minha vida deste ano neste encontro". Confesso que me senti extremamente observada, mas eu entrei no clima e contei a eles um pouco de quem era a mentora. Meu carro, meus filhos, quem era meu marido, como o conheci, o que eu gostava de comer, enfim, quase tudo. Almoçamos no... do Shopping... Os outros dois alunos mais novos nunca tinham ido até lá. Durante o almoço os alunos conversaram mais, contando também quem eram em casa. Cheguei atrasada, mas feliz, e encontrei de imediato meu querido chefe, Prof. Milton (falta de sorte????). É lógico que ele achou ótimo!!!!! Apesar de o internato ter dominado o assunto, acho que foi muito bom para os alunos dos primeiros anos com as dúvidas e as perguntas do interno. Foi muito, muito bom. Estou feliz com o meu grupo!!!! (Mentora, Diário do Mentor).

Na casa do mentor

Convidei o grupo para jantar em casa e receber os calouros. Além dos alunos, esteve presente minha mulher. Foi mais uma reunião social, mas falamos de curso. Segundo os alunos, o curso de... devia ser abolido e substituído por um ano de ... Os cursos de ... e... deviam ser transferidos para a Faculdade de Medicina e ministrados de forma mais aplicada (Mentor, Diário do Mentor).

Mais uma vez, a conversa foi durante um almoço em minha casa, o que vem deixando o grupo muito à vontade (parecem se sentir acolhidos, uma atenção um pouco maternal, embora uma das alunas, que não comparece, tenha dito à mãe que se sentiria abusando). O assunto variou entre aspectos acadêmicos, qualidade de cursos, o que se precisa estudar, a necessidade de fazer materni-dade-escola, o "apavorômetro"[5] e a inserção dos alunos no Centro Acadêmico e na Atlética, voltando, às vezes, para a motivação política da greve (Mentora, Diário do Mentor).

Churrasco com o mentor

Fizemos um churrasco em minha casa, que começou às 13 horas e terminou às 21 horas. Com todo esse tempo, falamos de tudo um pouco, de futebol a desfiles de moda. Da violência urbana ao futuro de nossas crianças. O aluno do 6º ano falou da sua ansiedade e expectativas agora que já está se formando. Acho que sua experiência foi passada de forma muito positiva para os demais. Adorei a ideia dele, por insistência dele, de, se possível, frequentar as reuniões de mentoria do próximo ano e falar como estão indo a residência e a vida de gente grande. Fiquei muito feliz de ele comentar com emoção que as reuniões de mentoria foram muito importantes e legais para ele, que se arrependia de não ter podido ir em todas. Ele merece o certificado da mentoria. Conversamos sobre a mentoria, como eles viam este projeto e, realmente, os que lá estavam achavam que deveria continuar (Mentora, Diário do Mentor).

Conversa séria no *pub*

A reunião estendeu-se das 20:00 às 22:30 no.... Os assuntos discutidos fo-ram: 1) Formação de panelas de internato dos quartanistas: as panelas já estão constituídas e por enquanto ainda não houve rearranjos (presumivelmente por brigas entre integrantes). Mas um aluno profetizou que as brigas vão acontecer. 2) Esportes: uma aluna joga handebol e uma outra corre 1,500 m. Discutimos perspectivas olímpicas para o Brasil. A aluna parece ser uma atleta universitária razoável. A outra começou com handebol na faculdade e se considera fraca. Eu falei dos meus tempos de atleta, da Mac-Med como um macroevento da cidade. 3) Separação InCor-HC e suas repercussões: queriam saber que vantagem o

---

[5] Apavorômetro: lista dos potenciais candidatos a cada uma das áreas de Residência Médica no Hospital das Clínicas da FMUSP.

InCor levaria com a separação. Eu disse que, na minha opinião, nenhuma. 4) Teste de progresso: contei ao grupo o relatório sobre o teste de progresso feito na última Comissão de Graduação. Eles acharam interessante a observação de que o aprendizado de disciplinas "antipáticas" é equivalente ao de disciplinas de alto Ibope. 5) Bloco de...: considerado como um curso organizado, porém chato, com provas caóticas, sistema de avaliação incompreensível. Foi sugerido que eu devia levantar a questão perante a Comissão de Graduação (Mentor, Diário do Mentor).

Lazer do aluno de medicina

Reunião realizada no Shopping... conforme sugestão da aluna do 5º ano. Devido ao atraso da aluna, tornou-se um encontro individual com o aluno do 1º ano, que explicitou que é do interior de São Paulo e o papel da Atlética na integração dos calouros. Está gostando da possibilidade de treinar judô. Depois a aluna chegou com o aluno do 3º ano e conversamos sobre os tipos de lazer dos estudantes de medicina (Mentora, Diário do Mentor).

Cozinhando com o mentor

A reunião ocorreu em minha casa. Fiz macarrão e conversamos enquanto cozinhava. A duração da reunião foi de 3h30minutos. Falamos sobre encontros e desencontros, problemas políticos e éticos das pessoas, dos alunos, dos professores, dos representantes das entidades médicas. Da necessidade de participar dos movimentos médicos e sociais. Da distância dos representantes de seus representados. Dois alunos do mesmo ano se "encontraram" na Mentoria, embora fossem da mesma turma. Ficou clara a distância entre eles, embora um seja representante dos alunos em muitos e diferentes espaços de representação. Esta aluna, muito fechada, falou de si e me pareceu muito bom para todos nós ouvi-la, inclusive para ela mesma. Meu grupo é muito amigo e à vontade. Enderecei mensagem a três alunos que deixaram de participar, deixando-os à vontade para troca de idéias ou de grupo. Na próxima semana, parto para a busca por telefone, assim como os dois calouros. No caso desses acho que o problema foi comunicação insuficiente, que ainda não os atingiu (Mentora, Diário do Mentor).

ATIVIDADES CULTURAIS

Orquestra Sinfônica

Para nos despedirmos, decidimos comemorar as férias em local diferente: nos encontramos no metrô Clínicas, jantamos no... e saímos voando para a Sala São Paulo, onde assistimos a um concerto da Orquestra Sinfônica da USP: encontro de gerações. Foi um début para todos os mentorandos que não conheciam a Sala São Paulo. Nos despedimos com a proposta de um primeiro encontro voltar a ser no restaurante com tempo suficiente para curtirmos o ambiente (Mentora, Diário do Mentor).

No cinema

Fizemos a segunda reunião em maio, já que não pudemos nos encontrar em abril devido ao período de provas. Nesse dia, nos encontramos no local de sempre, conversamos um pouco e fomos assistir ao filme "Diários de Motocicleta". Fomos de metrô até a Paulista (Bristol). Estranhei a ausência não justificada dos primeiranistas. Apesar disso, nos divertimos bastante, comemos pipoca e vimos um belíssimo filme, que sensibilizou a todos (Mentora, Diário do Mentor).

Erudição

Discutimos sobre o mito da "cama de Procusto", que já vi citada em livro de psiquiatria e que os calouros foram buscar, e encontraram, na internet. Foi uma discussão interessante. Lendo o mito, é fácil imaginar a discussão: "Conta-nos uma lenda antiga, que um homem rico e poderoso, obsequioso e cortês, gostava de convidar estranhos para seu palácio, onde propiciava vinhos e iguarias os mais requintados e oferecia um leito suntuoso para descanso. O único problema que se apresentava para o convidado era que ele tinha de se encaixar perfeitamente no leito. Se houvesse a menor discrepância entre o tamanho do convidado e o leito, suas pernas eram cortadas ou esticadas até que ele se ajustasse às proporções devidas e, nesse processo, o incauto quase sempre acabava por morrer. Somente aqueles raros convidados cujas proporções coincidiam com as da cama tinham suas vidas poupadas e alcançavam a velhice". Na Grécia antiga, esse homem prestimoso e gentil tinha o nome de Procusto. Nos dias de hoje... (Mentora, Diário do Mentor).

Falamos sobre relação Médico-paciente e aspectos humanísticos: uma formação erudita é importante para o aluno de medicina? (Mentor, Diário do Mentor).

A MENTORIA EM SI

Perguntas e respostas

Foram formuladas algumas perguntas: 1. O que significa o Projeto Mentores? R: Comunicação entre os diversos anos e compartilhamento de experiências. 2. Por que o alto índice de não comparecimento? R: falta de objetivo concreto do programa. 3. Existe atualmente um entrosamento entre os diversos anos da Faculdade? R: Sim. 4. A mentoria propiciou o entrosamento ou foi independente do projeto? R: Não teve influências (Mentora, Diário do Mentor).

Obrigatório? Dois mentores? O enquadre...

O principal tema da reunião foi a indiferença da FMUSP em relação aos desvios éticos apresentados por um número significativo de estudantes. Por causa disso e, para minha surpresa, os presentes defenderam a obrigatoriedade da mentoria (apesar de ninguém conseguir verbalizar adequadamente os objetivos do programa). Considerou-se que a melhor conduta seria ter para as reuniões um dia fixo por mês, em local predeterminado, e que em consequência a frequência aumentaria (Mentor, Diário do Mentor).

Discutimos sugestões para a mentoria: voluntária? Dois mentores? Juntar dois grupos? Passar para reuniões mensais como os outros grupos? (Mentora, Diário do Mentor).

Dois grupos de mentoria juntos

Discutimos reportagens recentes de jornais e do CRM sobre a pletora de escolas médicas e sobre ficar em São Paulo ou sair para locais menos concorridos. Foi uma reunião conjunta com outro grupo, do mentor...: tendo bastante gente é melhor! (Mentora, Diário do Mentor).

Discutimos em conjunto com o grupo da Dra... uma matéria publicada no Estado de S. Paulo *sobre número e necessidade de médicos no Brasil e no estado de São Paulo. Falamos sobre particularidades da formação médica e relacionamento médico-paciente* (Mentor, Diário do Mentor).

O porquê da ausência

Só uma aluna compareceu. Os outros alunos contatados não justificaram a ausência. Discutimos as dificuldades de marcar encontro com o grupo. Não sei... O desinteresse por parte dos alunos pode estar relacionado ao horário (?) ou ao desconhecimento do programa. A aluna me pareceu interessada no programa, embora esta tenha sido a sua primeira participação no nosso grupo, que tenta se reunir há seis meses, sem sucesso (Mentor, Diário do Mentor).

Provas

Os alunos, a despeito da convocação, não compareceram. Eles optaram por não programar reunião no final do ano para poder estudar para as provas finais (Mentor, Diário do Mentor).

Discutimos os motivos das faltas dos alunos. As provas finais estão chegando: vale a pena mudar de dia para que a presença seja maior? (Mentor, Diário do Mentor).

A distante Cidade Universitária

A única aluna presente foi a caloura. Conversamos um pouco a respeito das diferenças da Faculdade no meu tempo e agora e ela se mostrou bastante interessada. Combinamos de manter contato antes do próximo encontro para acordar um tema de interesse. Seu grande problema é a dificuldade para chegar ao encontro, pois a maior parte de suas atividades se concentra na Cidade Universitária (Mentor, Diário do Mentor).

Peço desculpas, mas não poderei comparecer à mentoria do dia... pois no mesmo horário (12 às 14) será um dos períodos para o estudo das lâminas de Histologia no ICB da Cidade Universitária (Aluno, 1º ano, e-mail).[6]

O esquema do internato

Lamento muito não ter ido ao encontro... Acabei a prova às 14h10. Realmente os responsáveis pelo estágio da... não tomaram conhecimento do Projeto Mentores.

---

[6]No início do programa, alguns mentores enviavam, voluntariamente, as justificativas apresentadas por seus alunos quando da falta destes aos encontros agendados.

Por que não fazer um horário de almoço fixo para todos os alunos? Seria um jeito de torná-lo prioritário. Abraço (Aluno, internato, e-mail).

Após a última reunião do nosso grupo do Projeto Mentores, entrei no estágio de... no HU e fui sorteado para o plantão na data de..., para a qual já estava agendada a nossa próxima reunião. Infelizmente, meus colegas de panela não puderam trocar o plantão comigo, alegando problemas pessoais. Em virtude de só ter participado dos encontros em uma oportunidade, fico numa situação difícil, uma vez que a atividade do plantão não me deixa alternativa, sob pena de reprovação no estágio. Espero contar com o seu apoio (Aluno, internato, e-mail).

1 mentor + 1 aluno = 1 mentoria

Só veio um aluno. Viva pra ele! É muito interessado, e fizemos a reunião mesmo assim (a seu pedido...) (Mentora, Diário do Mentor).

Achei superinteressante a realização do programa 1 + 1 (mentor + aluno). Conversei com o aluno durante um longo período, ele se abriu e conversamos sobre a família, problemas médicos e relacionamentos pessoais. Eles ficam mais à vontade de falar de si próprios quando estão sozinhos conosco (Mentora, Diário do Mentor).

A figura e não o fundo

O meu grupo nunca teve mais que 5 alunos (nunca compareceram os alunos do quinto e sexto anos). Eu gostaria de inverter a sua demanda, deixando de lado a ausência e referindo a positividade na participação: nesse grupo um aluno se destacou, pela presença, disponibilidade para o diálogo e bom humor (Mentora, Diário do Mentor).

Abertura

Falamos sobre o valor da presença dos quintanistas e sextanistas nas reuniões da mentoria. Também reforcei minha total disponibilidade aos mentorandos e a abertura total a assuntos diversos (Mentor, Diário do Mentor).

Eu procurava deixar os alunos o mais à vontade possível, sem "lição de casa". Não sei se isso, em vez de melhorar, piorou... Talvez eles tenham se sentido muito soltos... (Mentor, entrevista individual).

Esforço institucional

Conversamos na última reunião sobre o que eles achavam que estava acontecendo com o programa. Os dois alunos presentes consideraram que houve e há pouca divulgação entre a massa dos alunos (em classe, por exemplo) sobre a proposta. Ele não tem visibilidade institucional, e isso permite que esteja ocorrendo um certo esvaziamento (Mentora, Diário do Mentor).

Nas três reuniões que marquei com os alunos, apareceu apenas um aluno em cada. Acredito que é necessário um maior empenho por parte da Faculdade no sentido de estimular os alunos a procurar seus mentores, para que o projeto possa funcionar. Aguardo instruções (Mentor, Diário do Mentor).

O que será o livro?

Propus discutirmos o livro sobre o projeto. Algumas observações importantes: 1. Disse para eles que o livro tinha sido discutido na coordenação com os representantes, incluídos os do corpo discente. Eles desconhecem quem sejam e afirmam nunca terem votado para eleger seus representantes na coordenação do projeto. 2. O que será o conteúdo do livro: será um romance, uma narração? Será destinado para quem? Se for para mostrar resultados, será que já temos algum bem claro? 3. Acham que os alunos deveriam ser mais bem consultados; quem sabe deveria ter capítulos em que alunos tivessem sido convidados a escrever voluntariamente. 4. Partindo da premissa de que o livro será escrito pela coordenadora, o livro tenderá a relatar só resultados ou ideias positivas e omitir problemas. Explicando, ninguém publica "negative results". Houve entendimento de que isso seria um viés (Mentor, Diário do Mentor).

PARA ALÉM DA MEDICINA

O mundo lá fora

Discutimos a Guerra no Iraque e o papel da imprensa: "cobertura" versus "encobertura". Falamos também sobre a pneumonia asiática, o desenvolvimento das doenças e sua disseminação. Discutimos a situação na China, o isolamento nos hospitais e a semelhança da situação real com o que ocorre no "Ensaio sobre a Cegueira", de José Saramago, em que os que são subitamente acometidos pela cegueira são isolados e marginalizados (Mentor, Diário do Mentor).

Tema principal: o que de melhor aconteceu no mundo nestes últimos 6 meses? E o que de pior aconteceu nestes mesmos 6 meses? (Mentora, Diário do Mentor).

De tudo um pouco

Discutimos cinema (estamos todos esperando "Matrix Reloaded"), o que cada um fez no feriado, qual bombom sobra na casa de cada um quando se abre uma caixa de bombons Nestlé (em todas as casas sobra o de café). Discutimos médicos que ficam doentes, como eles se sentem, em homenagem a minha cólica nefrética. Discutimos o visual novo do aluno que deixou o cabelo crescer, critérios de vagas na casa do estudante, a Calomed, que foi em Ribeirão e teve total participação das nossas calouras, como é ser aluno do primeiro ano (vantagens e desvantagens, decepções e acertos), sinais de hipotireoidismo e hipertireoidismo (um dos alunos acha que está hipotireóideo, mas os exames vieram normais) (Mentora, Diário do Mentor).

Discutimos vida profissional, vida pessoal, relacionamento médico-paciente, ensino e pesquisa (Mentor, Diário do Mentor).

O governo

O grupo realizou uma discussão sobre ideologia e política a partir de uma colocação do aluno acerca da violência urbana e as responsabilidades do governo Lula (Mentor, Diário do Mentor).

Discutimos eleições presidenciais (Mentor, Diário do Mentor).

A Universidade

Discussão ampla sobre as razões da instabilidade da Universidade pública, que se reflete nas greves frequentes que comprometem suas várias atividades. Debatemos sobre o papel da opção política pelo ensino superior público, a discussão de se aplicar recursos públicos em assistencialismo ou investimento social, a opção das fundações como alternativas de financiamento das instituições, o papel da greve dos servidores nesse processo etc. (Mentor, Diário do Mentor).

Religiosidade

Dois alunos acabaram o curso de oncologia e estavam sensibilizados pelas dificuldades de lidar com pacientes graves com prognóstico de poucos meses de vida. Abriu-se uma discussão sobre a perspectiva de morrermos, que trouxe outro assunto: espiritismo kardecista. Um dos alunos é espírita e despertou em dois alunos uma enorme curiosidade sobre as explicações que o espiritismo tem sobre a existência de vida anterior ao nascimento e posterior à morte. Um outro aluno, de crença adventista, colocou-se como debatedor dos conceitos, indicando que pensava diferente, pois na Bíblia há afirmações contrárias ao que estava sendo exposto. A reunião se prolongou por um pouco mais de duas horas e houve interesse de se voltar ao assunto no próximo encontro. Fiquei muito surpreso com a boa qualidade da reunião e do entrosamento que ela trouxe, mesmo tendo os participantes crenças diferentes (Mentor, Diário do Mentor).

Falamos sobre religiosidade e a sua importância na compreensão do simbólico da doença no paciente (Mentor, Diário do Mentor).

ENCONTROS INDIVIDUAIS

Valeu!

Esta foi a segunda primeiranista com quem tive um encontro individual. Foi uma experiência novamente muito positiva. A aluna iniciou o encontro mais tímida e um pouco preocupada com a noção de que mentoria "era um acompanhamento contínuo para detectar alunos psicologicamente instáveis ou para evitar que isso ocorresse". Deixei que falasse à vontade e, aos poucos, mostrei-lhe que os objetivos principais não eram esses, e sim o de um acompanhamento informal e contínuo ao longo do curso, em que dúvidas, discussões e problemas habituais, mas importantes, pudessem ser discutidos abertamente e de forma positiva (Mentor, encontro individual).

Ficamos reunidos por mais de uma hora, e senti que ela estava muito à vontade e interessada na convivência estabelecida nestes moldes. Parece-me um ótimo caminho para fortalecer a mentoria e colocá-lo no formato que se destina – aproximar-nos dos estudantes e oferecer-lhes apoio e suporte durante a graduação. Saiba que eu gostei muito desta primeira experiência "solo" (Mentor, encontro individual).

Cada um é cada um

Um dos calouros me pareceu meio retraído, sério e determinado. Colocou algumas dificuldades como a distância entre sua casa e a Faculdade, o trânsito etc. Pareceu um pouco decepcionado com o início do curso, mas disposto a investir. Falamos muito das expectativas para o curso. Combinamos os encontros a cada 3 a 4 semanas. Deixei a programação do ano com ele, estabelecendo as datas dos encontros. Deixei-o à vontade para me procurar. Também tive uma reunião muito positiva com o outro calouro. Parece estar muito motivado com a Faculdade e feliz com aspectos inovadores como a mentoria. Falamos das dificuldades para entrar na Faculdade e das expectativas. Combinamos os encontros a cada 3 a 4 semanas. Deixei-o à vontade para me procurar se necessário (Mentor, encontro individual).

O calouro está totalmente enturmado e feliz. Não precisa de ajuda minha ou de qualquer outra pessoa. Sabe o que quer e vai atrás. A caloura está infeliz com São Paulo (é do interior), tudo demora, as pessoas são ríspidas. Está instalada em um flat *com um amigo, mas já encontrou apartamento pra os dois (vão dividir um ap.) Está feliz com a faculdade, mas passando por um período de adaptação normal. Já comprou todos os livros e tem medo de chegar atrasada às aulas. Acho que está indo bem, superando dificuldades iniciais* (Mentora, encontro individual).

A chegada à faculdade

Conversamos sobre os sentimentos da entrada na faculdade, o mundo novo em que ela estava entrando e a forma de administrar a montanha de atividades em que um calouro se vê envolvido. Tentei esclarecer os propósitos da mentoria e me fazer disponível para ajudar, se surgisse uma oportunidade, inclusive para questões individuais. Pareceu uma jovem mais madura (não foi seu primeiro vestibular), cuja família não é rica e que mora longe. Parecia bastante bem integrada com colegas e principalmente veteranos, em particular os da Atlética, claro (Mentora, encontro individual).

A RELAÇÃO NO TEMPO

Como é bom ser jovem e sonhador, não é mesmo?

Março: primeira reunião do ano com vários integrantes. Boas-vindas e recepção da caloura, que se mostrou bem desinibida, integrando-se rapidamente ao grupo. Houve uma apresentação curta de todos os presentes, pois, havia 2 novos membros, a caloura e o aluno remanejado. Foi uma reunião muito gostosa e amigável. Discutiu-se, no final, a opção do aluno do 6º ano por especialidades não clínicas, devido ao temor em prejudicar os pacientes. Trata-se de um tema "quente", ao qual deveremos voltar em outras reuniões.

Abril: esta reunião foi remarcada para que as calouras pudessem comparecer, o que de fato ocorreu. Mas, infelizmente, vieram poucos membros. Assim, serviu para conhecermos a outra caloura. Ela se saiu bem, um pouco tímida, pouco retraída, mas acho que entendeu a finalidade do programa e pareceu interessada. Acho que ela deverá se beneficiar das reuniões. Discutiram-se, também, as razões para a escolha da profissão. Foi interessante.

Maio: foi a reunião de maior frequência. Além das calouras, vieram os 3 alunos remanejados, os quais tentei integrar aos demais membros que constituem um núcleo assíduo e participante. Foi interessante, com uma interação muito boa entre os mais antigos e os novos membros. Acho que o grupo ficou muito bom, mais heterogêneo, mais diverso e, portanto, com boas discussões. O tema final enfocou a escolha da especialidade médica. Discutimos os fatores envolvidos nesta escolha: vocação, amor, status, dinheiro, influência familiar, mercado de trabalho. Foi muito produtivo, todos participaram ativamente e opinaram. O grupo basicamente se dividiu entre os românticos e os pragmáticos, com uma certa predominância dos primeiros. Como é bom ser jovem e sonhador, não é mesmo?

Junho: inicialmente, a aluna recém-chegada ao grupo falou bastante sobre si própria e sua vida pessoal para que os demais integrantes a conhecessem. Depois, os novos membros fizeram o mesmo, as calouras e o aluno. Assim, acho que o grupo está se conhecendo melhor, com os novos membros se integrando ao núcleo anterior. Todos falaram um pouco sobre as atividades na graduação e discutimos um pouco sobre ética profissional, sem nos aprofundarmos no tema. Acho que tivemos sorte com os novos membros: eles parecem estar se integrando com os mais antigos, tarefa a que estou me dedicando para manter o grupo interessado e participativo.

Junho (fim do mês): apresentei um editorial do jornal do CFM (abril 03) sobre a situação profissional do médico brasileiro. Números realistas e negativos, os quais achei que seriam úteis aos mentorandos para que eles tivessem uma noção real da situação atual. Foi interessante, embora eles não se mostrassem muito surpresos. Finalizamos com programações de férias.

Agosto: foi a primeira reunião depois das férias. Conversamos sobre as viagens e lazer nas férias e atividades atuais no reinício das aulas.

Agosto (fim do mês): discutimos a palestra proferida na comemoração de aniversário do programa. Achei que seria interessante, o que de fato ocorreu. Enviei a todos por e-mail, porém (esperado) eles não leram. Peguei alguns trechos que considerei mais importantes e discutimos. Foi muito bom e proveitoso. Todos se abriram um pouco, inclusive o mentor.

Outubro: devido a presença do sextanista, a discussão enfocou a visão deste aluno sobre graduação, mentoria, formatura e residência. Foi uma visão do veterano, ativo participante da mentoria, que está deixando a faculdade. Foi uma troca de experiências muito interessante para os mais novos, principalmente as calouras.

Novembro: nesta última reunião do ano, todos fizeram um balanço do ano acadêmico na FMUSP. As calouras foram as mais entusiasmadas e falaram muito e bem sobre a nova experiência de vida aqui na faculdade. Todos foram muito positivos e consideraram a mentoria válida e gostariam que ela permanecesse no formato atual. Terminamos além do horário programado com uma despedida afetuosa, sem bebidas e comidas (Mentor, Diário do Mentor).

De acordo com o que eu imaginava

Fevereiro: recebemos um dos alunos remanejados. O seu grupo praticamente não se reunia, aparentemente por problemas pessoais do mentor. Em meio a amenidades, relacionadas às férias, apareceu a informação de que este ano o número de alunos da FMUSP que não conseguiram vaga na residência foi menor do que no ano passado. Em uma das reuniões do ano passado, trocamos ideias sobre a participação dos alunos da FMUSP em um cursinho para alunos de escolas públicas, que funcionou em caráter experimental. Apesar de não haver resultados objetivos, como quantos entraram no vestibular, o cursinho funcionará este ano em forma extensiva. Os professores provavelmente trabalharão de graça, na dependência de conseguirem ou não patrocinadores. Perguntei à aluna do segundo ano como ela via a recepção ao novo calouro. Ela entende que foi muito bem recebida pelo grupo. Foi opinião dos presentes que receberemos o(a) calouro(a) como no ano passado, fazendo com que a reunião girasse em torno dele(a) e de suas expectativas.

Março: recebemos os novos calouros. A partir de manifestações deles, demonstrando ansiedade, angústia e, surpreendentemente, falta de respeito dos alunos perante os pacientes (que teria sido notado durante uma aula em que os alunos acompanham o atendimento aos pacientes), os veteranos se manifestaram com diferentes ponderações. Discutiu-se a diferença do curso médico para outros. Foi salientado que se trata com gente. Sugeriu-se que muitos dos que entram na faculdade não percebem que estão em uma faculdade e continuam a encarar as coisas como se estivessem em uma escola. Um dos alunos demonstrou incômodo com a falta de consciência de que, como faculdade pública, custamos caro para o sistema. De certa forma, todos concordamos que imaturidade é possível e comum a todos os cursos, não haveria razão para não acontecer também na medicina. Quanto à constatação do desrespeito ao paciente, houve manifestações de que não é o habitual; aduzi que o sistema geralmente identifica estas pessoas e procura corrigir a situação. Os calouros manifestaram desconforto com a insistência dos alunos vinculados à Atlética para a participação dos calouros. Um dos veteranos comentou que o fato de a Atlética ser insistente por um lado pode ser interessante. Ele entende que lá é o foro em que existe a maior probabilidade de se conhecer alunos de todos os anos, facilitando a integração. Em seguida, apareceu a informação de que, no churrasco de confraternização dos calouros, fica a impressão de que a faculdade só tem problemas, o que foi confirmado por outros presentes. Um dos alunos manifestou que ele aprendeu muito sobre residência aqui. Perguntei se isso não teria acontecido de qualquer forma; outro me respondeu que seguramente não tão precocemente. Finalmente, na hora de marcar a próxima reunião, percebemos que haveria dois feriados. Os alunos espontaneamente pediram nova reunião para daqui a 15 dias e não para daqui a 35 dias!!!!

Abril: reunião muito murcha. Os calouros se dizem mais adaptados, já fizeram as primeiras provas. No finzinho apareceram os mocós, ligas. Um dos alunos manifestou a opinião de que, para quem já tem ideia do que vai fazer, vale a pena se fixar em atividades relacionadas, porque facilitaria a entrada na residência. Dei a minha opinião discordando de que isto é real, mas, como sabemos, esta não é a opinião dos alunos.

Maio: diversos assuntos foram discutidos a partir de manifestações dos alunos. Cirurgia, exceto transplantes, trauma e plástica são especialidades em extinção? Um dos alunos ficou muito interessado porque não quer optar por algo que seja passível de ser extinto no futuro. A conversa enveredou por opção de especialidades – há especialidades mais adequadas para mulheres? Houve manifestações de que seja uma questão de oportunidades, espaços que são tradicionalmente de homens. Por outro lado, foi sugerido que é natural que mulheres e homens tenham diferentes aptidões, por isso a não escolha de determinadas especialidades. Tocou-se também no preconceito, como homens não irem a proctologistas ou urologistas mulheres. Surpreendentemente, havia alunas que não se davam conta disso. Um dos alunos se disse contrário ao teste do progresso obrigatório, no que foi contestado por quase todos (pelo menos por todos os que se manifestaram). Comecei a conversar um pouco sobre a avaliação do projeto 2002. Quando disse que a impressão é de que o projeto esteja permitindo que os alunos se manifestem e os problemas detectados sejam levados para a coordenação, surgiram entre as queixas, para não perder o costume, que o curso de... precisa ser reformulado!!

Maio (fim): reunião frouxa. Vai sem registro porque não saiu nada digno de menção. Sugeri aos presentes que poderíamos ocasionalmente trazer gente de fora para discutir algum tópico. Como na reunião anterior, houve questionamentos sobre cirurgia enquanto especialidade, qual o futuro etc. Ficamos combinados que eu tentaria trazer um cirurgião na próxima reunião.

Junho: como tínhamos combinado na reunião anterior, convidei o Dr. ..., cirurgião, para discutir conosco a situação atual e o futuro da cirurgia como especialidade. O tópico surgiu durante uma das nossas reuniões. A reunião foi boa. Muito do que ficou no ar quando discutimos anteriormente e eu não tinha informações suficientes, por não ser cirurgião, ficou esclarecido para os alunos. O sucesso da experiência traz o fato de que uma das formas de alimentar a reunião é com assessoria externa. Acho que não deveria ficar limitado a discutir diferentes especialidades, porque vai cair na mesmice. Acontece que para diversificar é necessário um leque de profissionais, de tópicos etc., que entendo devam ser oferecidos, discutidos ou qualquer nome que queiramos dar para isso, pela coordenação/supervisão.

Julho (início): reunião ocorreu imediatamente pós-Intermed. Como de hábito, um dos tópicos girou em torno de violência, de brigas entre torcidas. Como consequência, a conversa enveredou para a possibilidade de uso de drogas. Apareceu a discussão sobre alunos "outsiders" e como o sistema dificilmente consegue evitar que se formem. Foi citado nominalmente o caso de dois alunos. Um deles as alunas veem como obsessivo sexual, identificado pelo olhar, modo de trato; interessante é que os alunos homens, apesar de saberem da fama do tal aluno, não percebem este traço de comportamento.

Julho (fim): reunião de retorno das férias. Ficou mais nas amenidades. Surgiu o assunto do Projeto Bandeira Científica da FMUSP. Combinamos que vou tentar trazer alguém para discutir o tópico na próxima reunião.

Agosto: uma ex-aluna foi convidada para a reunião, para falar de sua experiência nas regiões ribeirinhas próximas de Santarém, onde passou aproximadamente 1 mês, no sexto ano, e em Beirute, onde passou 3 meses durante a R1. Fiquei surpreso com o aparente desconhecimento sobre a situação no Líbano, particularmente quanto à existência de acampamentos de refugiados. Acho que, por isso, esta parte suscitou pouco interesse. As perguntas e a maior parte da discussão se prendeu ao Pará. Ao final, discutimos a utilidade para quem vai e as frustrações relacionadas a perceber-se a incapacidade de solucionar os problemas.

Setembro: assuntos predominantes na reunião de hoje: a sextanista do grupo, há 2 semanas da inscrição para a prova para residente, ainda não definiu exatamente o que vai fazer – útil para todos verem que não saber o que será o futuro não é incomum. Discutiu-se a maior parte do tempo sobre a estrutura do poder dentro da faculdade, como se processam os concursos etc.

Outubro: a reunião de hoje foi absolutamente de acordo com o que eu imaginava quando me incorporei ao Projeto Mentores. Dos 8 alunos que comparecem com regularidade, 7 estavam presentes e a única ausente comunicou-se antecipadamente justificando a ausência. Um dos alunos nos comunicou que procurou o Grapal, porque está incerto sobre a medicina, sobre a faculdade. Questiona as relações humanas na faculdade, sugerindo muita frieza, relações interesseiras, mocós, falta de calor humano, pessoas que se relacionavam anteriormente mal se falam, se é da Atlética não se dá com o Centro Acadêmico. A discussão que se seguiu progrediu no sentido de se este era um aspecto particular da FMUSP ou se era algo próprio da vida. Nos argumentos pró ser uma particularidade da FMUSP foi citado o estímulo à competição que gera colocar "olho gordo" no que você está fazendo ou conseguiu e a perspectiva de que fazer iniciação científica não é entendido como uma escolha, mas sim como uma necessidade. Houve manifestações de que o ritmo estressante da faculdade de medicina seria corresponsável pela sensação de frustração que os alunos passam. Ficou explicitado também que crises são frequentes e fazem parte do processo de amadurecimento. Um dos alunos testemunhou que, quando entrou na faculdade, foi avisado de que o ambiente que encontraria seria de falsidade, que sempre haveria alguém pronto para pôr o pé para que caísse. Outro aluno disse que a vida é assim, que temos de escolher as pessoas que realmente se interessam e se preocupam com você. Outro assunto que foi brevemente discutido foi a polêmica da redução do número de bolsas para a residência. Sugeri que o final do ano está próximo, com provas à vista. Assim, propus que marcássemos a próxima reunião de confraternização. Todos os alunos disseram que o fim do ano está longe e que dá para fazermos mais uma, quem sabe duas reuniões formais antes da confraternização!!! Nota final: acho que finalmente posso dizer que entre as pessoas do nosso grupo estabeleceu-se um vínculo.

Novembro: o mote principal da discussão girou em torno de se atividades acadêmicas/universitárias/educacionais devem ou não ser patrocinadas por particulares com interesses comerciais. O tópico surgiu pela descrição das características do EMA em Heliópolis, que usa um espaço criado pela Gessy Lever, mas não quer auxílio financeiro de ninguém. Em seguida, enveredou pelo patrocínio da Pfizer para o COMU, aparentemente vinculado a descontos para os inscritos que assistissem à palestra sobre ética médica. Quando se introduziu a questão de que o governo não patrocina (logo, é preciso buscar dinheiro em algum lugar), entre outras coisas porque a verba é finita, um dos alunos, francamente a favor do sistema de coparticipação desde que observados os limites adequados, disse ser contra as verbas patrocinadas pelo governo para o projeto Bandeira. Entende que não há continuidade de um ano para o outro na região previamente atendida. Outro aluno aduziu que muitos veem o projeto como turismo e não como assistência. Exemplificou dizendo que 200 alunos haviam se inscrito para ir a Marajó. Quando mudou para o Pontal, diminuiu para 110 alunos. Opinião do mentor – os meninos, de bobos não têm nada. Os argumentos usados para defender um ponto de vista ou outro não diferiram em quase nada dos usados em fóruns de profissionais experientes, discutindo, por exemplo, a relação indústria farmacêutica/educação continuada/simpósios patrocinados/etc.

Dezembro: reunião social de encerramento do ano (Mentor, Diário do Mentor).

Mentoria virtual

Maria Laura Sandeville[7]

A Mentoria FMUSP foi um sonho de muitos professores, que o Professor Milton Arruda Martins conseguiu captar, idealizar e colocar em prática, juntamente com as pessoas da coordenação do programa, por ele escolhidas. Veio ao encontro de uma lacuna em nossa Faculdade com relação ao apoio e à troca que deve ocorrer entre alunos e professores. Os professores e médicos se candidataram para essa atividade voluntária, geralmente motivados pela ideia de tornar enriquecedor o relacionamento entre professores e alunos. Entretanto, as atividades se iniciaram e, para a decepção de alguns professores, agora mentores, parte considerável dos alunos não a apoiou como era esperado. Diante disso, cada mentor reagiu de diferentes maneiras.

Eu, em uma primeira etapa, passei a trocar *e-mails* sobre reuniões, faltas, justificativas e as maneiras de lidarmos com esses problemas. Visto que a comunicação pessoal direta estava falha e por serem os alunos habituados ao "relacionamento virtual", com o tempo passei a trocar e-mails sobre assuntos da faculdade, culturais e de lazer. Percebi, então, que alguns alunos foram se tornando mais próximos, começaram a trocar *e-mails* com questionamentos de ordem pessoal e passaram até a comparecer às reuniões. Reclamavam quando, por alguma razão, eu parava de enviar-lhes *e-mails* com a mesma frequência. Passaram a me responder aos *e-mails* e inclusive autorizavam que eu os enviasse ao grupo como um todo, salvo aqueles de caráter pessoal, aos quais sempre foi garantido o sigilo, até mesmo dentro do próprio grupo.

Conversando sobre essa prática com a Doutora Patrícia Bellodi, tive notícia de que a mentoria virtual – *e-mentoring* – era uma modalidade bastante utilizada atualmente e motivo de publicações internacionais. Partimos, então, para uma análise do que estava ocorrendo em meu grupo, obviamente com a prévia autorização dos alunos envolvidos. Estes foram entrevistados pela Dra. Patrícia Bellodi e se manifestaram favoravelmente a esse tipo de comunicação.

---

[7] Mentora. Doutora em medicina pela Faculdade de Medicina da USP. Médica da Disciplina de Clínica Médica do Hospital das Clínicas da Faculdade de Medicina da USP.

Conversando com outros mentores, constatamos que alguns também utilizavam a internet para o mesmo propósito com sucesso.

Concluímos que as transformações na comunicação atingem todos os tipos de relacionamento, inclusive o do mentor com seus mentorandos. A internet aproxima e permite o contato sem restrições de tempo e local e o *e-mentoring* torna-se um fato na área que amplia as possibilidades da relação.

A Mentoria FMUSP é também permeada por essas mudanças e pode aproveitar esse canal de comunicação e interação para ampliar suas potencialidades. Especialmente em meu grupo, a frequência das interações, com o suporte da troca de e-mails, chega a ser maior do que o previsto para os encontros agendados pessoalmente.

A avaliação de meus mentorandos tem sido bastante positiva, embora ressaltem que a tecnologia não substitui o encontro em tempo real e com a presença viva dos envolvidos. Desta forma, observo que os "contatos virtuais" têm colaborado bastante para o estreitamento dos vínculos reais, especialmente na graduação em medicina, em que o tempo é escasso para professores e alunos. Além disso, permitem e mantêm o contato entre os membros do grupo de mentoria no intervalo dos encontros agendados e estimulam discussões com desdobramentos futuros.

A seguir, com o consentimento de meus mentorandos, apresento alguns exemplos de *e-mails* trocados pelo nosso grupo ao longo do tempo.

E-mentoring

Oi! Achei esse texto muito diferente e interessante... principalmente no que diz sobre a postura dos médicos nas UTIs. Tem alguma coisa meio capitalista e americana que me incomoda, mas o tema central é útil: "O consultor médico trata o doente e não a doença. Ainda não existem muitos no Brasil, mas a tendência de se procurar auxílio de um consultor médico está em expansão em diversos países... O conceito, criado nos Estados Unidos, defende que o médico..." (Aluna, e-mail).

Olá, tudo bem? Muito legal você ter selecionado esse texto. Todos concordamos que devemos olhar o doente e não a doença. Mas, consultor? Basta ser médico! Com certeza o capitalismo está por trás disso. E nos EUA esse problema é maior, pois há um distanciamento muito grande entre o médico técnico e o médico no verdadeiro sentido da palavra. Talvez lá eles realmente necessitem de um consultor! Posso repassar este e-mail a todos? (Mentora, e-mail).

Muito médica!

Olá!! Tudo certo? Como foi a última reunião? Estou passando no HU nesse semestre, agora estou na Enfermaria da Clínica Médica. É bem sossegado, vou conseguir estar presente na terça!! Posso levar algo salgado para o nosso almoço. Puxa, estou me sentindo muito médica nesse estágio... tenho meus próprios pacientes, converso com os familiares (eles sabem meu nome!), faço alguns procedimentozinhos sozinha (tipo sacar cateter central), coisas que eu não fazia no ano passado... Mais ainda, minha paciente está fora de possibilidade de cura, quando o esclarecimento da família, a conversa e a preocupação com o bem-estar são ainda mais importantes. É mais difícil do que eu pensava, de verdade. Esse é um assunto que eu até gostaria de discutir com a turma, mas eu não sei se para eles vai fazer sentido, assim como para mim não fazia até agora. No HC é muito comum praticar distanásia e ensinar a investir absolutamente tudo em todos. Se puder, me mande uma história sua sobre essas situações nebulosas entre a vida e a morte. Até terça! (Aluna, e-mail).

Oi, quanto tempo! Estou com saudade! E as férias totalmente fora de época, foram boas? Você foi a única que respondeu até agora confirmando nossa próxima reunião. Acho que deve ser por causa das provas. Tenho muitas histórias sobre o tema vida/morte e considero que uma razoável experiência (modéstia à parte), devido ao meu tempo em terapia intensiva. Seria muito importante conversarmos sobre isso. Quer combinar? Apesar de que o tema é de interesse de todos. [...] P.S.: com relação a sacar cateter central, espero que tenham te explicado os riscos... (Mentora, e-mail).

Mãe é mãe

Oi, Professora! Recebi seu e-mail a respeito da reunião de amanhã, mas, infelizmente, já tinha marcado compromisso para o mesmo horário. Estou tentando dedicar mais tempo à minha mãe, fazendo companhia a ela em caminhadas, passeios, cinema etc. Ela trabalha tanto (e eu praticamente "moro" na Faculdade) que é difícil fazer isso durante o período de aulas, né? Amanhã tenho que ficar no laboratório das 8 até as 4 da tarde e depois, sim: FÉRIAS!!! Enquanto nossa próxima reunião não acontece, vamos nos falando por e-mails. Boa viagem com suas filhas. Aproveite bastante. Viajar com a mãe é algo que marca a memória de qualquer filha para sempre, sabia? (Aluna, e-mail).

Oi! Acho ótimo que você dê atenção à sua mãe. Espero que as minhas façam o mesmo quando tiverem a sua idade! A minha mais velha está com 13 anos. Após desajustes iniciais da entrada na adolescência, estamos nos relacionando superbem. Espero que isso continue... Pelo menos, esforço-me ao máximo. Sei que depende mais de mim do que dela. A reunião de hoje não foi oficial. A... estava angustiada. Vou contar como mentoria individual para eles. O... também foi e fizemos um happy hour *profissional no Finnegan's. Acho que foi proveitoso. Mas, para saber de verdade, só você perguntando a eles. Boas férias para você também! Semana que vem estou de volta* (Mentora, e-mail).

A morte perto de mim

Olá! Tudo bem? Há tempos que não nos reunimos, não? Tem notícias do pessoal? Bom, estou lhe escrevendo pois aconteceu algo muito triste ontem, durante minha aula de clínica. Enquanto estávamos na enfermaria, um paciente sofreu uma parada. Isso ocorreu no final da visita do meu grupo, ou seja, já estávamos saindo da enfermaria, mas ninguém tinha se dado conta do ocorrido. Estávamos conversando sobre os casos vistos e discutindo hipóteses e exame físico, quando, passando pelo quarto, percebi o que acontecera e, mais triste ainda, vi duas pessoas encostadas no posto de enfermagem, um homem com semblante carregado e uma mulher chorando, que nos olhava de uma forma que misturava dor e raiva (foi o que entendi e o que meus colegas também colocaram). Me senti mal, pelo número que éramos, transitando na enfermaria apertada, e pelo fato dos dois permanecerem ali, em frente ao quarto, num aparente ambiente de indiferença. Acho que foi isso que sentiram, nossa indiferença, embora a ignorássemos por desconhecer a priori *o episódio. Quanto ao fato de estarem na enfermaria: os acompanhantes não deveriam aguardar em outro local? É conveniente expô-los ao quadro da reanimação? Soube depois que o paciente faleceu... Realmente me senti mal... Espero sua resposta!* (Aluno, e-mail).

Oi, ... Faz tempo que não falo com as pessoas. Tenho certeza de que deve ter sido uma péssima experiência! Mas que bom que vocês não ficaram indiferentes e conversaram sobre o assunto. Espero que não percam isso ao longo dos anos. Com relação aos acompanhantes, a norma é que não presenciem. É uma terrível experiência. Mesmo quando os acompanhantes são médicos, o ideal é que não assistam, mas é mais difícil de controlar. Por outro lado, devem ter pedido para que eles saíssem, mas, pelo fato de o quarto ser perto do posto de enfermagem, acabaram assistindo. Uma parada é uma emergência e, principalmente se não houver um médico experiente liderando a reanimação, as chances de a família presenciar aumentam. A preocupação com as medidas de reanimação acaba sendo maior. Na verdade, a enfermagem também tem este papel de solicitar à família que aguarde em outro local. Às vezes falha, principalmente na enfermaria, onde o treinamento para urgências é menor. Podemos conversar mais pessoalmente. Você tem meus telefones e, na 6ª, estarei no Ambulatório Geral e Didático (AGD) (Mentora, e-mail).

Crônica de mentor – *Uma noite qualquer*

Chin An Lin[8]

Olho mais uma vez para o relógio. Já passa da meia-noite. Suspiro fundo, viro de lado, tento ajustar a visão na penumbra. Vislumbro a silhueta do rosto sereno da Lena. Tento contemplar a serenidade de um sono tranquilo, a paz difundida na regularidade da respiração. Não encontro a mesma serenidade. Viro para o outro lado, forço-me a dormir. Fecho os olhos, mas logo percebo a inutilidade do gesto. Suspiro novamente. Abro os olhos, fixo meu olhar na escuridão. Ouço o tique-taque do relógio. Penso que uma eternidade se passara. Preciso dormir, o dia promete ser estressante e tem a reunião de mentoria com os alunos, preciso dormir para ter a mínima condição de suportar a pressão e o estresse do dia. Tento, em vão.

Faço o mínimo barulho possível, levanto-me. Vou até o quarto da Lígia. Espio, ouço a respiração regular, tranquilizo-me: não está em crise asmática. Vou até o quarto dos meninos. Daniel suspira de leve. Cubro David com o cobertor que ele havia chutado para fora da cama. Permaneço no escuro por um momento, tentando recordar o sorriso das crianças quando prometi que chegaria mais cedo para ir com eles para a aula de violino à tarde. Mas o que me vem à lembrança é a carinha de decepção das crianças quando, pela enésima vez, desapontei-as à tarde, chegando atrasado.

"Papai precisou ficar com uma aluna que estava insegura para conversar com um paciente!". Uma boa desculpa, exaustivamente ensaiada antes de ser pronunciada, e era a pura verdade. A sensação amarga na boca após pronunciar a frase-desculpa perdurou a noite toda.

Preciso dormir, amanhã tenho um dia pesado, além da reunião de mentoria. Volto para a cama, fazendo o mínimo barulho. Evito abalos na cama. Deito-me. Fecho os olhos.

O que vou discutir amanhã com os alunos de mentoria? Será que o lanche que encomendei vai ser suficiente? E será que a aluna que queria uma dica sobre como preparar o currículo para o exame de residência vai estar na reunião? Quantos irão? Três responderam ao e-mail confirmando, dois disseram que

---

[8] Mentor. Professor colaborador do Departamento de Clínica Médica da FMUSP. Equipe de Coordenação do Ambulatório Geral e Didático (AGD) do HCFMUSP.

não iriam, mas uns quatro nem sequer responderam. Será que a reunião está desinteressante? Será que o mentor é sem graça? O que eles querem discutir? Em que eu posso ajudá-los, afinal?

Como posso ser um bom mentor se continuamente desaponto os meus filhos, não conseguindo cumprir a promessa de ficar mais tempo com eles? Viro outra vez, tentando me acomodar numa posição mais confortável. Não consigo. Ligo a luz da cabeceira, aproveitando que a Lena está de costas para mim. Olho para os livros acumulados na cabeceira. Tem uma tese esperando para terminar, faltam poucos dias para a defesa, preciso ler para poder arguir. Decido que duas horas da manhã não é o melhor momento para ler uma tese.

Olho para outras opções. Um livro de Eric Hobsbawn sobre a História Moderna, outro de Patrícia Cornwall sobre a dedução da identidade de Jack, o estripador, mais um autobiográfico sobre como um executivo de sucesso abandonou a carreira para viver uma vida saudável, sem estresse, com uma experiência religiosa encorajadora... Qual deles escolho para ler? Tenho de escolher antes que a Lena acorde com a luz. Fico indeciso, lembrando da reunião de mentoria. Talvez devesse imitar o executivo do livro, desistindo da vida estressante, começando pela desistência de ser mentor. Desisto da leitura, apago a luz. Permaneço de olhos bem abertos, fitando o escuro.

Definitivamente não sou um bom pai. Como posso ser um bom mentor se não sou um bom pai? Lembro do meu pai.

Era criança então. Tinha menos de quatro anos. Um dia, ao ver meu pai fumar, apanhei uma caneta, a pus entre os dedos e imitei o gesto de um fumante, fingindo que a caneta era um cigarro. Papai olhou para mim, com um ar sério. Apagou imediatamente o cigarro. Daquele dia em diante, nunca mais pôs um cigarro na boca. Não conversou comigo, não me repreendeu: simplesmente parou de fumar, dando a si mesmo como exemplo. Meu pai era uma pessoa comum e assim permanece, mas realizou uma tarefa extraordinária. Usou as experiências da vida dele para mentorar seus filhos.

Sou uma pessoa comum. Talvez pudesse ajudar os meus "mentorandos" sendo uma pessoa comum. Sinto a vontade de desistir começar a arrefecer... Olho o relógio: cinco horas.

Fecho os olhos. Vou dizer aos meus alunos que sou uma pessoa comum e que, se desejarem, posso ajudá-los como uma pessoa comum, como eles também são. Mas podemos ter experiências extraordinárias se decidirmos que queremos tê-las.

O dia está raiando. Preciso me preparar, hoje é dia de reunião de mentoria...

12

Experiências de mentorando

Patrícia Lacerda Bellodi (organizadora)
Mentorandos da FMUSP[1]

💬 ESPECIAL NA MULTIDÃO

Quando se chega em um local novo, com pessoas diferentes e com um monte de expectativas na cabeça, por mais feliz que você esteja, uma orientação sempre se faz necessária. Quando esse novo lugar é a Faculdade de Medicina da USP – considerada o ícone da formação médica do país, pela tradição, pelo hospital, por grandes personalidades da área médica que passaram por aqui – as idealizações são inevitáveis.

Nós, calouros, acreditamos estar num lugar sem defeitos, onde tudo é fantástico e todas as pessoas são receptivas. Não que não existam pessoas sempre dispostas a te acolherem (há muitas!), mas as decepções e as dificuldades também são inevitáveis: como enfrentá-las? Se antes era um sonho entrar na faculdade de medicina, agora o sonho vira noite maldormida! Aparecem novas responsabilidades, a carga horária é grande, há muita leitura extrassala. Há ainda as nossas próprias cobranças...

Aos poucos, nos acostumamos com essa nova rotina e, ouvindo a experiência de alunos de outros anos, dos professores e médicos, acabamos por descobrir que não foi uma simples escolha profissional que fizemos. Decidimos, na verdade, por um estilo de vida particular, nem sempre fácil de aceitar, por mais que gostemos da profissão. Além disso, nossa autoestima é bastante atingida... Se antes nos considerávamos "meio estrelas" por termos conseguido tal lugar, agora somos um entre muitos iguais a nós. Pensamos, nesse momento, que até perdemos o

---

[1] Sem identificação para preservar o sigilo das informações.

brilho e nos sentimos como que ofuscados por pessoas tão capazes quanto nós. Concluímos então que será preciso ter muita dedicação para um resultado de longo prazo. Isso causa desespero em alguns ou completa identificação, como acontece comigo.

A troca de experiências aqui na Faculdade de Medicina é bastante possível por causa da mentoria: com a presença de estudantes de todos os anos e de um médico responsável pelo grupo, nós temos a oportunidade de dividir angústias, fracassos, alegrias e conquistas. Nas reuniões de mentoria podemos perceber que não importa a posição ocupada pela pessoa dentro da faculdade e descobrimos que todos acabam por se sentir inseguros e incapazes em algum momento. A preparação intelectual e emocional é alta e encontrar um espaço para reconhecimento dessas exigências faz bem, especialmente para que não nos sintamos isolados com nossas preocupações.

A tal humanização tão almejada na área médica custa a aparecer, o comodismo e a tradição imperam ainda nas escolas médicas e nelas nem sempre se considera a qualidade de vida do aluno. É legal ressaltar que nossa faculdade, mesmo sendo tão tradicional, conseguiu fazer acontecer um programa como a mentoria, que acolhe seus alunos de uma maneira diferente e eficiente.

O clima dos encontros é bastante descontraído sendo que cada grupo tem a sua característica própria: alguns grupos se reúnem em salas do próprio Hospital das Clínicas, outros em restaurantes e até em casas de estudantes. O tema pode ser colocado pelo mentor, que escolhe aqueles relacionados com nossas dúvidas mais frequentes, ou o assunto acaba surgindo por algum estudante mesmo.

É interessante... O tratamento é tão individualizado que acabamos nos sentindo especiais dentro da multidão que circula pelos corredores do hospital, local onde acontece a minha reunião de mentoria oficial.

Acabei gostando tanto do programa que decidi participar, por conta própria, de mais outro grupo, que se reúne na "república" de um estudante, com direito a pizza e um clima bastante aconchegante – a tal ponto que até residentes, mesmo aqueles com tempo escasso, voltam a fazer parte das reuniões. Dessa forma, acabei conseguindo unir dois estilos diferentes de encontro e adaptar minhas necessidades de acordo com o que o programa se propõe a oferecer. Por tudo isso, espero que outros programas como esse, com uma visão tão centrada no aluno, possam surgir em diferentes escolas médicas, fazendo com que as necessidades dos futuros médicos sejam consideradas já na própria graduação (Mentorando).

EM BUSCA DE UM MENTOR

Quando fiquei sabendo do programa de mentoria na faculdade, fiquei bastante animada, me pareceu uma ideia fantástica, algo que iria ajudar muito na minha formação, nessa longa jornada de seis duros anos. Animei-me também com a possibilidade de conhecer pessoas de outras turmas, saber de suas experiências, das dificuldades, das fofocas, das baladas... Ter um mentor não significava, para mim, ter alguém para me apoiar, me ajudar nas dificuldades ou compartilhar as coisas boas. Ter um grupo de mentoria, sim!

Na minha primeira reunião, a grande decepção! Era uma sala pequena, bagunçada, mal ventilada, com quatro pessoas dentro: um garoto do segundo ano, um outro do quinto, uma menina do terceiro e um senhor – o mentor. Ele era bastante arrogante, falava com tom de "sabe-tudo", de certa forma autoritário... O grupo não se conhecia, apesar de ser o mesmo dos anos anteriores (eu esperava que houvesse um mínimo de interação), estavam todos de cara fechada e passamos aquela 1h30 ouvindo a discussão do doutor com a menina do terceiro ano sobre o tal do Programa de Saúde da Família (PSF) (eu havia acabado de, "bitoladamente", sair do cursinho e mal sabia o que era isso). Nesse dia achei que o programa nada mais era do que apenas uma bela teoria e que, como já diziam os veteranos, não fazia muita diferença se eu participasse ou não. Mesmo assim, apareci na segunda reunião, na qual havia apenas outros dois alunos, além do mentor. Conversamos sobre literatura. Foi interessante trocar ideias sobre Kafka e Saramago, mas foi triste ver que aquele grupo não iria se conhecer, nem com outras cem reuniões, porque o mentor não se importava com isso: ele falava sempre com cada um e cada um respondia apenas para ele. Não havia um mínimo de troca entre os alunos. E o senhor "sabe-tudo" se achava o máximo por ser o centro das atenções e poder tentar convencer seus "pupilos" das coisas nas quais acreditava.

Resolvi mudar de mentor e tamanha foi minha segunda decepção quando fiquei durante quatro meses esperando pela reunião que ele nunca marcou. Desisti dessa brincadeira de ver a teoria virar fumaça quando posta em prática. Mas, algum tempo depois, em conversas com amigos, ouvi dizer que havia grupos que funcionavam bem e decidi buscar um outro mentor. Graças à ajuda da Patrícia, coordenadora do programa, fui colocada em contato com uma nova mentora e começamos a nos conhecer melhor, em encontros individuais. Eu estava passando por problemas pessoais graves e essa gentil e ocupada médica e professora se dispôs a me ajudar. Nos momentos mais difíceis da minha vida, ela esteve a meu lado, me apoiou, me confortou, me guiou. Precisei resolver problemas com a graduação e ela intercedeu por mim, precisei de colo quando minha mãe faleceu e ela me acolheu com todo amor, quando precisei tomar decisões importantíssimas na minha vida ela esteve a meu lado incondicionalmente. Tudo de que eu precisei, ela me ajudou a conseguir... E eu fiquei confusa sobre qual o papel de um mentor.

Mas não havíamos tido reunião com o grupo ainda, o que só aconteceu no começo do novo ano. Presença: eu, dois alunos da minha turma e uma menina do quarto ano. Falamos um pouco das férias, das viagens, das expectativas do início de ano, de certos professores... Essa mentora sim sabia conduzir uma integração, fazer com que todos participassem dos mesmos assuntos, tentar promover a tão desejada troca. Mas não me senti à vontade. Quase não abri a boca. Alguma coisa estava errada... Apesar de todo o esforço da mentora, parecia que não falávamos a mesma língua, tínhamos dificuldades de compartilhar experiências. Não foi bom. Não foi nada do que eu esperava. Foi a terceira grande decepção. Saí de lá realmente chateada. Eu esperava algo mais natural, que a conversa fluísse a partir de uma exposição de alguém e não que virasse uma mistura de exposições desconexas sobre assuntos diferentes e sem profundidade.

"Há altos e baixos. Às vezes a reunião é ruim, por alguns motivos, outras vezes é ótima. Não desista. Não se baseie em apenas uma que não deu certo. Continue e veja como fica", me falou a Patrícia.

Realmente me senti tentada a não participar mais. Perdi todo o meu horário de almoço daquele dia tão corrido para ficar pulando superficialmente de um assunto para outro sem ter a menor vontade de emitir uma opinião sequer. Aquela 1h30 me valeu tanto assim? O suficiente para deixar minhas coisas por fazer? Claramente não. Antes de ter a segunda reunião com o grupo, fiquei muito doente. Eu precisava de um bom médico. Meus amigos me levaram ao PS, onde fui atendida por um residente com boa vontade, mas que não resolveu muita coisa. Piorei muito no decorrer do dia e no seguinte. Até que resolvi tentar achar minha mentora, alguém em quem confio plenamente e que sei que é uma ótima médica. Fiquei umas 2 horas – passando muito mal – procurando-a, até que finalmente uma informação correta me levou onde eu queria. Esperei que ela terminasse de atender todos os seus pacientes e pedi ajuda. Ela foi muito gentil como sempre, me atendeu com toda calma e paciência, mas senti que ela estava com tempo curto, precisava ir embora. Ela "cuidou" de mim nos dias que se seguiram, de longe, mas sempre atenta. Tornou-se minha médica...

Voltei a me questionar sobre os propósitos da mentoria, da sua teoria tão perfeita e da sua prática tão ruim. Eu sabia que, se não fosse pelo programa, eu não teria recebido toda ajuda dessa pessoa tão especial, dessa médica tão admirável, mas tinha clareza, também, de que não era só para isso que o programa existia: o principal era o grupo, a integração, a troca com todos. Motivada pela Patrícia e pela minha grande admiração pela mentora, continuei frequentando as reuniões, na esperança de que um dia me sentiria melhor. No final de uma delas, inclusive, acabei tendo uma conversa particular com minha mentora, que percebeu que eu estava descontente com o grupo e se preocupou. Juntas, chegamos a conclusões importantes e conseguimos identificar alguns problemas. Algumas reuniões depois, aconteceu o tão esperado momento: uma reunião especial (com apenas três mentorandos, infelizmente), na qual conversamos muito, trocamos experiências, ouvimos histórias da faculdade e da vida da mentora. Houve desde conversas entre todos até conversas paralelas em duplas. Foi espontâneo. Foi maravilhoso!

Aos poucos fui percebendo que a teoria só virava fumaça de vez para quem permitia que isso acontecesse: alunos que não se envolviam realmente com o programa ou que o interpretavam de maneira errada (achando que é unicamente para ajudar aqueles que têm problemas ou que é um encontro entre alunos de vários anos para não fazer nada); mentores que, tendo sido mal selecionados, tentam impor suas opiniões, de maneira arrogante; ou, ainda, mentores que, se importando mais com os alunos ausentes, deixam de marcar reuniões por vários meses ou as marcam, mas, desanimados, não as conduzem adequadamente.

Talvez o maior erro dos mentores e da coordenação do programa seja a extrema importância que dão aos alunos que não participam da mentoria. Deixam de dar atenção adequada àqueles que participam e gostam (às vezes até provocando desmotivação desses), para se sentirem rejeitados, passarem horas discutindo e avaliando aqueles que não vão ("Por que não vão?", "Como é que um aluno pode se recusar a vir numa reunião com o professor ilustre dessa faculdade maravilhosa, que voluntariamente se dispôs a guiá-lo e ajudá-lo quando precisasse?, "Como é que um aluno pode ignorar toda a atenção que estão tentando dar a ele?", "Como é que um aluno pode não querer participar de um programa tão maravilhoso, colocado em prática depois de caminho tão longo e às vezes difícil e que foi criado especialmente para ele? Como?? Como???"). A maioria dos alunos não sabe se o professor é ilustre ou não, se ele está se dispondo tanto assim ou não, por que o programa existe e como ele foi criado... Eles estão preocupados com a prova de Bioquímica do dia seguinte, com a aula de logo mais para a qual deveria ter estudado, mas não teve tempo, com a liga que é no mesmo horário da reunião, com a cirurgia ou a explicação do professor que está ocorrendo ao mesmo tempo ou mesmo com sua família, com quem ele não almoça há dias, com seu cabelo, que ele precisa cortar, com sua roupa, que precisa ser lavada.

Por outro lado, os alunos que estão interessados na mentoria, que aguardam ansiosamente pela marcação da reunião ou que vão a ela com boas expectativas, não sabem (e não estão preocupados) se o mentor está desmotivado com a ausência dos outros, se ele está ocupado com sua pesquisa ou com a aula que tem que dar. Ele se dispôs a ser mentor porque quis e, independentemente se para um, dois ou dez, ele precisa estar disponível e disposto a fazer a reunião e tratar bem os alunos e ajudá-los ou orientá-los se assim necessitarem e contar histórias da faculdade e/ou de sua vida, se ele se sentir à vontade e achar que isso pode acrescentar algo...

Hoje a mentoria para mim é essencialmente oportunidade. Quem sabe aproveitá-la tem muitos benefícios; quem não sabe, deixa de ganhar, mas também não é lesado. Acho que assim que ela deveria começar a ser vista por todos, aí poderíamos dar o devido valor àqueles que participam (alunos e mentores) e deixar de nos preocupar tanto com aqueles que não querem. Depois de todo esse caminho que percorri, estou feliz com o programa. Faço questão de continuar lutando para que ele melhore cada dia mais (obviamente, ele não é perfeito e tem muito a melhorar), mas tenho total convicção de que o fato de ele existir já é algo maravilhoso (Mentoranda, 2004).

POR QUE VOU À MENTORIA?

Inicialmente eu fui colocado num grupo de um professor que, por motivos que desconheço, nunca marcou nenhum encontro... Fui então reclamar dessa situação e acabei mudando de grupo: caí num grupo bem legal depois. Isso tudo foi no 1º semestre da faculdade e desde então tenho frequentado as reuniões de mentoria mensalmente: hoje estou no 3º ano.

Por que vou à mentoria?

O que me motiva a ir é o ambiente descontraído que temos em nossos encontros, o pessoal que participa: eles se tornaram grandes amigos meus. Vou também pela oportunidade de poder conversar sobre diversas coisas, principalmente da faculdade, e ver diversos pontos de vista (desde o aluno que está entrando na faculdade até o que está saindo, além da visão da nossa mentora). Realmente é um programa que, quando bem aproveitado, traz frutos para os seus participantes (Mentorando, 2004).

ACREDITO NO MEU MENTOR

Eu fico impressionado com a divergência de opiniões a respeito da mentoria. Já ouvi pessoas que detestam suas reuniões, e por isso não as frequentam mais. Conheço pessoas que adoram seus mentores e fazem de tudo para estarem presentes em cada um dos eventos do grupo. Eu reparo que a presença e o "tato" do mentor são fundamentais para que o grupo seja desenvolto e se sinta bem. Neste aspecto, reparo que meu mentor ainda não tem esse "tato", esse "algo mais" que diferencia os mentores malsucedidos dos bem-sucedidos.

Meu mentor é muito metódico. E, até hoje, sinto dificuldade para caminhar no mesmo método que ele. "Nossas reuniões serão em todas as quartas segundas-feiras do mês". Não era raro eu me esquecer completamente e me lembrar só na primeira segunda-feira do mês seguinte...

Uma curiosidade minha é saber quem ele realmente é – que ele é médico, assistente, diretor de não sei o quê não me diz quem ele é, o que sente, o que pensa. Minha vontade é de vasculhar, mexer, saber o que se passa dentro dele – os seus sentimentos, suas angústias, suas alegrias. Eu achei superinteressante (apesar de não ver muita utilidade saber daquilo tudo no segundo ano) quando, durante certo tempo, ele tentava nos explicar como deveríamos montar um consultório e quais os cuidados jurídicos do negócio. Mas não me parecia tão legal quanto saber se ele tinha filhos, se tinha uma família, e a opinião dele sobre assuntos mais íntimos do que o extremismo islâmico, por exemplo.

O que eu vejo no meu mentor é potencial. Sei e consigo perceber que a minha reunião de mentoria está longe do ideal – principalmente quando eu começo a perceber que sou eu quem vai atrás dos mentorandos e do próprio mentor, chamando para uma reunião – mas tenho fé de que meu mentor é capaz de oferecer uma ótima reunião de mentoria. É por isso que, apesar de ter motivos para criticá-lo, recuso-me a mudar de grupo. Eu acredito no meu mentor e sei da capacidade (ainda incipiente) dele.

Eu noto também que as mudanças dos "estilos" de reuniões mostram que a mentoria é uma evolução. No início, nem o mentor nem nós mesmos sabíamos por que tínhamos que nos reunir. Ficávamos olhando um para o outro, buscando uma integração que não existia. Eram conversas curtas, sucintas, com poucas opiniões e muito limitadas. Então, o mentor resolveu apostar suas fichas no seu conhecimento: eram dadas pequenas palestras, sobre assuntos diversos (como abrir um consultório, como funciona o sistema público de saúde, como funciona o sistema privado, os convênios...). Confesso que, certas vezes, era extremamente entediante, inclusive para ele mesmo. Daí tivemos um período sem reuniões, no qual eu corria atrás do meu mentor, incentivando-o a marcar uma reuniãozinha só.

Agora, com a entrada da caloura, ele resolveu assumir um aspecto mais paternalista: ofereceu-se a ajudá-la nos trabalhos de Bioquímica e tenta orientá-la sobre ligas e estágios na faculdade. Uma coisa que, pelo menos na minha época, ele nunca cogitou. E eu, apesar de levemente frustrado, fico contente por ver que, atualmente, ele faz algo que eu queria que ele tivesse feito por mim (Mentorando, 2004).

A FACULDADE DE MEDICINA, A MENTORIA E EU

Tenho dúvidas se há uma faculdade tão mistificada quanto a de medicina. É normal idealizarmos as situações em que estaremos no futuro: o solteiro idealiza o casamento, a mãe gestante idealiza o filho que vai nascer, o vestibulando idealiza a faculdade. Mas a faculdade de medicina eleva a idealização ao cubo. Acho que um dos motivos para isso é o fato de a profissão médica ter uma aura de magia. Todas as profissões têm seus conhecimentos específicos, mas o conhecimento médico fascina porque diz respeito a nós mesmos e a algo a que não temos como escapar: a enfermidade e a morte. Um outro motivo que faz com que a faculdade de medicina seja vista desta forma distorcida é a dificuldade em conquistar uma de suas vagas. As altas notas necessárias para entrar no curso médico fazem com que os vestibulandos, quase divorciados de sua vida social, vejam os estudantes de medicina como semideuses. Eles devem ser pessoas muito inteligentes e, acima de tudo, felizes. Com tudo isso, temos a sensação de que, ao cruzarmos a porta da faculdade, a felicidade estará nos esperando de braços abertos, avental e esteto no pescoço.

Esta impressão é reforçada no momento em que vemos nosso nome na lista. Quanta alegria! Quanta paparicação! Parece que nossa vida está quase resolvida.

Contamos os minutos para o início das aulas, quando finalmente seremos médicos! Acho que já somos médicos desde o primeiro dia de aula. Não se assuste! Não estou dizendo que podemos sair por aí diagnosticando e tratando gripes e fraturas. O que quero dizer é que, se ainda não somos médicos tecnicamente, somos médicos moralmente. Isto é, apesar de não sabermos nada, já sentimos sobre nossos jovens e inseguros ombros o peso de quem vai conhecer o ser humano profundamente e vai lançar mão deste conhecimento para aliviar a dor. Quando falo em conhecer o ser humano, me refiro não apenas aos aspectos anatômicos, fisiológicos e patológicos, mas também à essência das pessoas. O médico se torna um confidente e, querendo ou não, entra em contato com as dores psicológicas e sociais de seus doentes.

No início, nos sentimos envaidecidos por sermos vistos dessa forma, mas murchamos mais rápido do que poderíamos imaginar. A vaidade vai sendo substituída pela insegurança e perguntas incômodas começam a emergir em nossas cabeças em meio a nomes de ossos e ciclos bioquímicos: "Será que eu vou ser um bom médico?", "Será que estou no curso certo?". Mais inquietantes do que as perguntas são as respostas a elas, que surgem como mosquitos zumbindo em nossos ouvidos em noite de verão: "Se depender da forma que eu estou estudando, não serei um bom médico", "Se eu tivesse feito outra coisa, talvez estivesse mais feliz". A principal causa desta desilusão é que nossos coraçõezinhos apaixonados pela medicina são partidos pelas matérias básicas. Claro que elas são importantes, mas somos obrigados a deglutir tudo sem mastigar para, sem termos digerido, vomitarmos frases feitas em provas insuportáveis.

Enquanto tudo isso acontece, conhecemos muita gente. Passamos mais tempo com nossos colegas de classe do que com qualquer outra pessoa. Inevitavelmente criamos vínculos que se assemelham ao de irmãos, com direito a brigas e reconciliações. Essa amizade tem tudo para crescer e florescer, mas há uma erva daninha que cresce em nossos canteiros: o medo de se expor. O sentimento de decepção no início da faculdade é algo muito comum. Entretanto, a maioria dos alunos prefere esconder suas angústias e passar uma imagem de que está tudo bem. É neste momento que o estudante de medicina se torna partidário da visão divinizada do médico. Parece que entre nós não há sentimentos tão humanos como a decepção, a tristeza, o "saco cheio". Mostrar nossas fraquezas é assinar um atestado de que não somos capazes de ser médicos. Esse clima faz com que nos sintamos sozinhos e com a falsa impressão de que somos os únicos que ainda não aprendemos a manejar o timão do nosso barco nesse mar revolto.

Já no ciclo clínico há uma melhora em nossa vida. Na verdade, ocorre uma mudança de problemas. Agora as matérias são interessantes e não só a prova é importante (apesar de que continua tendo muito valor para alguns alunos), mas também a nossa participação nas aulas práticas. E é aí que estão os principais desconfortos desta fase, nas aulas práticas.

O contato com o paciente é fascinante, mas ao mesmo tempo nos leva a incômodas divagações. Frequentemente nos sentimos incomodados com o fato de muitos alunos participarem da consulta do paciente. Com o tempo, percebi que geralmente estamos mais sem jeito do que eles. Há também a insegurança, pois percebemos o quanto não sabemos de medicina. Muitas vezes somos chamados de "doutor" pelos pacientes. Isso soa estranhíssimo e sempre ficamos com a sensação de que deveríamos saber mais. Quanto ao internato, vou deixar aqui as palavras de Carlos Drummond de Andrade: "É preciso fazer um poema sobre a Bahia, mas eu nunca fui lá".

Você que está lendo este texto deve estar pensando que eu só falei de problemas. De fato, dei ênfase a eles porque são os motivos que nos levam a não aproveitar como deveríamos a nossa viagem pela galáxia medicina. Além disso, eles podem ser tirados de letra quando se recorre ao mentor, mas isso já é assunto para a próxima parte.

A mentoria vem resgatar uma figura esquecida no ensino da medicina: a do mestre.

O ensino que recebemos é bastante compartimentalizado e não nos sentimos à vontade para falar sobre nossos problemas com os professores por termos a impressão de que eles não têm nada a ver com isso. O número de alunos na sala é grande e contribui para que nos sintamos peças de um jogo de damas aos olhos dos professores, todos iguais. Esta "massificação" dificulta muito o estabelecimento de vínculos entre professores e alunos.

A graduação é uma oportunidade fantástica de amadurecimento, mas muitos só se dão conta disso depois de se formarem. Eles dizem que, se revivessem a faculdade com os olhos que têm hoje, veriam tudo de forma diferente e aproveitariam melhor o curso.

Neste sentido, a mentoria é uma máquina do tempo: nós, alunos, podemos ver o nosso curso com olhos de alguém experiente, que neste caso não é apenas o mentor, mas os colegas de outros anos. Presente e passado se misturam. Mas não são apenas os alunos que têm a miopia da juventude corrigida pelas lentes do mentor: este também se renova e aprende muito no convívio com seus "pupilos".

Uma coisa muito boa é que não estamos ligados ao mentor por aulas e notas. O nosso relacionamento é mais leve e, por isso, nos sentimos à vontade para chorar as pitangas no que diz respeito à faculdade.

Outra questão que é amenizada pela mentoria é a da exposição. Se há um bom relacionamento mentor-mentorando, este último percebe que pode trazer conflitos pessoais para o grupo ou apenas para o mentor. Estabelece-se, assim, um vínculo de confiança que é fundamental para alguns alunos.

Assim, quando recebemos um mentor, recebemos um mestre. Alguém que nos empresta sua experiência e que coloca óleo em nossas lamparinas quando a estrada fica muito escura.

Para mim, a faculdade de medicina era um sonho muito distante. Nas escolas públicas, onde sempre estudei, os alunos não são incentivados a sonhar, a fazer planos sobre o futuro. Tive poucos professores que me apoiaram. A maioria olhava-me como quem vê alguém delirando e preferia ressaltar as dificuldades que teria que enfrentar para ser médica. Entretanto, nunca pensei em fazer outra coisa. Eu tinha que ser médica, de qualquer forma.

Cheguei à faculdade muito cansada, depois de quatro anos muito duros, mas também muito feliz. Então, minha vida mudou radicalmente: o mundo acadêmico era assustadoramente novo para mim. Talvez por isso eu tenha vivido muito intensamente as crises sobre as quais falei.

Hoje sei que sou uma pessoa de sorte por ter sido caloura junto com a mentoria. Naquele momento, a mentoria era uma novidade para todos na faculdade e eu percebi, desde o início, que tinha em meu mentor alguém com quem poderia contar e estava certa. Passei por alguns momentos complicados, nos quais ele esteve sempre lá, me ajudando a olhar de um jeito diferente para o que acontecia.

Vejo agora que, para mim, meu mentor não é um médico, mas um ser humano que aprendi a admirar muito. E vejo também que ele vê cada aluno não como estudante de medicina, mas como uma pessoa com suas particularidades. Além disso, conheci outros colegas muito especiais na mentoria. Pessoas que talvez nunca iria encontrar em outro local da Casa de Arnaldo e que também me ensinaram e continuam me ensinando muito.

Por isso tudo, sou alguém que só tem coisas boas a dizer sobre a mentoria.

Acho que muitos alunos não percebem que seu mentor está ávido para ajudar, compartilhar, ensinar e aprender.

Basta se aproximar, bater na porta e entrar na sala de visitas que ele com certeza tem preparada para vocês! (Mentoranda, 2004)

HOJE ESTOU CHATEADO...

Troquei de enfermaria na segunda-feira, a paciente que recebi para acompanhar está com o prognóstico reservado. Sete dias antes de eu chegar, ela entrou em estado comatoso, porém está respirando sozinha até agora. Assim, há quatro dias desistiram da diálise e de uma investigação mais profunda. Minha paciente está inchando e piorando a cada dia. Os residentes e um dos médicos assistentes insistem em dizer que devido à idade avançada, às inúmeras comorbidades (surdez, cegueira, diabetes, hipertensão, insuficiência cardíaca e renal) e à negativa na investigação para as principais causas de coma, o melhor a fazer é "esperar". Isso me incomoda, eu quero continuar a investigação – claro que apenas com procedimentos indolentes, pois sei que o seu prognóstico dificilmente mudará agora. Mas será que era irreversível antes de desistirem da diálise? Não sei. Se eu estivesse lá quando definiram isso, teria ido contra, investigado mais a fundo. Se confirmado um diagnóstico intratável ou cujo tratamento piorasse sua qualidade de vida, só aí desistiria. Estou chateado. Fiquei mais chateado ainda quando se tem que dizer para a filha da paciente o estado de sua mãe. E do médico assistente a única coisa lamentável que tive que ouvir foi: "Desista de ficar assim, é essa a profissão que você escolheu".

É um pouco dessas coisas que felizmente posso compartilhar na mentoria. Claro, essa vivência não se restringe a esse espaço. Minha participação no Centro Acadêmico já me permitia um contato bastante próximo com professores, alguns residentes e outros estudantes com os quais era muito comum conversar sobre a medicina, a faculdade e outras angústias do dia a dia. Entretanto, quando propuseram, achei que a mentoria seria uma experiência interessante. Permitiria a oportunidade para que todos vivenciassem e se responsabilizassem um pouco mais pelo "mundinho FMUSP".

Topei a ideia. Meu primeiro grupo de mentoria não deu muito certo. Meu mentor até que era legal, entretanto era meio desorganizado e, além disso, teve vários problemas pessoais naquele ano. Nunca marcava as reuniões. Quando marcava, todos esqueciam e ninguém ia, inclusive eu. Passado quase um ano, procurei a coordenação, que me mudou de grupo.

Tinha visto minha futura mentora uma única vez, quando uma amiga me convidou para participar da reunião de sua mentoria num churrasco. No início, eu era muito desorganizado, demorei um pouco até usar uma agenda e lembrar das reuniões. Porém, quando comecei a ir, achei minha mentora fantástica. Ela é uma mãezona!

O mais legal é que já falamos de tudo: do circuito dos motéis de São Paulo, da cota para negros nas universidades públicas, da diferença entre homens e mulheres e de como tratam os pacientes no HC. Combinamos inclusive um trote saudável no calouro: na primeira reunião de sua mentoria, dissemos que ele teria que fazer um seminário sobre a realidade do sistema de saúde brasileiro. Claro que ele não acreditou, mas foi uma forma de quebrar o gelo.

Por fim, enquanto no Centro Acadêmico dificilmente teria contato com pessoas muito diferentes de mim, na mentoria tenho essa oportunidade. A discussão fica quente, a diferença de ideias e opiniões é fantástica. Minha mentora organiza a bagunça e todo mundo "bota pra quebrar", pra rir e aprender. (Mentorando, 2004).

CRESCER DÓI

Comecei a participar do programa de mentoria há três anos e no grupo atual há dois. Nas primeiras reuniões, iam sempre duas ou três pessoas. No final do ano, só eu e a mentora continuávamos, por mais que tentássemos combinar com antecedência, em outros horários, em outros locais.

Eu gostava muito desses encontros e não sei exatamente o que aconteceu com o resto do grupo naquele período (durante 4 ou 5 meses). Tanto que, no começo do outro ano, voltaram as reuniões, vieram os calouros e o grupo reviveu. Até hoje, as reuniões sempre têm em média 5 alunos. Em geral, os alunos dos últimos anos não comparecem, pela dificuldade imposta pela carga horária (não é incomum ficar mais de 60h por semana no hospital). Eu estou agora no último ano e acho que é uma das fases em que se vive mais intensamente "ser aluno de medicina". Quando se experimenta demais tendo experiência de menos...

Para mim, o grupo de mentoria tem uma função muito importante, que várias pessoas não percebem ou não sabem usar. É bom ter um grupo para trocar figurinhas, falar dos professores sem ser prejudicado, organizar a cabeça quando as situações comuns se misturam com outras antiéticas. A mentoria é onde se discutem aqueles assuntos que surgem durante o curso médico e não cabem em aula, visitas de enfermaria, conversa na lanchonete. É quando a gente tem tempo e companhia para falar sobre as angústias e dificuldades decorrentes da relação com os professores, com os colegas (ambos nem sempre éticos no cuidado com os pacientes), com o sofrimento e a morte dos nossos pacientes. São temas importantes na formação do médico, vivenciados por todos e pouco comentados.

Como o grupo de mentoria é formado por alunos de vários anos e por um médico formado, é um lugar perfeito para trocar experiências, saber o que é normal e o que está errado e precisa ser encaminhado de outra forma. É como um termômetro: os alunos dos primeiros 2 anos percebem que não são nem foram os únicos a achar o curso cansativo, diferente do que esperavam; aqueles do 3º e 4º ano lidam com as dificuldades da relação médico-paciente (principalmente as peculiaridades da relação aluno-paciente); os internos têm espaço para falar sobre o medo por estarem virando médicos de verdade (medo que todo mundo tem e ninguém assume).

São as fases de crescimento nesses 6 anos. Inicia-se um adolescente, pairando na atmosfera da realidade, para terminar um adulto, médico, responsável. Crescer dói, e o grupo de mentoria te diz que sim, dói, isso é normal, não negue, todos nós também passamos por isso (Mentoranda, 2004).

EM VOLTA DA FOGUEIRA

Li os diários feitos pelo meu mentor sobre o ano que passou...

Foi interessante ver a reflexão e a análise que ele fez de nossas reuniões, a forma intimista com a qual ele narrou nossos encontros e como sua posição de mediador em nossas reuniões tem sido fundamental (aliás, pela ausência dessa habilidade é que deixei o meu grupo anterior). Fico curioso até em saber como ele estaria relatando o nosso primeiro semestre de 2004.

Diários sempre me remetem ao saudosismo e sempre me arrependo de não ter um à mão quando me lembro do passado... É uma prova escrita, mês a mês, de um grupo de 5 a 10 pessoas, diferentes quanto a origem, crenças, passado e, provavelmente, futuro – que, entretanto, conviveram de perto em 2003 no universo fmuspiano.

Pessoas que foram lentamente descobrindo como afastar o espectro da solidão através do ato mais banal e singelo do homem: se sentando em volta da fogueira, refletindo, condenando e celebrando a existência do tempo em que estamos inseridos. Tempo este que, apesar de tudo, é o nosso tempo e de mais ninguém.

Minha opinião sobre os mentores foi mudando muito (como, diga-se de passagem, eu também o fui). De uma renúncia um tanto romântica e ingênua pelo caráter obrigatório da atividade, passando pela fase do "eu gosto, mas isto não significa que todos gostem", até agora, quando li seus diários e pude fechar uma ideia.

Sempre achei que as palavras, para os fmuspianos, eram caras, difíceis e amargas. Mentes brilhantes, mas infantis, por um lado; exposição à decrepitude física, psíquica e moral humana, por outro; lutar por um lugar ao sol...

É inevitável não ver, especialmente nos quatro primeiros anos da graduação, a FMUSP como uma High School *americana, com os atletas de um lado, os* nerds *de outro e cada um por si.*

A mentoria propõe uma nova relação entre essas pessoas, mais humana e menos dicotômica e percebo, agora, que ela já está mais do que justificada (Mentorando, 2004).

13

Mentor-aluno: dos desencontros ao encontro possível[1]

Maria Bernadete Amêndola Contart de Assis[2]

Pode parecer "fora de lugar" falar sobre *desencontros* em um momento de comemoração dos dois anos de implantação do Projeto Mentores desta faculdade. No entanto, fico à vontade para abordar o tema, considerando que estou diante de uma plateia que sabe muito bem que, para cuidar da vida, é preciso conhecer os mecanismos de morte que conspiram contra ela. Vou tratar de *desencontros* justamente como um caminho necessário para chegarmos a falar do *encontro possível*, tal como aparece no título da palestra.

Os *desencontros* a que estou me referindo dizem respeito às dificuldades que se apresentam nas relações interpessoais que geram obstáculos à fertilidade dessas relações. Pode haver um conjunto enorme de razões objetivas, externas, que determinam esses desencontros. Uma delas é o processo de desumanização que está em curso na nossa sociedade, atingindo profundamente todas as relações interpessoais: professor-aluno, médico-paciente, colega-colega, pais-filhos... Filósofos da Escola de Frankfurt (Adorno, Horkheimer) produziram ideias fundamentais para nos ajudar a compreender por que a subjetividade anda ameaçada e a interioridade cada vez mais fragilizada, condenando o homem a um vazio existencial profundo (MATOS, 1997). Esse processo de desumanização transforma qualquer atitude de humanização em uma espécie de luta. A mentoria, enquanto parte de um trabalho de humanização da formação médica,

---

[1] O presente texto corresponde a uma palestra proferida em junho de 2003 na FMUSP e mantém sua forma de comunicação oral.

[2] Psicanalista, Sociedade Brasileira de Psicanálise de São Paulo e Sociedade Brasileira de Psicanálise de Ribeirão Preto.

configura-se como um "campo de luta" em que os obstáculos proliferam, o que gera a necessidade constante de construção de recursos para superá-los.

Poderia fazer dessa reflexão sobre fatores externos o tema de uma outra palestra. No entanto, meu caminho hoje é outro. É como psicanalista que falo a vocês e, assim sendo, vou considerar algumas razões *internas* que podem promover *desencontros*, com o objetivo, como já disse anteriormente, de trazer alguma contribuição para que o *encontro possível* possa ser pensado.

Encontrei o seguinte parágrafo no *site* do programa sobre a Mentoria FMUSP:

> Para o aluno de medicina, surgem, com frequência, problemas durante seu curso. O ensino básico muitas vezes dissociado do ensino clínico e de uma aplicação prática clara, os primeiros encontros com o sofrimento e a morte, dificuldades de relacionamento com pacientes, seus familiares ou outros profissionais de saúde, a escolha da especialidade futura, momentos de ansiedade ou depressão, entre outros, são exemplos de problemas frequentes de nossos alunos. *É importante que haja espaços, previstos em nossa estrutura curricular, para que problemas como esses possam ser abordados.* Oferecendo a nossos alunos a oportunidade de discussão e orientação sobre todos os problemas ou dúvidas surgidos durante o curso médico, estaremos oferecendo condições muito melhores para que o processo de formação de nossos médicos, de construção de sua identidade médica, seja, em muito, facilitado (grifo meu).

Pois bem, parece *irrecusável* tal oferta de espaço e disposição para o acolhimento. Parece impossível que não haja motivação para essa atividade. Afinal, se a proposta é tão interessante e vem ao encontro de necessidades importantes que são detectadas nos estudantes, como entender os desencontros, a baixa frequência às reuniões ou a falta de motivação que por vezes rondam a mentoria?

Para uma tentativa de compreensão parcial, porém relevante, pode-se considerar que os encontros entre mentores e alunos são a um só tempo *desejados* e *temidos*. Desejados porque promovem desenvolvimento e temidos porque promovem angústia. De fato, falar de problemas como os que foram referidos no trecho citado anteriormente, "*Os primeiros encontros com o sofrimento e a morte, dificuldades de relacionamento com pacientes, [...] momentos de ansiedade e depressão...*", ou seja, *falar sobre si mesmo*, é uma situação aflitiva. Se, de um lado, olhar para si abre a possibilidade de identificar problemas e procurar corrigi-los, por outro, leva ao contato com as próprias limitações. Se compartilhar problemas e dúvidas com colegas e mestres é ganhar força para resolvê-los, é também se expor, estar vulnerável; é uma espécie de "desnudamento", o que gera desconforto.

Para contrastar e esclarecer, considerem uma situação clássica de aula expositiva em que o professor discorre sobre um tema e os alunos o escutam. Há nessa situação uma série de camadas protetoras contra a irrupção da angústia, o que a torna bem mais tranquila do que o encontro entre mentores e alunos. Examinemos a situação da aula expositiva: do lado do professor, há um tema a ser abordado que, em geral, ele domina; há um esquema de aula, passos a serem seguidos; há uma experiência de docência que deixa a situação familiar; há a lousa, o *datashow*, ou qualquer outro recurso didático que se interpõe entre o professor e o aluno, aliviando o impacto do contato. Do lado do aluno, a posição é de recepção e, nessa posição, não há exposição; os holofotes não estão voltados para ele. Se considerarmos a situação de avaliação, em que a direção dos holofotes se inverte, aí o incômodo aparece!

Nos encontros entre mentores e alunos não se trata de exposição de um tema, mas uma espécie de "aula expositiva de nós mesmos", o que altera completamente a experiência emocional em curso: professor e aluno não estão mais juntos olhando para um tema, mas estão juntos olhando para si! Configura-se uma situação emocional que exige cuidado, delicadeza e respeito mútuo. É compreensível que se mobilizem desconfortos quando o "texto" a ser discutido refere-se às *minhas* dificuldades, às *minhas* dúvidas, às *minhas* emoções vividas com os pacientes... Falar da anatomia ou fisiologia do coração é mais fácil do que falar do "coração de estudante"! Assim, o espaço oferecido para esse tipo de discussão apresenta-se como fonte de angústia.

Gostaria de aprofundar um pouco mais esse tema, trazendo algumas reflexões que encontrei em um artigo publicado no último número do *International Journal of Psychoanalysis* (abril de 2003), escrito por Eric Marcus, cujo título é *Sonhos de estudantes de medicina sobre a escola médica*. O autor mostra que, no início da formação médica existe no estudante uma grande empatia com o paciente, uma identificação com ele e com seu sofrimento, talvez apoiada em uma fantasia (ingênua) de um herói salvador. Com o tempo ele vai percebendo que aquele contato o deixa vulnerável à invasão de fortes sentimentos de medo, de impotência, de agressividade etc. Aliado a isso, o estudante vai perdendo a fantasia de herói-salvador na medida em que entra em contato com a fragilidade humana, a potência relativa dos procedimentos médicos ou a impossibilidade de "salvamento", especialmente nos casos mais graves. De um lado, portanto, ele tem medo de ser invadido por sentimentos fortes e incontroláveis, de outro ele percebe as limitações dos procedimentos para lidar com a doença; a "saída" que encontra é desenvolver uma "frieza" que ele considera necessária para que possa cumprir os procedimentos necessários para ajudar o paciente. Em Millan *et al.* (1999), um estudante diz o seguinte em uma entrevista: "*A gente – apesar de tudo isto que eu falei do lado humanístico – fica meio "sedado"! Coisas que são delicadas nem sempre são tratadas com delicadeza. E isso a gente vê muito. E isso é uma desilusão, porque a gente perde um pouco daquela inocência que tinha*" (p. 236). O estudante sente então que é preciso desenvolver um distanciamento das emoções (provocadas pela identificação com o paciente), para não ser invadido por elas. Por outro lado, há o recrudescimento da onipotência, que é uma forma de negar a fragilidade. Ora, se o esforço interno é na direção da frieza e da onipotência, como expor fragilidades? Como falar de um coração que sofre, que tem dúvidas, que se assusta? Penso que a mentoria abre um espaço para o enfrentamento de emoções dessa ordem e, assim sendo, torna-se um "campo emocional" delicado.

Há um sonho ilustrativo disso no referido artigo: o estudante sonha que está com o *coração exposto*, tem uma dor imensa e sente-se muito sozinho nessa situação. Seu relato é o seguinte:

> No sonho meu coração tinha sido retirado e colocado em cima do meu tórax. Ele continuava a funcionar normalmente apesar de estar para fora do corpo. A parte terrível do sonho era que eu agora tinha uma angina. Toda vez que eu movia meu corpo, eu sentia dor em meu coração. Em meu sonho, a dor era tão aterrorizante que eu fiquei com medo de me mexer. Eu estava completamente só e não havia médicos à volta para me ajudar (MARCUS, 2003, p. 373).

Para o autor, o coração nesse sonho pode representar

> o amor ingênuo e idealizado à medicina e aos pacientes que está exposto para todos verem. Essa exposição ao escrutínio dos outros, à realidade da doença e à tarefa médica, e ao sofrimento da identificação com o paciente, causariam tal sofrimento emocional que imobilizaria e desestabilizaria o *self*. Isso é muito aterrorizante porque, nesse estado, parece que ninguém o ajudará. O estudante é representado como tendo que encarar sozinho a perda da esperança de preservar os ideais de cura empática: a cura que vem do coração (p. 373-374).

Expor um coração sensível pode parecer imaturo, infantil. A criança ingênua precisa ficar escondida, trancada nos porões. A mentoria, de alguma forma, abre esses porões, expondo a fragilidade ou o coração sensível. E é exatamente nessa medida que promove desenvolvimento, contribuindo para o amadurecimento do aluno, ao capacitá-lo a enfrentar as emoções inerentes ao processo de formaçao. A mentoria oferece, dessa forma, uma oportunidade de formação de um profissional que não tema o próprio coração, mas que possa utilizar sua sensibilidade para ser mais preciso em suas intervenções.

Considerando-se que o encontro mentor-aluno é, por sua própria natureza, uma situação aflitiva, vamos tratar agora dos caminhos possíveis, dentro da mente, para lidar com situações angustiantes.

Para Bion (1980), existem duas formas básicas de reação à angústia: o enfrentamento ou a evasão. Vou utilizar o modelo da vacina (embora não seja muito preciso)[3] para falar sobre enfrentamento ou evasão. O que acontece no processo de vacinação é que se injeta no organismo um "problema" em dose tal que mobilizará nele a construção de defesas sem desorganizá-lo a ponto de levá-lo à morte. E mais: essas defesas formadas o ajudarão a enfrentar novos desafios. O organismo se fortalece, concretamente, para enfrentar os microrganismos que possam atacá-lo. Pois bem, nosso aparelho mental está – tal como o organismo – sendo constantemente estimulado pela pulsionalidade, que é uma demanda interna, ou por demandas externas e precisa "dar conta" disso,

---

[3]Digo que não é um modelo muito preciso porque, embora possa cumprir o objetivo a que me proponho aqui, de esclarecer o que é enfrentamento ou evasão, não se pode falar de "vacina" para a mente. Como o movimento interno é constante e a novidade se apresenta continuamente, não há um "saber constituído" para lidar com emoções. Trata-se da construção de recursos para "pensar" as situações novas que se apresentam, sem transformá-las em "já conhecidas".

"trabalhar" com esses estímulos. O aparelho reage construindo uma camada protetora, que é uma rede de representações, de significados, que dão expressividade a esses estímulos que assim, envolvidos em espécies de cápsulas que são as representações (imagens, palavras, ideias), podem se tornar elementos de pensamento e evitar transbordamentos de ações sem mediação de pensamento (*acting out*). Esse processo de *pensar* como forma de trabalho mental fortalece o ego porque cria instrumentos de criatividade, de resolução de desafios. Essa camada protetora é formada pelo contato gradual com os desafios da vida ou com os desejos que proveem do interior do aparelho mental. A criança que brinca de herói e bandido ou de fada e bruxa está dando expressividade a seus medos e suas tentativas de vencê-los, está de alguma forma se "vacinando", se instrumentalizando para enfrentar os bandidos e problemas que a assombrarão futuramente na vida real.

Voltando ao modelo da vacina, pode-se dizer que o ego forte, que reúne muitos elementos de pensamento, muitos recursos de interioridade, o ego "vacinado", tem mais condições de enfrentar as situações de angústia do que o ego que está desprotegido. Ou seja, o desenvolvimento da capacidade de pensar as emoções, a construção de um aparelho capaz de "pensar-se", é fator de fortalecimento do ego.

O *enfrentamento* associa-se, portanto, a *forças de vida*, de *confiança* nos recursos internos para resolver desafios e problemas, de *esperança* de construção dos recursos que não estiverem disponíveis, de *vinculação*, de envolvimento, de contato direto com o problema que se apresenta. De fato, na medida em que há enfrentamento, há mobilização de forças vitais de utilização de recursos de ego – atenção, concentração, inteligência, criatividade, ponderação, sensatez, empatia. E mais: o movimento de enfrentamento gera, ele próprio, mais recursos que serão utilizados em próximos desafios. A cada enfrentamento há um conjunto de novos recursos que são construídos, ou um fortalecimento dos recursos já existentes.

A *evasão* – que é o outro caminho possível diante da angústia – associa-se a *forças de morte* que se expressam de duas formas básicas: ou o afastamento da fonte de angústia ou o ataque a ela. São manifestações como negação (subestimação dos conflitos, "isso não é nada"), rompimento da vinculação afetiva (o des-afeto), imobilização de recursos ("não quero nem saber"), agressividade ("danem-se!"). A evasão constante promove fragilização do ego porque não gera construção nem fortalecimento de recursos. E pior: a fragilização aumenta a probabilidade de novas evasões. Forma-se uma espécie de "bola de neve" de involução.

A evasão só pode ser considerada como força de vida quando ela é uma proteção ao ego frágil. No modelo da vacina, seria equivalente à proteção necessária a um organismo que tem poucas defesas e não pode ser exposto a estímulos que poderiam danificá-lo ou desorganizá-lo a ponto de ameaçá-lo de morte. Também o ego frágil, sabendo-se assim (de modo inconsciente), evita contato com problemas e desafios ou, o que dá no mesmo, cria um escudo protetor evitando contato. O ego sem endoesqueleto precisa apoiar-se em um exoesqueleto, uma espécie de casco de tartaruga que protege a fragilidade do corpo. A conduta mais adequada nos casos de fragilidade do ego não é protegê-lo para sempre, mas ajudá-lo a fabricar as forças de que necessita.

Isto posto, podemos falar do *encontro possível*.

O encontro possível passa pela possibilidade de *significar o desencontro*; entenda-se por isso *pensar o desencontro*, conversar sobre ele, tematizá-lo, sonhá-lo, compreendê-lo dentro do próprio grupo. Trata-se de construir a rede de representações que formam a camada protetora do ego.

Da parte dos mentores, o encontro possível passa pela *confiança* de ser "ego vacinado", com experiência reunida ao longo dos anos de formação e de docência, em que houve o encontro com muitos desafios. Esse "ego vacinado" – que tem por atitude básica encarar desafios – é o modelo de identificação que poderá, ao longo do tempo, fortalecer os alunos.

O encontro possível passa pela atitude de *acolhimento*, que não é nem maternal nem paternalista (essa atitudes são impróprias porque infantilizam os alunos). A atitude de acolhimento madura é a de compreensão, de continência da angústia (algo como segurar a "onda"), o que cria condições para *pensar* as emoções que se apresentam, em lugar de evadir-se delas.

O encontro possível passa pela *condição de vinculação*. Vincular-se é investir energia psíquica no Outro, é criar interesse, empatia, o que inclui a capacidade de divergir, de se opor. O que cria problemas para as relações são os não vínculos, os des-afetos, a indiferença em relação ao Outro.

O encontro possível passa pela *persistência*, ou seja, a manutenção da motivação ainda que as forças contrárias vençam uma vez ou outra ou inúmeras vezes! A persistência encontra sua sustentação na convicção dos objetivos do projeto que se quer realizar. A luta contra a repressão nos anos 1970 ou a resistência contra o nazifascismo são exemplos disso.

O encontro possível passa pela *determinação*, gerada pela força e coragem de seguir em frente para se atingir uma meta, fazendo os ajustes necessários que se apresentam na caminhada. É ter flexibilidade; a cada passo poder pensar e reajustar. O contrário da determinação é a teimosia, que é rigidez de pensamento, inflexibilidade, dificuldade de rever posições.

Todos esses são elementos de vida psíquica que, injetados nas relações, fazem frente aos elementos de morte que geram o desânimo, o cansaço, o ataque destrutivo.

Do lado dos alunos, o encontro possível passa pela possibilidade de enfrentar a angústia diante da exposição de dúvidas ou fragilidades. Essa possibilidade está alicerçada em uma confiança na própria capacidade de aprender com a experiência e de desenvolver recursos de enfrentamento. Passa também pela humildade de poder se colocar como aprendiz. Em um modelo artesanal, isso se faz com o mestre.

Alunos e mentores são colaboradores: trabalham juntos lutando contra as forças que conspiram contra o desenvolvimento.

Para terminar, vou me referir ligeiramente à história do mentor na *Odisseia* que, segundo eu soube, inspirou a palavra mentor. Mentor é a forma hierofânica (sob disfarce, em contraposição à epifânica, sem disfarce) da deusa Atena que orienta Telêmaco (filho de Odisseu) na busca pelo pai e orienta Odisseu no retorno a Ítaca. Atena é a deusa da sabedoria, da inteligência, da coragem, da razão, do equilíbrio apolíneo, do espírito criativo. É boa conselheira, orientadora, justa. Preside trabalho de fiação e tecelagem, que exigem *paciência, habilidade, delicadeza, precisão e culto ao belo.*[4] Foi a responsável pelo nascimento do trabalho criativo que acabou com a barbárie e inaugurou uma forma mais humana de aproximação à vida. Com todos esses poderes, Atena previne Telêmaco e Odisseu sobre os perigos que enfrentarão, injetando-lhes coragem para enfrentar os inimigos, abrindo-lhes caminhos, afastando obstáculos; a deusa está sempre junto de seus "orientandos", nas situações mais difíceis. Apesar de seus poderes, Atena não consegue impedir que as relações humanas se deteriorem na Grécia, após a invasão de Roma, porque

> o amor à beleza perdeu forças, cedendo lugar ao amor à riqueza (...). Não se media mais o valor de um homem pelo que ele havia feito, mas sim através dos bens que possuía. Os sentimentos nobres morreram

---

[4] À semelhança do ofício do educador ou de mentor.

> no coração dos homens livres e em sua busca cega de riquezas a civilização declinou caindo a um nível de completa barbárie (STEPHANIDES, 1984, p. 19).

Os professores-mentores, sem poderes divinos, têm a mesma tarefa de Atena: conduzir, orientar, encorajar, amparar, prevenir os alunos nessa Odisseia de tornar-se adulto e tornar-se médico. Os mentores contam com a limitada condição humana de orientar. Uma condição limitada, porém poderosa, capaz de mobilizar nos alunos processos de identificação que os acompanharão por todo seu percurso profissional.

Outro dia, quando já estava preparando essa palestra, ouvi uma música que me fez lembrar da relação mentor-aluno. O que ficou para mim foram estes versos, que quero deixar especialmente aos alunos que tiverem a sorte de terem bons mentores:

Quando você estiver em dúvida,
Quando você estiver em perigo,
Quando você estiver com medo,
Dê uma olhada a sua volta,
Eu estarei lá,
Eu prometo...

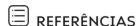

REFERÊNCIAS

BION, W. R. *Aprendiendo de la experiencia*. Buenos Aires: Paidós, 1980.
MATOS, O. *Filosofia:* a polifonia da razão. São Paulo: Scipione, 1997.
MARCUS, E. R. Medical student's dreams about medical school: the unconscious developmental process of becoming a physician. *International Journal of Psychoanalysis*, v. 84, p. 367-386, 2003.
MILLAN, L. R. et al. *O universo psicológico do futuro médico*. São Paulo: Casa do Psicólogo, 1999.
STEPHANIDES, M. *Palas Atena*. Rio de Janeiro: Ediouro, 1984 (Coleção Mitologia Grega).

Parte IV
Da avaliação

14

Impacto da mentoria: é possível avaliar?

Patrícia Lacerda Bellodi

QUESTÕES METODOLÓGICAS

O que torna um programa de mentoria realmente efetivo? O que é considerado um resultado satisfatório em uma intervenção com essa natureza e esses objetivos?

Responder a estas questões significa **avaliar o impacto** da atividade para todos aqueles que dela participam: os mentores e os alunos, mas também os supervisores, coordenadores e a própria instituição. É uma tarefa difícil, mas absolutamente necessária.

Envolve trabalhar com **indicadores objetivos** (índices de adesão ao programa, frequência e regularidade da participação nos encontros, desempenho acadêmico, por exemplo), mas, na maior parte das vezes, significa considerar **indicadores subjetivos** fundamentais como os conceitos de satisfação, percepção de mudança, qualidade de vida e bem-estar.

E, como em todo **processo avaliativo**, algumas questões devem ser respondidas antes do início do trabalho:

- O que deve ser avaliado em um programa e em uma relação de *mentoring*?
- Para quem é a avaliação e com que propósito: para a instituição, para os coordenadores, para os participantes?
- Quem ou o que vai ser avaliado: o programa, os mentores, os alunos?
- Qual é o contexto no qual todos estão colocados? Há alguma especificidade cultural a ser observada?

De uma maneira geral, é preciso avaliar tanto a **estrutura e dinâmica** do programa quanto o coração da proposta: a **relação mentor-aluno**. E, para cada um desses aspectos, metodologias diferentes e complementares podem e devem fazer parte. Se a relação de *mentoring* atingiu seus objetivos, devemos procurar efeitos tanto para os aspectos profissionais quanto pessoais dos envolvidos, seja o aluno, seja o mentor.

Nesse sentido, que **aspectos** têm sido avaliados nos diferentes programas de *mentoring* (FREEMAN, 1998, RHODES, 2002)?

- Os relativos ao **programa** e aos **encontros**: a experiência de ser mentor ou ser mentorando, a frequência e a regularidade dos encontros, os temas discutidos *versus* os temas esperados, a satisfação com a atividade em geral e o que influencia nessa satisfação.
- Os relativos ao **mentor**: a disponibilidade de sua presença, a continuidade da relação, suas habilidades interpessoais, a capacidade de ajudar o aluno a implementar novas práticas, de dar suporte aos momentos de mudança, entre outros.
- Os relativos ao **aluno**: a ampliação da visão de si mesmo como pessoa e profissional, o aumento da autoconfiança, uma maior consciência de suas próprias necessidades, percepção de menor isolamento, maior bem-estar, mudança de repostas ao estresse, aumento da energia e do entusiasmo com a prática e a formação profissional, entre outros.

Nos programas de *mentoring*, a coleta e a interpretação dos dados são realizadas por diferentes maneiras, sendo a maioria delas baseada na **rotina** do programa, isto é, nos registros que os mentores, os alunos e demais envolvidos realizam das atividades em que participam. Em outras palavras, a avaliação da atividade é predominantemente realizada dentro do espírito da "**pesquisa-ação**", com o objetivo de melhorar a prática, considerando ao mesmo tempo a qualidade de ambos: processo e resultados (FREEMAN, 1998).

Os **instrumentos** mais utilizados para buscar evidências do valor dos encontros englobam grupos focais, entrevistas semiestruturadas ou em profundidade com mentores ou alunos randomizados, instrumentos de *feedback* (opinião, percepção) sobre a experiência de ser mentorado e de ser mentor (questionários, escalas de avaliação). Muitas vezes as opiniões, o grau de satisfação e os temas que emergem dos instrumentos aplicados aos mentores são colocados lado a lado com os apresentados pelos alunos, buscando assim um **cruzamento** da experiência de ambas as partes. A questão da confidencialidade é sempre de máxima importância e deve ser assegurada aos participantes para que, de fato, os resultados se aproximem da experiência real.

Rhodes (2002), em seu livro *Stand by me: the risks and rewards of mentoring today's youth"* apresenta resultados de mais de uma década de pesquisas relativas à avaliação de programas de *mentoring*. Embora analise especialmente programas para jovens em "situação vulnerável" (dos pontos de vista econômico, social e emocional), muito de seus resultados e considerações podem ser aplicados a outros contextos.

Os principais problemas e desafios na área de avaliação em *mentoring*, identificados pela autora, dizem respeito a:

- **Poucos estudos e falhas metodológicas**: segundo Rhodes (2002), para ajudar os mentores na tarefa – promover mudanças positivas na vida de seus mentorandos – há manuais, *websites,* listas de diretrizes para a prática e toda uma série de recomendações. Entretanto, ressalta ela, tais recomendações raramente são baseadas em pesquisa científica e são poucos os estudos rigorosos na área. Além de serem raros os estudos publicados em revistas acadêmicas, suas falhas metodológicas obscurecem a própria interpretação dos dados, pois poucos estudos incluem comparação entre grupos, controles estatísticos ou avaliações de *follow-up*. Em resumo: há pouca pesquisa empírica e, embora haja muita coisa escrita, a maioria é particular e descritiva. Ressalta a "síndrome do ovo e da galinha", típica nos resultados encontrados nesses estudos, ao dizer:

> ... o achado de que relações de *Mentoring* caminham lado a lado com jovens saudáveis e mais bem ajustados pode bem ser explicado pelo fato de que jovens bem-ajustados são frequentemente mais interessados por esse tipo de atividade e dispostos a estabelecer esse tipo de relação com um outro adulto (p. 17).

- **Dificuldade em isolar a influência do programa:** outro ponto fundamental a ser considerado quando se pretende avaliar o impacto dos programas, diz a autora, é o fato de o *mentoring* ser uma das fontes de suporte ao jovem, mas não a única, talvez nem a mais importante. O *mentoring* é um dos componentes da rede de suporte social na qual o jovem está inserido e isolar sua influência pode ser extremamente difícil. Além disso, diz ela, a tendência a isolar e creditar aos mentores os efeitos positivos pode ser um insulto aos pais, professores e outros adultos que cuidam e orientam os jovens em sua vida diária.

- **O exagero que ronda os programas de *mentoring*:** segundo Rhodes, muitos relatos com afirmações não substanciadas sobre a efetividade dos programas têm deixado um aspecto de superficialidade na área, desencorajando, inclusive, investigadores em prosseguir com estudos sérios. E, continua ela, quando pesquisadores de fato perseveram em realizar análises complexas, a **mentalidade "apenas boas notícias"** de alguns coordenadores de programas tende a minar o impacto de qualquer resultado empírico que possa ser reportado.
- **A dificuldade em compreender a magnitude dos efeitos do programa:** a relação de *mentoring* é, geralmente, considerada de forma muito limitada nos estudos, como sua influência em comportamentos específicos ou sintomas. Uma vez que as mudanças na juventude variam tremendamente, são complexas e sutis e emergem depois de um período relativamente longo, tal compreensão precisa ser ampliada para refletir as potencialidades do *mentoring*.

Entretanto, depois dessas considerações de cautela, Rhodes ressalta que um pequeno, mas **crescente número de estudos bem executados** convergem seus resultados, sem dúvida, no sentido de sugerir que **programas de *mentoring*** podem sim ter **efeitos positivos emocionais, comportamentais e acadêmicos**.

O programa **Big Brothers Big Sisters** é citado por ela como a maior e melhor avaliação de um programa de *mentoring*. Nesse estudo, em que 1.328 jovens estiveram envolvidos, no período 1992-1993, foram constituídos dois grupos: um com mentores (grupo tratamento) e um que ficou na lista de espera durante 18 meses. Questionários iniciais foram entregues imediatamente depois do sorteio e antes de o jovem saber a qual grupo pertencia. Questões a respeito de problemas comportamentais, desempenho acadêmico, relações familiares, relações com amigos e autoimagem estavam presentes. Além disso, supervisores, pais e jovens compartilharam suas impressões sobre a relação. Os pares mentor-jovem encontraram-se em média por 11 meses, e mais que 70% deles encontraram-se 3 vezes por mês. Depois de 18 meses, os dois grupos receberam questionários novamente e foram comparados aos iniciais em uma série de pontos.

Os pesquisadores calcularam dois diferentes tamanhos de efeito: a **magnitude da mudança** ao longo do tempo (pré-programa × pós-programa) a **diferença**

pós-programa entre os participantes dos dois grupos. A diferença encontrada nas duas comparações foi pequena, resultado não consistente com a maneira como outros resultados têm sido divulgados, mostrando um forte impacto da atividade.

Nos dois grupos avaliados ocorreu um aumento nos problemas emocionais, comportamentais e acadêmicos ao longo desse tempo, mas os problemas no grupo com mentores aumentaram em uma escala menor. Entretanto, quanto aos benefícios no grupo com mentores, os jovens reportaram níveis melhores de funcionamento do que os jovens do grupo lista de espera: um número menor de dias fora da escola, um nível menor de uso de drogas, menor agressividade física, relações mais positivas com pais e amigos, melhor desempenho escolar.

Rhodes pergunta: por esse resultado modesto e por vezes negativo, deveríamos abandonar o *mentoring* como uma estratégia de intervenção? Claro que não, responde ela:

> ... mas isso sugere que nós deveríamos ser mais prudentes em nossos desejos, reconhecendo a enorme variabilidade dentro e entre os programas. O desafio é distinguir entre relações efetivas e não efetivas e compreender o contexto no qual cada uma se desenvolve (p. 21).

O importante, diz Rhodes, é que mesmo assim esses resultados são promissores, uma vez que problemas de comportamento, instabilidade nos relacionamentos e sentimentos de inadequação são típicos da adolescência e tendem a aumentar com o tempo até os 20 e poucos anos. Além disso, complementa, nenhum programa poderia produzir, dentro de um tempo relativamente curto, uma alteração dramática nessa trajetória típica do adolescente.

A verdade nesse assunto, diz ela, é que a **relação mentor-mentorando** – não apenas no programa estudado, mas provavelmente em outros programas semelhantes – **varia consideravelmente em sua efetividade**, dependendo das características dos indivíduos envolvidos e da qualidade da relação por eles formada.

Além desse programa, Du Bois *et al.*, citadas por Rhodes, realizaram uma **metanálise** de 55 **avaliações de programas de *mentoring*** para jovens.

Essa metanálise permitiu aos pesquisadores sintetizar os resultados de numerosos estudos e estatisticamente determinar a força e a consistência dos efeitos relatados. Identificaram os estudos relevantes dentro da área de *mentoring* e incluíram estudos dentro dos seguintes **critérios**: 1. o programa avaliado deveria incluir uma relação um a um na qual um mentor mais velho e experiente estava pareado com um jovem (até 19 anos); 2. o estudo tinha de examinar empiricamente os efeitos da participação no programa por meio de comparações pré-pós do mesmo grupo de jovens ou por comparações entre um grupo de jovens com mentores e outro sem.

Efeitos positivos foram encontrados em **diversos tipos de programas**, tanto aqueles com objetivos gerais quanto os com objetivos mais específicos e com jovens de diferentes contextos e características demográficas. **Os efeitos mais fortes** surgiram entre: 1. programas onde os jovens tinham condições de vida mais favoráveis e melhor funcionamento social e psicológico no início; e 2. jovens com contatos mais frequentes e regulares com seus mentores, que sentiam uma proximidade emocional com eles e aqueles com os quais a relação durou um tempo maior.

Concluem esses autores que tudo o que a **estrutura do programa** provê para assegurar sua longevidade – treinamento para os mentores, oferecimento de atividades estruturadas aos participantes, ter altas expectativas quanto à frequência dos contatos, monitoramento da implementação do programa – leva a fortalecer seus efeitos. Identificaram assim **três fatores essenciais** para o sucesso de qualquer programa de *mentoring*: **avaliação, treinamento e monitoramento**. Quando um ou mais desses fatores estava ausente, constataram eles, o programa tinha grande dificuldade em sustentar a relação ao longo do tempo.

No sentido de todas essas considerações, **na Mentoria FMUSP** a **avaliação** é um aspecto vital para a continuidade do programa ao longo do tempo.

Ela permite acompanhar o desenvolvimento das atividades, seus aspectos positivos e, especialmente, aqueles que demandam ajustes para garantir sua qualidade. Acima de tudo, avaliar a atividade é considerado, pela coordenação, um **dever de quem implanta** um programa como esse e **um direito de quem dele participa**.

A **metodologia** de avaliação utilizada tem por princípio permitir e estimular a expressão de todos os envolvidos: mentores, alunos e supervisores. Para cada uma dessas "vozes" foram desenvolvidos instrumentos específicos que permitem o registro do ocorrido, seu significado e valoração, com espaço para críticas e sugestões:

- **Para o mentor: Diário do Mentor** (registro da frequência dos alunos e do conteúdo geral do encontro grupal mensal), **Registro do Encontro Individual** (registro e avaliação dos encontros individuais ao longo do ano), **Entrevista Individual** (roteiro para avaliação do programa como um todo por cada um dos mentores), **A Supervisão** (avaliação de aspectos da supervisão).

- **Para o aluno: O Mentorando** (questionário com questões fechadas e abertas para avaliação do mentor, do grupo de mentoria, de si próprio na atividade, do impacto da atividade, do programa como um todo).

15

O programa pelos alunos

Primeiras avaliações

Maria Eugenia Vanzolini e Patrícia Lacerda Bellodi

A Mentoria FMUSP foi avaliada por seus **alunos** em **duas ocasiões**: ao final do primeiro semestre de atividade e depois de um ano e meio de funcionamento.

Nesta primeira avaliação realizada depois do primeiro semestre de atividade do programa em 2001, solicitamos aos alunos que avaliassem seus mentores, seu grupo, o programa e a si mesmos. Para isso, todos os alunos da FMUSP, **via e-mail**, receberam instruções para o preenchimento do questionário a eles destinado. As respostas às questões abertas foram categorizadas a partir de seu conteúdo, possibilitando assim sua expressão quantitativa, além de qualitativa.

Poucos foram os alunos que responderam a essa avaliação inicial. Tivemos um retorno de apenas 5% do total (47/1.080), assim distribuídos: 31 mulheres e 16 homens, idade variando de 17 a 26 anos (moda = 20 anos), sendo a grande maioria deles (41) alunos do $1^{\underline{o}}$ ao $4^{\underline{o}}$ ano. Apenas quatro alunos, todos do $5^{\underline{o}}$ ano, retornaram seus questionários preenchidos.

Embora o retorno tenha sido bastante pequeno, os resultados que tivemos foram a única informação sistemática de sua visão do processo nesse momento inicial de implantação. Pelos números, mas especialmente via análise qualitativa das questões abertas, a avaliação evidenciou alguns **pontos importantes a serem melhorados**:

- O horário dos encontros, o deslocamento entre a Cidade Universitária (onde muitas aulas do Ciclo Básico e atividades do internato se realizam no Hospital Universitário) e a participação obrigatória (este era o enquadre no início) foram apontados, nesse momento inicial do programa, como fontes de dificuldades e resistência à participação dos alunos. Também o desinteresse e a falta de maturidade de alguns alunos foram apontados, ao lado do desempenho insatisfatório de pequena parcela dos mentores, como possíveis causas do fracasso de alguns grupos. Foi ressaltada pelos alunos a importância da regularidade dos encontros, para que os grupos amadureçam em seu funcionamento.
- A ausência dos internos nos encontros foi sentida pelos demais alunos, mas ao mesmo tempo compreendida pela natureza da organização do internato.
- Faltava ainda clareza quanto aos objetivos do programa. Para alguns alunos a atividade era considerada perda de tempo, não estimulante e repetia o conteúdo de disciplinas humanísticas do currículo. As intenções do programa foram consideradas boas, mas era preciso melhorar sua concretização.

Mas vários **pontos positivos** foram também ressaltados pelos alunos:

- Os mentores foram bem avaliados, considerados muito bons e excelentes em sua grande maioria, dando indícios de que a seleção realizada mostrava ter sido adequada.
- Metade dos alunos respondentes se disse assídua e participativa em seus grupos, o que confirmou dados de frequência enviados pelos mentores à coordenação do programa.
- Segundo os alunos, muito da dinâmica da atividade dependia dos mentores, mas um grupo apático também poderia prejudicar a atividade. A heterogeneidade dos grupos foi considerada de muita importância: a opinião dos alunos mais velhos, a união de diferentes turmas e a diversidade de opiniões foram apontadas como fonte de satisfação. Para os alunos, um grupo pequeno permitia a conversa e dava boa oportunidade de interação.
- A mentoria mostrou estar associada a ser um "lugar seguro", onde se podia contar com alguém mais experiente.

Alguns relatos dos alunos, nesse momento inicial, ilustram essa perspectiva:

Quando alunos e professores caminham bem com eles e entre eles a instituição FMUSP também caminhará bem, com um interesse positivo crescente em todos os aspectos, para que se melhore a qualidade de ensino, pesquisa, interação acadêmica, entre outros. Por todos os motivos que eu assinalei na questão anterior, sou otimista quanto ao Programa, mas como todo projeto inicial, tem muito o que melhorar. Eu particularmente estou muito contente com esse Projeto e pretendo cooperar no que for possível, e espero que existam mais alunos conscientes, NÃO DESISTAM!

Percepções dos diferentes anos

Patrícia Lacerda Bellodi

Com um ano e meio de funcionamento, no final de 2002, o programa de mentoria foi novamente avaliado pelos alunos da FMUSP. Procuramos, desta vez, comparar a percepção dos diferentes anos acadêmicos que dele participam e investigar:

- O grau de satisfação do aluno com o mentor, com o grupo de mentoria e consigo mesmo na atividade.
- O impacto do programa na vida pessoal e acadêmica do aluno.
- Opiniões sobre a estrutura e o funcionamento do programa.
- O grau de satisfação do aluno com o programa como um todo e fatores correlacionados.

Para a avaliação nesse segundo momento, organizamos minifóruns em salas de aula do 1º ao 4º ano do curso para apresentação e discussão da mentoria na instituição. Nesses fóruns a coordenação do programa reafirmou os objetivos da proposta e apresentou os dados de adesão e temas mais discutidos a partir dos relatos recebidos dos mentores no período 2001-2002. Após essa apresentação, os alunos eram convidados livremente a expor sua opinião sobre o programa. Os alunos também responderam a um questionário distribuído em dois momentos: imediatamente após as discussões desses minifóruns e durante a realização do chamado Teste do Progresso (em que participam conjuntamente alunos de todos os anos).

O instrumento, denominado O Mentorando, foi derivado das questões aplicadas no fim de 2001. Composto por questões abertas/fechadas e escalas tipo Likert (5 pontos), teve como objetivo investigar os seguintes aspectos:

- **Dados do aluno:** sexo, idade, período acadêmico, número de vezes em que frequentou o programa, nome de seu mentor.
- **O mentor:** avaliação de cinco atributos específicos (três pessoais: atencioso, agradável, disponível; duas habilidades: condução do grupo e orientação do aluno) e grau de satisfação geral com o mentor.

- **O grupo de mentoria:** avaliação de três atributos específicos (presença, participação, suporte) e grau de satisfação geral com o grupo.
- **Autoavaliação:** avaliação de si mesmo (participação e interesse), comparecimento (frequência) e grau de satisfação geral consigo mesmo na atividade.
- **Impacto da mentoria:** mudança atribuída ao programa e sua qualidade.
- **Estrutura e dinâmica do programa:** avaliação de aspectos como obrigatoriedade, definição de pautas, inserção na grade horária e local de encontro.
- **O programa de mentoria como um todo:** grau de satisfação com o programa como um todo, aspectos positivos e negativos, comentários e sugestões.

RESULTADOS

Do total possível de 1.080 alunos da FMUSP, 444 (41%) responderam parcial ou totalmente aos questionários. Destes, 58% eram alunos do sexo masculino (258) e 40% do sexo feminino (179). Em 2% dos questionários esse item não foi respondido. A faixa etária dos respondentes (152 alunos não preencheram essa informação) engloba alunos de 17 a 29 anos (média de 21 anos). Foram avaliados 117 mentores (por pelo menos um aluno de seu grupo) do total de 123 mentores do programa nesse período da avaliação.

A distribuição dos respondentes pelos diferentes anos foi a seguinte: 1º ano (44%), 2º ano (51%), 3º ano (57%), 4º ano (58%), 5º ano (18%) e 6º ano (18%). Não foram realizados minifóruns junto aos alunos do internato, o que justifica o menor número de respondentes do 5º e 6º anos. Em todos os demais anos, o grupo total foi composto de alunos participantes do Teste do Progresso e dos minifóruns realizados em sala de aula.

O mentor FMUSP foi avaliado positivamente pelos alunos como um todo como uma pessoa atenciosa e agradável no contato. Embora a avaliação ainda seja bastante elevada, são mais críticos em relação a sua habilidade em conduzir o grupo e orientar os alunos. O atributo "disponibilidade" foi o que recebeu menor valor na avaliação.

Apenas para a metade dos alunos o grupo de mentoria foi avaliado satisfatoriamente.

A insatisfação demonstrada por metade dos alunos pode ser compreendida ao observar-se a avaliação realizada por eles dos atributos do grupo: boa parte dos alunos considera o grupo de mentoria suportivo e participativo, mas para muitos os membros do grupo são pouco presentes.

Em relação a si mesmos, metade dos alunos respondentes considerou-se participativa (51%), fazendo uma boa avaliação de si mesmos. Entretanto, uma boa parcela (mais da metade no total) reconhece que comparece às vezes ou falta muito à atividade, indo no mesmo sentido dos números de frequência enviados pelos mentores.

A comparação entre os diferentes anos mostrou serem os alunos do internato aqueles que menos frequentam a mentoria e os alunos do 1º ano, os mais presentes.

Para quase 40% dos alunos, efeitos positivos podem ser atribuídos à mentoria, especialmente, em ordem decrescente: melhor conhecimento do curso, maior motivação, ampliação de amizades e uma visão mais positiva, ética e humana da medicina.

Foram os alunos do 1º ano os que mais referiram mudanças em decorrência do programa, em qualquer uma das categorias.

Um programa optativo, fora da grade horária e sem pautas definidas previamente. Este foi o modelo desejado por 76% dos alunos (referente à questão da obrigatoriedade), 68% (grade horária) e 60% (pauta não definida). Boa parte deles (69%) disse que participaria do programa mesmo se não continuasse a ser obrigatório. Os alunos do internato mostraram-se como aqueles que mais desejam um programa em que a participação seja optativa, assim como são aqueles que menos participariam se ele deixasse de ser obrigatório.

Outro aspecto avaliado nesse item disse respeito ao local do encontro: 69% dos alunos relataram que seus encontros de mentoria ocorrem em locais fechados e acadêmicos, embora boa parte deles (36%) prefira encontros em locais abertos e sociais.

Metade dos alunos da FMUSP avaliou satisfatoriamente a mentoria como um todo. Para um terço deles o programa era razoável e poucos o avaliaram de forma totalmente desfavorável. Os alunos de 1º ano foram também, neste aspecto, os mais satisfeitos com o programa como um todo.

CONSIDERAÇÕES

É preciso dizer inicialmente que poucos programas de mentoria em outras escolas médicas têm sua avaliação divulgada e, em modelos semelhantes ao nosso, para alunos de graduação, encontramos poucos relatos diante dos quais poderemos estabelecer comparações. Temos um programa alemão, na Universidade de Saarland (WOESSNER *et al.*, 1998); dois programas escoceses, um na Universidade de Dundee (MALIK, 2000) e outro da Universidade de Aberdeen (ARNOLD e SIMPSON, 2003); dois programas americanos, um na Universidade de Nova York (KALET *et al.*, 2002) e outro na Universidade da Califórnia (MURR *et al.*, 2002), e o mais antigo deles, o programa inglês do London Hospital Medical College (COTTRELL *et al.*, 1994). No Brasil, as experiências na área estão ainda começando, como a nossa, e as primeiras avaliações estão sendo realizadas.

Dentro do modelo de mentoria estabelecido na FMUSP – um mentor e um grupo de alunos que se encontram regularmente para discussão e orientação de aspectos pessoais e profissionais da formação médica – a avaliação realizada pelos alunos incluiu não apenas a percepção global do programa e do mentor, mas também do grupo de mentoria e de si mesmos.

As características pessoais e positivas do mentor foram fortemente apontadas pelos mentorandos: atencioso, disposto a ajudar, agradável no contato, amigo – este é o mentor FMUSP na percepção da expressiva maioria dos alunos. Também em uma proporção importante, o mentor FMUSP é visto desempenhando bem suas funções de orientar o aluno, conduzir o grupo e ser disponível, nesta ordem.

Este primeiro resultado da avaliação, a grande satisfação dos alunos com seus mentores, mostrou, com esses índices, a validação de dois outros trabalhos realizados na implantação do programa. Indica, primeiramente, que a seleção cuidadosa, realizada para compor o quadro de mentores, foi adequada e sensível para detectar pessoas de fato com atributos de um bom mentor. No momento dessa avaliação, 80% dos professores inicialmente selecionados permaneciam no programa. Pode indicar também a efetividade de um outro aspecto especial do funcionamento do programa – a supervisão dos mentores por uma equipe de profissionais de saúde mental, com experiência em trabalhos grupais. Vários trabalhos sobre programas de mentoria apontam a necessidade de treinamento e suporte aos mentores na execução de sua tarefa (WATSON, 2000; CONNOR *et al.*, 2000). Inclusive revela, para o grupo de supervisores, que investimentos para capacitar os mentores para manejo de situações grupais e de demandas de orientação por parte do aluno podem e devem ser incrementados ainda mais.

Por outro lado, a avaliação revelou que boa parte dos **grupos de mentoria**, compostos por alunos de diferentes anos, ainda é pouco presente, com muitas faltas ou presença irregular de seus elementos. Tal comportamento teve, com certeza, forte influência nos outros dois atributos avaliados: a participação e interesse nas discussões e o apoio e suporte a partir da troca de experiência entre os diferentes alunos. Grupos pequenos, dentro da proposta inicial de ter pelo menos um aluno de cada ano nas reuniões, têm frustrado a expectativa dos alunos que comparecem e parecem prejudicar a dinâmica entre os participantes. Como resultado, o grupo de mentoria tem seu funcionamento considerado pouco satisfatório ou insatisfatório para metade dos respondentes. Essa participação e comparecimento aquém do esperado são reconhecidos pelos alunos quando de sua autoavaliação: menos da metade comparece sempre aos encontros (embora os alunos não considerem essa frequência de comparecimento insatisfatória...). Esta proporção confirmou a taxa de adesão de 40 a 50% obtida pelos relatos dos próprios mentores e é exatamente a mesma do programa da escola médica alemã (WOESSNER *et al.*, 1998). Também nesse programa, apesar da participação voluntária, os mentores estavam descontentes com o pouco interesse de vários alunos. Vale aqui a ressalva de que, além dessa diferença quanto à obrigatoriedade, também a periodicidade dos encontros é muito menor (1 a 2 vezes por semestre) nessa escola.

Por que boa parte dos alunos frequenta os encontros de forma irregular? Por que outra parcela não comparece se os mentores a eles destinados são considerados de forma tão satisfatória?

A primeira resposta provável e "fácil" pode ser um outro resultado da avaliação: para quase 80% dos alunos, **o programa deveria ser optativo e não obrigatório**. Pode-se considerar, a princípio, que em qualquer relação de ajuda ou parceria o desejo voluntário das partes envolvidas é condição *sine qua non* para seu sucesso. Os quase 70% dos alunos que disseram que participariam do programa mesmo se este não fosse obrigatório dão força a essa hipótese. Por outro lado, pode-se considerar também que, mais do que a obrigatoriedade, a expectativa frustrada da troca de experiências com outros colegas de diferentes anos, que nem sempre participam, também seja um fator de forte influência nessa insatisfação.

Outros aspectos da **estrutura do programa**, como a não inserção dentro da grade horária e a não definição de pautas (embora haja um temário para consulta, se o grupo assim desejar), foram aprovados por dois terços dos alunos. Entretanto, para um terço deles, o enquadre dos encontros deveria ser mais definido e estruturado previamente – tanto no sentido da previsão temporal do encontro na grade horária quanto na definição de temas a serem alvo das discussões. Ainda dentro dos aspectos estruturais, a parcela de grupos que se reúne fora do ambiente acadêmico, em atividades sociais (um quarto), corresponde à proporção de encontros desse tipo presentes nos outros dois programas, tanto o programa alemão (25% dos encontros são de caráter social) quanto o programa inglês (20%), descrito por Cottrell *et al.* (1994). Embora os alunos da FMUSP expressem o desejo de uma proporção maior de encontros desse tipo, a avaliação do programa inglês revelou que graus maiores de satisfação são relacionados a mentores que promovem encontros mistos, de caráter tanto social quanto acadêmico. Essa parece ser uma informação importante para muitos de nossos mentores que acreditam que, por sua dificuldade em promover encontros fora do ambiente da faculdade ou do trabalho, teriam alunos menos satisfeitos com os encontros. A flexibilidade quanto a esse aspecto parece ser algo importante a ser considerado.

Aagaard e Hauer (2003) descreveram especialmente as relações de *mentoring* informais dos alunos de medicina da Universidade da Califórnia (UCSF). Apenas um terço dos alunos relatou ter um mentor, embora a grande maioria considerasse importante ter essa figura na sua formação. Em contraste, 64% tinham um modelo e 68% tinham um orientador científico. Os mentores desse estudo tendiam a ser mulheres e jovens. As atividades de suporte pessoal realizadas incluíam motivação (98%), suporte moral (91%) e orientação pessoal (60%), enquanto as funções de orientação de carreira incluíam escolha de especialidade (98%) e residência (78%). Considerou-se que 89% dos mentores serviam como modelos para carreira e 80% como modelos para adquirir balanço entre via pessoal e profissional. Os alunos encontravam-se com seus mentores semanalmente ou com mais frequência (24%), mensalmente (29%) ou menos de uma vez por mês (47%). Além disso, como em outros estudos, a frequência dos encontros não se correlacionou com a satisfação geral com a orientação. Investigaram especialmente, entre aqueles que não referiam ter um mentor, quais as barreiras nesse sentido: desconforto em perguntar, falha em encontrar alguém com um interesse pessoal ou profissional similar e docentes muito ocupados foram as citadas. A grade horária fragmentada, com frequentes mudanças de cursos e estágios, também foi responsabilizada por não promover relações entre professores e alunos. A maior probabilidade de ter um mentor está relacionada a quem faz pesquisa, está no fim do curso e está satisfeito com outras fontes de suporte da faculdade.

Um **ponto central** de nossa avaliação disse respeito ao impacto da atividade de mentoria no dia a dia do aluno.

Sem dúvida, o fato de 40% dos alunos da FMUSP referirem mudanças pós-mentoria é indicador de sucesso para um programa que tinha apenas um ano e meio de funcionamento. Um quarto dos alunos disse conhecer melhor o curso e vários outros referiram estar mais motivados, terem uma rede de amizades ampliada e, importante salientar, referiram ter, com o programa, uma visão mais positiva, humana e ética da medicina. Além disso, houve uma interessante correlação entre esse índice referido de mudança e a adesão ao programa: também 40% dos alunos referiram comparecer sempre à atividade. Pode-se considerar assim que, provavelmente, só se torna suscetível a esses efeitos positivos aquele que, pela presença frequente, dela pode se beneficiar. Em outras palavras, a regularidade da presença é fator importante para ser atingido pelos seus benefícios.

Ao avaliarem o programa como um todo, encontramos metade dos alunos da FMUSP satisfeitos com o programa, considerando-o bom e excelente. Tal grau de aprovação corresponde ao encontrado no programa inglês (34% de seus alunos o consideram satisfatório e 18%, muito satisfatório), mas encontra-se abaixo do grau de satisfação dos alunos da escola alemã (WOESSNER *et al.*, 1998). Nesta, 72% referem estar muito satisfeitos e 12%, satisfeitos, pelo interesse dos mentores e seu envolvimento e abertura, mas especialmente valorizam a troca de experiências com os colegas dos diferentes anos.

Nossos resultados também vão ao encontro de muitos dos achados de Freeman (1998), embora esta pesquisadora tenha trabalhado no contexto da residência médica em Clínica Geral. No programa coordenado por ela, os residentes envolvidos, em grande parte, também identificaram uma medida positiva dos resultados, embora a extensão deles variasse bastante. Em geral, essa medida positiva dizia respeito a pequenas mudanças em diferentes áreas ou mudanças graduais ao longo do tempo. Independentemente da magnitude das mudanças, os residentes valorizaram a oportunidade para discussão e encontro, mesmo quando eram incapazes de identificar transformações derivadas da atividade. O aspecto que eles menos valorizavam em sua experiência de *mentoring* foi o ensino em si e, quanto à estrutura do programa, sugeriram *feedback* para informar o desenvolvimento do serviço, treinamento em habilidades de aconselhamento para os mentores e um sistema de seleção para os mentores, seguidos de treinamento. Na comparação entre as percepções dos mentores e as dos residentes, alguns aspectos se mostraram interessantes: a importância do ouvir para ambos, o fato de que, diante de problemas pessoais, os mentores se sentem menos confortáveis que os alunos, a percepção de divergência quanto ao poder esperado do mentor em resolver problemas profissionais, a concordância de que o gênero não é importante e de que a maior força de satisfação são a diminuição do isolamento e a oportunidade de compartilhar preocupações e dificuldades em um ambiente não julgador e suportivo.

A avaliação da mentoria, depois de um ano e meio de atividade, revelou novamente que metas importantes foram atingidas, mas que ajustes e aprimoramentos deveriam ser realizados pela coordenação – especialmente focando frequência, participação e interesse dos alunos dos diferentes anos nos grupos.

Esses aspectos se encontravam diretamente relacionados a uma melhor operacionalização. Naquele momento do programa, embora definida como obrigatória, não havia consequências previstas para os alunos ausentes – menos pelo não reconhecimento dessa necessidade, e mais pela dificuldade em definir quais seriam as adequadas dentro de uma proposta que pretende ser de suporte ao aluno e não mais uma fonte de estresse dentro de seu cotidiano. Reflexões conjuntas envolvendo representantes de mentores, alunos e supervisores foram realizadas (e continuam sendo), buscando equacionar essa questão de forma mais adequada. Depois dessa avaliação, o enquadre da participação do aluno tem passado por mudanças importantes.

Em **2003**, todos os alunos da FMUSP continuaram a ter, como direito, um mentor de referência na faculdade. Mas, ao contrário do início do programa, a participação passou a ser optativa com incentivos: o aluno que participa das reuniões (70% no mínimo) tem direito a um crédito, sendo a atividade registrada em seu histórico escolar a cada ano. Recebe ainda, ao fim da graduação, um certificado para seu currículo, reconhecendo ter sido ele, ao participar da mentoria, um aluno que se preocupou com sua formação integral.

Em **2004**, também nesse sentido, a coordenação geral do programa adotou outras mudanças para fortalecer o comparecimento à atividade. Além de encontros grupais, os calouros (os mais presentes, segundo a avaliação) passaram a ter uma atenção especial por meio de encontros individuais com seus mentores. Também os veteranos que assim o desejarem poderão fazê-lo, em paralelo aos encontros grupais. E, especialmente, passou-se a discutir as possibilidades de inserção da mentoria na grade horária (não mais em horários de almoço ou fim da tarde), para assim sinalizar claramente a toda a instituição a importância da atividade na formação de seus alunos.

16

O programa pelos mentores

Primeiras avaliações

Patrícia Lacerda Bellodi e Maria Eugenia Vanzolini

No primeiro semestre do programa na FMUSP, em 2001, 150 grupos de mentoria encontravam-se a cada 15 dias (este era o enquadre inicial dos encontros). Com as informações de 117 grupos (78% do total), tivemos o seguinte panorama desse 1° semestre:

- **Número de encontros:** a maioria dos grupos encontrou-se sete vezes (sendo 5 o número mínimo ocorrido e 9 o máximo).
- **Adesão:** tivemos 50% de participação dos alunos, em média, nas reuniões, isto é, metade do grupo esteve presente (com a ressalva de que essa "metade" não era sempre composta dos mesmos alunos, ou seja, havia um "revezamento" entre os participantes). Os alunos do 4° ano foram os mais presentes e os de 5° ano, aqueles que mais faltaram nesse 1° semestre.

Em 2002, pela primeira vez, os novos alunos da FMUSP foram recebidos pelos grupos de mentoria, isto é, a turma de 2002 é aquela que, desde o início da graduação, já tem a atividade de mentoria como parte natural de suas atividades.

Nessa ocasião, avaliamos especialmente essa chegada por meio de questionários dirigidos aos mentores e aos calouros. Tanto os calouros quanto os mentores mostraram grande satisfação com esse encontro. Os novos alunos foram percebidos como receptivos, interessados, tranquilos e participativos (80%). Apenas uma parcela deles foi vista como passiva, calada, perdida, apreensiva, ressabiada ou assustada e desconfiada (20%).

Ao fim de 2002, com 122 grupos de mentoria em atividade (28 mentores desligaram-se do programa ao longo do ano), avaliamos novamente o processo e tivemos o seguinte retorno pelas informações derivadas dos Diários do Mentor:

- **Adesão:** presença efetiva de 41% dos alunos nos encontros, ampliada para 55%, ao incluírem-se as faltas justificadas. Novamente os alunos de 4º ano foram os mais presentes (53%) e os alunos do internato, os mais ausentes da atividade (5º ano, 35%; 6º ano, 21%). Os alunos que não participaram da atividade (zero de frequência) compuseram um total de 28% e os alunos que participaram de apenas 1 reunião chegaram a 19%.
- **Temas discutidos: vida acadêmica:** mentoria (20%), residência (20%), recepção aos calouros (18%), o curso médico (14%), experiência dos veteranos (10%), vida social e esportiva (9%), cadeiras básicas (7%), futuro profissional (7%), atividades extracurriculares (6%). **Questões pessoais e afetivas:** questões pessoais e saúde mental do aluno de medicina (6%), vida fora da escola (5%), problemas na formação médica (3%). **O aluno e a prática da medicina:** ética (3%), relação médico-paciente (3%). **Temas gerais:** atualidades (7%).
- **Avaliação geral do programa:** 27 mentores (22% do total ao final de 2002) enviaram suas opiniões sobre a atividade como um todo. Desses, 15 deles consideraram positivamente a experiência em 2002 (13 avaliaram o programa como "bom", 2 como "excelente"). Por outro lado, 8 mentores avaliaram como "regular" e 4 mentores, como "fraco". As principais **razões** para uma avaliação excelente foram: grupo entrosado, encontros dinâmicos, alto índice de comparecimento, troca de experiência entre alunos, compromisso em comparecer ou justificar, reuniões. A boa avaliação esteve relacionada aos seguintes pontos: reuniões consideradas muito boas quando a maioria comparecia ou, apesar da variação na frequência, havia interesse e participação dos presentes e o conteúdo discutido era interessante. As avaliações regulares ou ruins eram acompanhadas dos seguintes pontos negativos: presença reduzida de alunos, presença esporádica, muitas faltas, reuniões irregulares, alunos sem interesse pelo projeto, desestimulados, que não discutiam temas em profundidade e/ou não propunham assuntos para discussão.

Conversando com cada mentor

Patrícia Lacerda Bellodi

Em 2003, a coordenação do programa decidiu por uma avaliação individualizada de cada grupo de mentoria. Foi então elaborado um roteiro bastante detalhado e proposto um encontro com cada um dos atuais 90 mentores. Até julho de 2004, 80 mentores haviam sido entrevistados individualmente. As **entrevistas** duraram aproximadamente uma hora e meia e a análise qualitativa de seus depoimentos encontra-se a seguir (também para a reprodução deste material, todos os mentores foram consultados). Vale dizer que foi um momento muito prazeroso e o esforço a ele dedicado foi muito valorizado pelos mentores:

Aproximação

A questão é a ideia: essa entrevista sinaliza que as pessoas são importantes (Mentor).

Estava sentindo falta desse tipo de contato! Eu me sentia distante da organização da mentoria (Mentor).

Melhor isso, essas entrevistas individuais, mas dá muito trabalho pra você! (Mentor).

ESSA TAL FELICIDADE

Assim começou a entrevista, para surpresa e estranhamento de vários mentores: "Você está feliz em ser mentor?". "Felicidade, algo difícil de se mensurar ou responder...", assim muitos mentores introduziam suas respostas. Geralmente essas começavam com expressões como "Veja bem..." ou "Estou..., mas..." e ainda "Se a participação dos alunos fosse maior...". Uma felicidade estreitamente associada à participação do aluno resume o espírito do mentor FMUSP após três anos de atividade. Quando o grupo, em sua maioria, está presente ou quando aqueles que participam, mesmo em um número menor do esperado, são ativos e interessados, a sensação de prazer com a atividade é claramente verificada. Mentor feliz é mentor que sente e tem a reciprocidade de seus mentorandos – em quantidade, mas, especialmente, em qualidade. Mentoria é mais do que papel e tarefas: é relação e envolve reciprocidade de interesse e compromisso. Para isso, ambos – mentor e mentorando – devem estar presentes de corpo e alma...

Sim e não

Sim, acho o programa legal, é uma forma efetiva de conviver mais com os alunos. E ao mesmo tempo o retorno é aquém do esperado, esperava que a disponibilidade do professor fizesse diferença para os alunos (Mentora).

Estou contente em ser mentor, mas não contente com o desempenho do meu grupo. Questiono se não é coisa minha, se vale a pena continuar. Quando o aluno vai, mesmo pouco, a gente fica muito satisfeito (Mentor).

Não diria que é felicidade, mas me sinto bem, porque é uma atividade participativa, fico próximo ao aluno (Mentor).

Tenho altos e baixos mas, depois da reunião, a gente sai feliz, é prazeroso (Mentora).

Com certeza, sim!

Sim! Estou integrado no contexto e é uma atividade que me motiva! (Mentor)

O relacionamento com os alunos é ótimo, uma experiência bárbara! (Mentor)

Gosto! Minha vocação é ser professor, tudo o que é relativo a aluno gosto, aprendo muito, relação muito mais próxima (Mentor).

Sim! Estou me resgatando, tendo oportunidade de falar muitas coisas que eu penso (Mentora).

SER MENTOR, SENTIR-SE MENTOR

Embora a felicidade não seja plena e absoluta (poderia ser?) para alguns mentores, a totalidade deles (sim, 100%!) declarou em alto e bom som que "Sim! Me senti mentor durante esse tempo em que estou no programa!". E em que momento isso ocorria? Principalmente, disseram eles, quando alguns alunos os procuraram fora dos momentos de reunião programada. Embora vários mentores tenham também assinalado que momentos grupais de discussões interessantes foram responsáveis por essa sensação, a procura espontânea era, para eles, o melhor indicador. Perceberam-se como "figura de referência" para alguns alunos e assim dizendo, descobriram, de fato, um ótimo sinalizador de que a relação tinha produzido um importante "fruto": o vínculo havia sido construído. Se procurados eram, presentes internamente estavam. Se procurados eram, uma relação de confiança tinha sido estabelecida. Sentir-se importante, em algum grau, para as necessidades do aluno, para além da formalidade do programa, mostrou-se fundamental para que o mentor sentisse, por sua vez, segurança e prazer nesse novo papel.

Sim!

Acho que sim, quando o aluno, por exemplo, vem pedir carta de recomendação no 6º ano e diz: "Professora, a senhora é a pessoa que mais me conhece aqui!" (Mentora).

Especialmente quando me procuraram fora da reunião. E também quando fiquei doente, me ligaram no hospital: "Foi tudo bem?". Fiquei de licença, me ligavam em casa! Nas férias também me ligaram: "Professora, vamos ao cinema?!" Uma aluna me disse: "Se a senhora for nessa peça, me chame! Os outros não querem, mas eu quero!" (Mentora).

Sim! Quando levei coisas da minha experiência, "velho de guerra", e aliviei angústias não muito intensas. Foram conversas bem legais sobre questões éticas e incertezas da profissão. Uma boa interação com os veteranos e maternal com calouros (Mentor).

Sim, me sinto mentor porque o vínculo formado foi natural, os alunos hoje me encontram no corredor e conversam comigo como se eu fosse um amigo mais velho (Mentor).

Sim, me senti mentor! Especialmente em relação à prova de residência: a gente conhece e viveu a mesma angústia... (Mentor).

Sim! Me considero mentor dentro desse conceito: estou disponível, não forço, estou lá (Mentor).

Um momento especial

Um momento foi especial... Foi com a minha 1ª mentoranda formanda: ela me mandou um e-mail muito bonito. Já é R2 e continua na minha lista. Ela falava no e-mail de como ela gostou do contato comigo e da mentoria, que tinha sido muito importante para a formação dela (Mentor).

Pais e filhos

Nos encontros às vezes puxo bem para o pessoal, também tenho um filho de 17 anos, uso minha relação com meu filho adolescente, para humanizar mesmo (Mentora).

Enquanto tiver um aluno, eu vou! Me chamam de "supermãe", mas é assim que sei fazer, faço naturalmente!! (Mentora)

Minha ideia é que a mentoria é como uma tertúlia: uma reunião em família. Meus filhos são dessa idade! (Mentor)

A maioria dos pais me conhece por telefone, explico o que é a mentoria, acham importante, ficam felizes. Sempre me identifico; se eu tivesse um filho, gostaria que ele tivesse um mentor (Mentora).

Estou aprendendo muito, me transformou num pai melhor (Mentor).

A PROCURA ESPONTÂNEA

E quais foram as motivações e necessidades apresentadas pelos alunos que procuram seus mentores espontaneamente? Várias, mas o mais importante: ao contrário dos encontros grupais, em que temas ligados à formação médica eram sempre os mais discutidos, nesses momentos individuais predominaram os temas de ordem pessoal. Situações de problemas de saúde pessoal ou familiar apareceram bastante. Problemas emocionais, embora em pequeno número, também. Sabemos que há uma grande resistência por parte de alunos e profissionais da área médica em procurar ajuda nesse sentido e, por isso, independentemente do número, revelar suas dificuldades mostra-se bastante importante. Algumas vezes – e isso também é muito importante – colegas, namorados e até familiares procuraram os mentores dos respectivos amigos, namorados e filhos buscando orientação sobre como ajudá-los em suas dificuldades. Dessa forma, um importante objetivo (de longo prazo) da mentoria mostrou-se presente: a ampliação da rede de suporte institucional e a aproximação entre os professores e os alunos. Ter um mentor é ter com quem contar!

Questões pessoais

Uma aluna minha teve problemas com a mãe. Disse a ela: "Você tem só uma mãe nesta vida. Você não tem como mudar isto. O remédio é aceitá-la!". Foi de certo modo uma frase mágica, pois esta aluna tornou-se minha amiga, me procurava para conversar sobre o assunto e muitos outros e a participar mais nas reuniões... (Mentora)

O pai de um aluno me procurou para conversar sobre o filho, preocupado que o filho não abandonasse o curso, queria que ele ficasse aqui! (Mentor)

Uma vez uma aluna me procurou porque estava com problemas em casa com os pais, agora mora sozinha. Outra vez, um aluno meu namorava uma menina do grupo, ela desmanchou, ele então queria até sair da faculdade. Outro aluno teve depressão, ele era espírita, eu também sou, queria conversar sobre isso comigo, qual a posição dos médicos frente ao espiritismo (Mentora).

Problemas de saúde

Um aluno este ano me procurou por problemas pessoais médicos e eu o ajudei. Procurei depois um especialista para saber se eu havia orientado corretamente, porque não era minha área. Um calouro este ano também mandou um e-mail preocupado com um amigo que fazia quimioterapia. Outro aluno me procurou para orientar sobre problemas de saúde do pai, um problema renal (Mentor).

Coisas de casal

Outro dia o assunto foi motel!! Sexualidade: eles estão brotando! (Mentora)

Tive dois casais de namorados no grupo, tivemos uma reunião só sobre isso: relações amorosas!!! (Mentora)

Conversamos muito sobre problemas de namoro: os alunos me contam segredos, discutem sobre "pular a cerca" versus lealdade no relacionamento, entre outras coisas (Mentor).

Questões acadêmicas

Um aluno de boa aparência, simpático e inteligente, certa vez disse para mim: "Professora, eu estou pensando em largar o curso médico, trancar a matrícula e viajar! Estou cansado!". Eu procurei mostrar para ele as desvantagens que existem em se mudar de turma e que, se estivesse cansado, que tirasse umas férias, ainda que pequenas, pois o ano seguinte era muito interessante e importante e o internato também. Ele não trancou a matrícula e está se formando agora (Mentora).

Os calouros estavam numa angústia danada! Peguei a listagem e fui vendo uma a uma das optativas com eles. "Não conheço o que vocês vão fazer lá, mas conheço o professor", eu dizia. Ou "isso vocês agora não precisam fazer, não é para vocês agora". Os dois fazem trabalho social pela faculdade e achavam que estavam perdendo tempo com isso. Em uma das casas, um deles me disse que levou um susto: sujeira de cachorro no meio da casa! E eu disse: "Essa é uma situação que vocês podem interferir, só de ir lá! (Mentora)

TAREFA CUMPRIDA!

Nesse momento da entrevista, procuramos fazer uma avaliação de algumas tarefas típicas de mentor, divididas em dois grandes grupos: aquelas ligadas ao suporte pessoal e aquelas relativas ao desenvolvimento profissional. A análise das respostas mostrou, em primeiro lugar, que os mentores são muito mais requisitados a orientar e a discutir questões profissionais e acadêmicas.

Destacam-se nesse sentido, fortemente, as discussões/orientações quanto à escolha da especialidade, à residência médica e ao mercado de trabalho. Discutir aspectos da relação médico-paciente foi outro grande tema sempre discutido.

Do ponto de vista do cotidiano acadêmico, muitos mentores foram solicitados ou envolvidos em discussões/orientações sobre a organização do tempo e a habilidade em priorizar as atividades (acadêmicas e extracurriculares) no dia a dia. Embora os próprios mentores nos contassem (de forma divertida) o quanto eles mesmos tinham dificuldades nesse sentido, essa identificação (entre médicos e futuros médicos) parece ter permitido que o tema fosse bastante explorado. Em alguns casos, como relatado, o mentor até se sentou junto do aluno para a construção de uma planilha de atividades, com distribuição do tempo e... monitoramento de seu seguimento ao longo do tempo. Resultado? As pendências acadêmicas foram resolvidas ao final do semestre! Quanto ao suporte pessoal, a grande maioria dos mentores revelou que não foram procurados para ajudar em crises de desistência do curso (a adesão à escolha pela medicina é, de fato, muito forte), nem foi necessário encaminhar alunos para ajuda psicológica especializada. Outro aspecto relativo ao curso e bastante discutido, concentrando a maioria das queixas, disse respeito a dois tipos de disciplinas dos primeiros anos: as básicas (queixas quanto ao conteúdo distanciado da aplicação prática e, portanto, de seu significado para a formação médica, à relação com os professores dos outros institutos onde se realizam as aulas) e aquelas ligadas às humanidades (conteúdo repetitivo, pouco interessante pela dinâmica das aulas).

As orientações de caráter mais pessoal disseram respeito mais às questões de relacionamento interpessoal, especialmente nas chamadas "panelas" de internato, isto é, em relação às dificuldades de relacionamento entre os alunos no momento de formação dos grupos por afinidade para o trabalho no $5^{\underline{o}}$ e $6^{\underline{o}}$ anos.

Esse resultado é muito importante no sentido de que mostra o bem-estar pessoal dos alunos e desmistifica a tese de que, ao abrir a "caixa de Pandora" via mentoria, uma série de problemas terríveis, como quadros graves de depressão, tentativas de suicídio e dependência química, viriam à tona. Mostrou que o objetivo da atividade é de fato desenvolvimentista e dirigido à construção da identidade profissional e menos focado em solucionar problemas de ordem pessoal. Resultado esse, aliás, já presente no temário composto pelos alunos antes do início das atividades!

Os vários chapéus que um mentor pode usar

(Acho que fui mentora quando)

Um dos meus mentorandos ficou em dúvida com a medicina e começou a fazer todas as opcionais em outra área. "Não sei o que eu estou fazendo na medicina", ele dizia. Todo o grupo começou a estimulá-lo e um dia ele disse: "Acho que é medicina mesmo!". Achei que ele iria abandonar... Eu dei um start, *mas os outros alunos falavam: "Isso melhora, você ainda não sentiu o gosto, é o caminho natural do $1^{\underline{o}}$ ano". A turma ajudou muito!*

Aconselhei também em coisas pessoais, quando vi um dos meus mentorandos sofrer por amor.

Fui procurada para fazer carta de apresentação para um estágio em outro país. Recebi até um convite de apresentação do pai de uma aluna que toca!

Pós-reunião, um aluno me pediu: "Posso falar com você? Só com você! Tenho dúvidas se estou conseguindo acompanhar o curso e quando eu for residente?!" Ele estava apenas no $2^{\underline{o}}$ ano!

Quando me perguntam: "Vale a pena fazer Residência?" eu nunca influencio!

Eu luto com unhas e dentes pelos meus meninos; eles são os mais frágeis da relação professor-aluno! (Mentora)

In loco

Os alunos me requisitaram para discutir o Grapal (Grupo de Apoio Psicológico ao Aluno), porque havia divergências nas opiniões sobre o serviço dentro do grupo. Fui procurar as raízes do descontentamento. Marquei e fui conversar lá no Grapal. Os profissionais me contaram como eram a entrevistas, como era divulgada a experiência, a questão dos artigos. Depois discuti novamente com o grupo e reco-mendei o Grapal: dois alunos foram e aprovaram! (Mentor)

Seja você mesmo!

Na faculdade tem os extremos, os introvertidos e os populares (que são reforçados de forma infantil). Também há pressão por fazer muita atividade extracurricular: não tem que fazer tudo! Eu digo: "Cuidado em não comprometer o curso! Não precisa também ser popular, encontre o seu grupo, não se sinta menos, tire esse peso!" (Mentor).

Calma, pessoal!

"Plantão: deixe para sofrer quando for a hora!", eu digo. "Pra que agora?!", pergunto. Eles pensam: "Será que os outros não vão ter mais chance que eu na residência?". O aluno que tem intenção de fazer cirurgia quer ficar grudado. Eu digo: "Não faça nada (de obrigação) fora de seu horário de trabalho. Não faça das suas férias o seu plantão!" (Mentora).

Eu lembro a eles: "O mercado de trabalho não será o mesmo daqui a 6 anos! Ninguém sabe o que vai ser! Você deve investir na carreira, essa sim é a sua fun-ção". Eles dizem: "Fui viajar e meus colegas já pegam veia!" E eu digo: "Você vai pegar veia a vida inteira". Faço o mesmo com a iniciação científica: "Vocês não vão ganhar o Nobel agora!" (Mentor).

Momento de discussão

A mentoria é um canal para se discutir antes dos fóruns mais amplos. Digo a eles: critique com a força do seu argumento! A mentoria melhora a capacidade de argumentação; com uma menor agressividade, a reunião docente-discente fica mais produtiva (Mentor).

Os alunos conseguem se colocar melhor, expressar seu ponto de vista, numa aproximação conveniente, sem invasões: não há confusão de papéis, nem acham que sou seu amiguinho (Mentor).

Sobre o "Olimpo"

Falei do "Olimpo": vocês não podem se contaminar! Tem os deuses verdadeiros e os falsos (com pés de barro). Tem que estar de olho na onipotência! (Mentora)

Conversamos sobre o "padrão Casa de Arnaldo", sobre alguns professores onipotentes e o fato de que os alunos acabam por adquirir essa mentalidade de "somos os melhores" (Mentor).

O "efeito veterano"

Os alunos de 5º e 6º ano estão "em outra", mas têm um efeito grande no grupo: quando aparecem o tempo voa, é um elo importante (Mentor).

Escolha da especialidade médica

Um aluno meu do internato, muito assíduo, líder da classe, sempre orientava os mais novos. Um dia perdeu um paciente, mostrou a fragilidade, ficou angustiado, e isso teve impacto na escolha da especialidade (fez Patologia). Até hoje se corresponde comigo, mantém contato (Mentor).

DIFICULDADES?

As dificuldades mais presentes para os mentores disseram respeito à constituição dos grupos, ao trabalho de construir ao longo do tempo a relação e ao seu papel: "Será que sou eu?" – pergunta inevitável quando os alunos não compareciam aos encontros. Dificuldade essa que, para a grande maioria dos mentores, embora os desmotivando por vezes, com o passar do tempo, acabou sendo reconhecida como inerente à natureza das relações humanas. O tempo necessário para a atividade foi apresentado por alguns como uma das dificuldades sentidas, mas o interessante foi observar que essa variável assim se mostrava quando a adesão dos alunos à atividade diminuía. Ou seja, como diziam vários mentores: "Separar um tempo na minha agenda tão concorrida e não vir ninguém é muito frustrante!". O tempo "perdido" assim o era apenas quando não havia a reciprocidade da presença do aluno. Outro aspecto relativo ao tempo aparecia na própria participação dos mentores na supervisão: atribuíam ao pouco tempo disponível sua menor adesão a essa atividade de suporte. O tempo também apareceu quando da dificuldade em enviar os relatórios à coordenação e, nesse momento, a expressão *mea culpa*, de forma divertida, era apresentada invariavelmente por muitos mentores. Embora de início o sistema eletrônico de registro de dados, via *site* do programa (www.usp.br/fm/mentores), tivesse apresentado dificuldades para muitos mentores, com o passar do tempo ele não mais justificou problemas no envio de informações – o que foi reconhecido pelos mentores.

Adesão

O primeiro e segundo anos vêm sempre; no terceiro ano ficam mais "malandros". O meu quinto compareceu. Uma vez tive encontro com apenas dois alunos. Outra vez, não comparece ninguém. Fiquei muito descontente. Agora não me importo mais com o número e as discussões são sempre interessantes. Pediram até para mudar o horário para o final da tarde, para poder prolongar a discussão (Mentora).

Apenas 30% de adesão para um projeto tão organizado é pouco! Sinto que estou pregando para os convertidos... (Mentora).

Acho que agora está engatando de primeira: a mentoria não é o número, é a qualidade. A gente tem que parar de se torturar quando um não vem! (Mentora)

O que será que será

Ainda não está ideal, o grau de comparecimento é pequeno. Será que sou eu, o grupo, o lugar? Não tenho claro como fazer para mudar isso ou se é assim mesmo. O programa depende do tempo, de realizações que possam realimentar o sistema (Mentor).

Não respondem aos e-mails, só falam quando você pega no celular, não respondem se deixar recado na secretária eletrônica. No começo a gente se pergunta "será que sou eu?" É preocupante... (Mentor).

Eu queria me mostrar por inteiro, abrir minha casa, fora do hospital. Será o tipo de aluno? Ou todo médico é assim? (Mentor).

Ficava encucado, preocupado com meu desempenho... Agora estou desencucado. Fiz várias mudanças: de enfoque, dias e horários, convidei para ir em casa (fiz uma festa de despedida para os formandos: não foram!). Ou tá errado o programa ou estão os alunos! Não tem relação ser ou não calouro, ser ou não veterano. Independe do ano, apesar do internato participar menos e ser uma experiência mais próxima do que a minha (Mentor).

As mulheres fazem a diferença

Uma questão de gênero, as mulheres vêm sempre, participam, são animadíssimas! Mulher é mais interessada na relação interpessoal... (Mentor).

Descobri a pólvora! Enquanto o grupo era formado só de alunos, ninguém aparecia. Foi só entrar uma mulher e todos vieram!!! As mulheres movem o mundo! (Mentor, e-mail).

Conforme eu já havia comentado anteriormente, acredito que um dos fatores determinantes da baixa frequência no meu grupo deve-se ao fato de ser um grupo exclusivamente masculino. Não tem nenhuma moça. Agora vocês me mandam mais três rapazes. E um deles tem um endereço eletrônico bem sugestivo: "gaviãotimão", o que faz supor que seguramente não falaremos sobre Sartre ou Goethe. Considerando que a FMUSP tem muitas alunas, não daria para compor um grupo com elementos dos dois sexos? Pequenos detalhes costumam fazer a diferença! (Mentor, e-mail).

Fazem diferença com as mulheres

As meninas precisam de um cuidado especial quando estão no internato: regime de plantão, não tem infraestrutura. Verbalizam mais o sofrimento, mas isso não é conversado com elas. "Isso vai passar", dizem os meninos... (Mentora).

Na minha última mentoria só vieram meninas. Descobri uma faculdade machista, que não quer meninas nas panelas porque choram, falam coisas na hora errada (na minha compreensão, são mais sinceras). Como nunca sofri (ou percebi) discriminação, achei que não existisse. Confirmei com outros alunos (homens, inclusive), que confirmaram a história. Ou seja, tem que se dar um cuidado diferenciado: suscetibilidade, aspectos fisiológicos diferentes (menstruação, TPM etc.), enfim, considerar a maravilha da diferença que faz o todo. Diferentes, não melhores nem piores (Mentora).

Vida nova com os calouros

Agora que eu vi os dois calouros estou feliz! Eu ia jogar a toalha, mas depois deles não! Os moleques me pegaram! Já entendi o segredo: são os calouros! O programa só vai poder ser avaliado daqui a seis anos... (Mentora).

No final do ano passado desanimei, agora com os calouros melhorou bastante, quatro calouros: me animou muito!! (Mentor)

SISTEMA DE SUPORTE

A avaliação do sistema de suporte incluía na entrevista dois aspectos: a supervisão e a equipe técnica.

Para boa parte dos mentores, a atividade de supervisão foi considerada um espaço importante para a troca de ideias e o encontro com outros colegas, de áreas diferentes, para discutir a própria instituição. Para outra parcela dos mentores, a supervisão deve ser uma atividade mais técnica, isto é, orientar quanto ao manejo dos grupos e como lidar com as ausências dos alunos (ver capítulo sobre a supervisão).

Quando os mentores são "mentorados"

Deveria ser mais dirigida, mais técnica (Mentora).

As discussões são interessantes, não ficam necessariamente restritas à mentoria. As questões da mentoria geram outras de âmbito maior, até filosóficas (Mentor).

Acho importante porque é uma maneira de saber se o que está fazendo está certo e ter sugestões frente ao que aparece. Existem pessoas com maior dificuldade pessoal, não dá pra não ter supervisão (Mentora).

Muito interessante, me ajuda a saber que a "culpa" pela adesão não é minha (Mentor).

Tal mentor, tal mentorando

Sou muito relapso em participar das reuniões de supervisão, como os alunos na mentoria... (Mentor).

Eu interpreto isso como eu, que não vou sempre na supervisão, eu não fico magoado com eles, com aqueles que nunca vêm! (Mentor)

Os mentores avaliaram de forma muito positiva o trabalho da equipe técnica do programa, vista como uma equipe comprometida com o trabalho, dedicada, esforçando-se continuamente para a melhoria da atividade.

Reconhecimento

Sinto que temos suporte "full time", um empenho fantástico para que a coisa aconteça. Sem isso não acontece!! (Mentora)

Vocês não merecem os mentores que têm! A gente esquece de mandar o relatório e enviar as informações... (Mentora).

Ótima, vocês têm tempo, estão dedicadas a isso. Além de vocês, ninguém mais tem tempo! Sem vocês o programa teria ruído (Mentor).

Fantástica, incrivelmente persistente, muita gente talvez tivesse mandado pelos ares o programa (Mentor).

SISTEMA DE AVALIAÇÃO

Considerado adequado pela maioria dos mentores e simples, pelo fato de envolver indicadores como adesão e conteúdo dos encontros. Os mentores consideraram importante que a coordenação do programa buscasse, ativamente, saber, dos alunos que nunca participaram (ou participaram apenas uma única vez), as suas razões.

SISTEMA DE INFORMAÇÃO

O sistema de informação também foi muito bem avaliado. O *site* do programa na internet (www.usp.br/fm/mentores) foi considerado dinâmico, simples e agradável ao usuário. O boletim informativo "Boletim Mentores", embora, novamente em razão do tempo disponível, não seja sempre lido por todos, é visto como importante para a divulgação de informações. Para satisfação da equipe técnica, a seção "Bom pra Mentor" foi reconhecida como muito interessante, trazendo temas atuais e bastante aproveitados nas discussões.

Lê?

Leio, está muito direitinho, chama atenção para o que precisa (Mentor).
Dinâmico, a gente só não pega se não quiser (Mentor).
Não leio, o tempo é muito curto, eu preciso fazer uma hierarquia nos meus e-mails (Mentor).

MEU GRUPO DE MENTORIA AO LONGO DO TEMPO

Para a maioria dos mentores, houve, com o passar do tempo, diminuição da adesão dos alunos à atividade. Já tínhamos, por meio dos diários, esse conhecimento, mas procuramos, nesse momento, compreender que variáveis, do ponto de vista dos mentores, eram responsáveis por esse fenômeno.

As "estações" na vida do grupo

No final de 2001 o grupo participou de tudo, até de confraternização. Vivemos uma "lua de mel". Mas não consegui cativar muitos alunos ainda neste ano... (Mentor).
Meu grupo é muito legal, um grupo que aconteceu! Mas penso também que talvez esteja na hora de fazer rodízio entre os que deram certo (Mentor).
Acredito que este ano será melhor, porque o grupo está muito interessado nas atividades dos próximos encontros (Mentor).

POR QUE O ALUNO VEM, POR QUE NÃO VEM?

Pergunta difícil essa, disseram os mentores invariavelmente. Sem dúvida, essa é a grande questão, a "pergunta que não quer calar", seja na mentoria, seja em outros programas do gênero.

Por que o aluno vem? Segundo os mentores, o aluno vem quando gosta do mentor, tem necessidade, é um aluno que naturalmente se interessa por outras atividades para além do conteúdo formal etc.

Por que o aluno não vem? Segundo os mentores, o aluno não vem em razão da da distância entre a Cidade Universitária e a FMUSP, pela concorrência com outras atividades extracurriculares, porque os encontros se realizam fora da grade horária etc.

Quando eles não vêm...

Marquei uma reunião e não veio ninguém! Isso me frustra muito. Um colega meu largou a mentoria, eu vou aguentar um pouco mais. Não sei por que a gente não consegue estabelecer o vínculo. Os alunos do internato são um caso perdido, não vêm à reunião... Outro problema é o horário, o deslocamento da Cidade Universitária (Mentor).

Estigma?

Os que vêm querem ter um guia, embora não falem claramente isso. Nossos alunos não querem admitir uma fragilidade (Mentor).

Atividades extracurriculares

Descobri que a aluna não vinha porque era engajada numa série de atividades. Não era desinteresse. Quando se envolvem, os alunos se envolvem muito! Depois que veio à 1ª reunião, passou a participar (Mentor).

Aquele que vem sempre

Tem um que não falta, vem sempre! Supermotivado, vibra com a mentoria. É uma pessoa muito envolvida com as atividades, tenta aproveitar tudo. Ele, na verdade, me mantém na mentoria! (Mentor)

Esses nossos alunos e seus e-mails...

Os alunos não respondem aos e-mails para confirmar o agendamento do encontro, nem aqueles que vão à reunião (Mentora).

Não uso mais e-mail, só por telefone! E eu é que ligo! As caixas-postais dos e-mails estão sempre lotadas! (Mentor)

Abandonei o uso de e-mails! Agora só por telefone! (Mentor)

Uma aluna fez pra gente um e-mail de grupo: Mentoria-nome da mentora@yahoo.com.br (Mentora).

Estratégias de mentor

No fundo é a relação, acabam voltando os que têm afinidade e empatia. Eu digo a eles, brincando: "vão lá para não me deixarem sozinho!" (Mentor)

Aprendo gírias! Tipo: "sussa" e " tá ligado?"! (Mentora)

Faço comunicação antecipada, recall *e mais telefone!!* (Mentor)

Fui um rebelde, não fiz certas coisas, como mandar e-mail para os alunos, ir atrás: quem quer, quer, quem não quer, não quer. Não vou atrás de marmanjo! (Mentor)

MUDANÇAS?

Identificar mudanças não é, a princípio, muito fácil quando falamos de pessoas em relação. Afinal, como já apontaram outros pesquisadores da área: precisamos ser modestos com a magnitude das mudanças e reconhecer que o mentor não é a única variável presente no campo vivencial do aluno. Esquecer da família, dos amigos, da sociedade como um todo chega a ser até mesmo um desrespeito. Mas, sem dúvida, o programa mostrou ter, na visão dos mentores, os seus efeitos. Quais foram eles e, especialmente, para quem?

Nos alunos

Os mentores foram bastante honestos e humildes ao responder a essa questão dizendo que, pela própria evolução dos alunos, nessa fase da vida, era difícil assinalar mudanças decorrentes da mentoria. De fato, os alunos, como colocamos no início deste livro, estão em transição, em pleno processo de transformação natural. Dar suporte e orientação durante essa fase talvez seja mais adequado do que atribuir à atividade esse poder transformador.

Mudam naturalmente...

Os alunos mudam, mas não por conta da mentoria: eles estão crescendo, vão mudando, a timidez melhora um pouco (Mentora).

Mudam tanto nessa idade... (Mentor).

Me pergunto se as pessoas que comparecem são as que precisam. De uma maneira geral, são bem resolvidos, tranquilos. Dá para perceber uma evolução, mas não sei se é dependente de mim ou da Mentoria. Não sei avaliar qual o meu papel... (Mentor).

Difícil dizer: eles mudam independentemente de tudo! (Mentor)

É como a primeira fatia da mortadela! Sempre que a gente tira do pacote, está oxidada! A mentoria tem que ser avaliada a partir das turmas que fizeram a atividade, integralmente, desde o início (Mentor).

Os alunos estão sempre em ebulição, não sei quanto é da mentoria... (Mentor).

Tenho dúvida... As pessoas que mais deram certo, talvez dessem certo sem o programa (Mentor).

Mudanças notáveis

O aluno não participava dos eventos sociais da faculdade e tinha uma visão muito conservadora de família e amigos. Agora, participa das atividades esportivas e sociais, além de desenvolver projetos baseados em discussões que tivemos nos encontros (Mentor).

Tive um aluno que queria largar a faculdade no 1º ano. Ele dizia que era uma porcaria, não via a necessidade das matérias, perguntava: "Por que tem que ter ...?". Eu então respondia: "vamos imaginar amanhã que você tenha um paciente assim...". Tentei passar conhecimento de vida prática. No 2º semestre estava gostando! Acho que contribuí para que ele começasse a pensar diferente... (Mentora).

Tive um aluno para quem o programa foi muito importante no 1º ano. Hoje ele está totalmente adaptado à faculdade, mas no começo parecia totalmente fora, muito inseguro. Na época, um aluno mais velho era bastante presente e ele se espelhou nele! Cresceu muito pessoal e profissionalmente, tem uma postura bonita. E diz que gostaria de ser importante para outros alunos como o outro veterano foi para ele (Mentora).

Já sabem muito!

Fiquei impressionada com as escolhas de optativas deles! No 1º ano já estão fazendo visitas com agentes de saúde. Eles gostam do contato, se sentem importantes, gostam dos professores que conhecem. Um pergunta para o outro, o grupo de mentoria faz muito bem para eles. Sabiam já muito bem quanto ganha um médico de família, sabem o que o governo oferece. Sabem tudo! Estão com o pé no chão, sabem como são as coisas (Mentora).

Tive uma aluna muito falante, inteligente, falava para os demais as dicas: "Tem o banco de provas!". Fiquei até assustada, ela esqueceu que eu era professora! "Como é que vocês fazem?", perguntei. Ela respondeu: "É fácil, professora, cada um copia duas perguntas!". Também aprendi! Ela deixou claro para todos que eles não precisavam se arrebentar e isso foi importante (Mentora).

Coisas de aluno

Os alunos dão importância excessiva para a iniciação científica, estão mais preocupados com o currículo para Residência do que com o conhecimento: uma neurose, muita competição, querem ser professor titular, deixam de assistir às aulas para poder fazer currículo! (Mentor)

Os alunos adoram discutir Residência e não adianta determinar temas. Quais são os livros que vocês estão lendo? A maioria responde: "Nenhum!". E você, o que está lendo?! Vamos começar a abrir a cabeça com livros, sem ser sobre medicina. Falo sobre viagens; é importante conhecer o mundo! Falo de exposições, sobre música também (Mentora).

Falo aos alunos que ir à Atlética e jogar futebol com os amigos é tão ou mais importante que um ponto a mais no currículo! Eu lembro a minha experiência: eu ia na Intermed torcer! O meu amigo de antes, desses momentos, hoje vê algum caso meu e me ajuda a resolver o que eu não sei (Mentor).

No próprio mentor

Já em relação a si mesmos, a grande maioria respondeu: "Sim! Sem dúvida!". Muitos mentores falaram do quanto se sentem agora mais próximos dos alunos, do quanto conhecem melhor a graduação, do quanto compreendem melhor as vicissitudes da formação na FMUSP.

A mentoria de fato é, como a literatura assinala, uma atividade de "mão dupla": os benefícios também atingem o mentor! Os mentores da Residência Médica, entrevistados por Freeman (1998), também haviam assinalado, como os nossos, claramente o duplo benefício de ajudar e ser ajudado. Todos identificaram resultados positivos importantes em sua prática profissional e neles como indivíduos.

Mesmo aqueles que disseram não observar efeitos derivados da atividade justificaram sua resposta dizendo que, mesmo antes da formalização do programa, já exerciam esse papel informalmente junto aos alunos.

Aprendi muito (como professor)

Hoje conheço melhor alunos da faculdade, melhor até para dar aula na graduação (Mentor).

Me sinto mais segura ao lidar com alunos e com uma satisfação maior no convívio com eles (Mentora).

Aumentou minha vontade de estar na faculdade, sempre tive a ideia de que ser professor é mais do que dar aula (Mentor).

Aprendo muito mais, aula é diferente, a gente dá aula e pronto (Mentor).

Aprendi muito (como pessoa)

Tive uma formação pessoal muito rígida. Com a mentoria aprendi a abrir canais de comunicação (Mentor).

Eu vejo como eu era, meu passado, os sofrimentos desnecessários... (Mentora).

Claro! Fiquei mais jovem, renovada, mais esperançosa (Mentora).

Quebrei o preconceito que eu mesmo tinha de médicos e estudantes de medicina, um processo pessoal meu de revalorização profissional, sempre fui um outsider. *Reformulei isso... Tenho recebido de forma mais aberta os alunos, sem ficar de pé atrás* (Mentor).

Penso em questões que antes não pensava... Põe algumas questões para si mesmo, você é superbeneficiado, não fica com as ideias apenas na sua cabeça. É muito atraente, você reúne um grupo de pessoas que se conhecem pouco, acaba sendo um brainstorm *muito interessante* (Mentora).

Aprendi muito (como integrante da faculdade)

Vim de outra escola, não vivenciando a vida estudantil aqui. A mentoria tem permitido conhecer mais detalhes do dia a dia dos estudantes da graduação (Mentor).

Muito! Estou conhecendo muito melhor a faculdade e, de forma brutal, vejo a faculdade como um todo (Mentor).

Tenho uma melhor visão da faculdade, vejo coisas da faculdade que a gente não via, ficava isolado (Mentor).

Na instituição

Quanto ao impacto na instituição, isto é, na própria FMUSP, os mentores se dividiram. Para alguns, ainda não há transformações na faculdade em decorrência da atividade: é preciso, na opinião deles, um canal mais estreito e dinâmico junto à Comissão de Graduação para o encaminhamento de problemas relativos ao curso. Para outra parcela, o programa já influenciou mudanças institucionais: colaborou para a forma de se pensar e realizar a prova de Residência e para as discussões junto aos professores das disciplinas da área básica – duas questões muito presentes entre os alunos. Como bem diz Freeman (2000):

> Quando o *mentoring* é parte de uma rede de trabalho suportiva, interna, não hierárquica, que mostra compromisso em facilitar o desenvolvimento pessoal e profissional, ela tem a capacidade de transformar uma cultura profissional. E nesse aspecto, no mínimo, *faculty mentoring* e *organizational mentoring* compartilham um objetivo comum (p. 508).

Penso que não

Não, tem gente que nem sabe o que é mentor... (Mentora).

Sou pessimista com a escola.... (Mentor).

Não, a instituição ainda não aceitou a mentoria... (Mentora).

Não, se acabar talvez não faça diferença... (Mentor).

Penso que sim

Sim, muitas cabeças sendo influenciadas (Mentor).

Ventila mais, não fica apenas entre alunos e a diretoria (Mentor).

Sim, uma revolução silenciosa, as pessoas se conhecendo... (Mentora).

Sim, há uma preocupação maior com o aluno, uma mudança de direção na escola (Mentor).

Sim, sentimento de pertinência à instituição, especialmente para quem não é professor, estes se sentem incluídos. Há uma discussão maior da graduação, os mentores se sentem mais envolvidos na Universidade (Mentor).

Sim! Tem uns caras superfamosos querendo ficar mais próximos dos alunos (Mentora).

Sim, tem professor titular começando a valorizar também a relação docente-discente e o ensino da graduação, além da pós-graduação senso lato e estrito (Mentor).

UMA EXCELENTE IDEIA, UM BOM PROGRAMA

Como o programa foi avaliado como um todo pelos mentores? Para a grande maioria deles, uma distinção importante esteve sempre presente: a mentoria é uma excelente ideia, necessária e importante para a formação dos alunos da FMUSP, e um bom programa em sua realização. A diferença entre o bom e o excelente é derivada, para a maioria dos mentores, de outra diferença: a expectativa inicial de adesão e a participação efetiva dos alunos ao longo do tempo. Essa era já uma opinião esperada, embora a equipe técnica esperasse inclusive uma avaliação menos favorável, da ordem do regular. A última questão da entrevista nos ajudou a entender melhor esses resultados. Nesse momento, vários mentores também nos disseram algo bem interessante: um programa excelente em sua realização significaria um programa já pronto, sem perspectivas de incrementação ao longo do tempo, algo nem possível, nem desejável...

É possível a excelência?

Excelente ideia, mas ainda não deslanchou, falta algo para decolar! Apesar da grande organização (Mentor).

Excelentemente promissor e, atualmente, bom (Mentor).

Filosoficamente um excelente programa, é preciso tomar cuidado para ele não morrer... (Mentor).

Excelente do ponto de vista operacional, mas bom porque não é matemático, as pessoas não são exatas como os números (Mentor).

Programa bom, talvez nunca vá ser excelente em lugar nenhum mundo. Natureza humana... (Mentora).

Não vai ser nunca excelente por um milhão de motivos, tem variáveis não controláveis e, se quiser controlar, piora. Você vai ter anos melhores, tempos piores... (Mentor).

Excelente não dá para pôr ainda... Para quem nasceu há 3 anos, está ainda na infância! (Mentora)

MEUS MODELOS QUANDO ALUNO

Ficamos interessados em saber se nossos mentores tiveram, quando alunos, alguém que tivese funcionado para eles como mentor ou modelo.

A resposta foi positiva para muitos e os modelos apresentados por eles eram pessoas que reuniam especialmente características pessoais da ordem do acolhimento ao aluno, do respeito a ele, da proximidade, da não arrogância. O conhecimento e as habilidades técnicas eram importantes nesses modelos, mas somente quando compartilhados generosamente com os alunos. Esse aspecto, fundamental na relação de *mentoring*, estava presente nesses modelos dos mentores, ainda que não recebessem a denominação de mentores... Mais do que o papel e as tarefas, sempre a qualidade da relação com o aluno:

> Muitos de nós carregamos memórias de um professor influente que quase não sabia de nossa existência, mas que disse alguma coisa no momento certo de nossas vidas... Num determinado ponto, o *timing* de tais momentos é um mistério. Nem nós, nem o professor podemos saber quando eles ocorrerão (DALOZ, 1986, p. 21).

Levinson (1978) diz que o *mentoring* é um estágio do desenvolvimento na vida de todos os profissionais. Esses profissionais têm uma necessidade pessoal de dar retorno a sua profissão e criar um legado. Ter um mentor e ser um mentor é parte fundamental do desenvolvimento adulto.

No trabalho de Kirsling e Kochar (1990), 80% dos professores também reconheceram que tiveram mentores quando alunos e 75% que já foram mentores para outros, o que mostra que aqueles que passaram pela experiência tendem a continuar a prática do *mentoring* em suas carreiras individuais.

Na FMUSP, podemos observar, inclusive, algo que se assemelha a essa reprodução das relações de *mentoring*. Parte dos alunos da faculdade são também "mentores" de alunos do cursinho pré-vestibular por eles coordenado, o Med Ensina!

Meus modelos quando aluno

Professor...: pessoa brilhante, conduziu trabalhos experimentais, pessoa extremamente acessível, faleceu precocemente aos 40 e poucos anos. Eu o admirava como professor e como pessoa (Mentor).

Professor...: numa única vez, disse uma coisa que ficou pro resto da vida: "Quem sabe só medicina, não sabe nem medicina" (Mentor).

Professor...: foi meu professor de Propedêutica, pessoa muito simpática, um aglutinador de pessoas, definiu minha especialidade futura, digo a ele: te copio descaradamente para dar aula e com o paciente. Não reclame do meu comportamento; é responsabilidade sua!" (Mentora)

Professor...: o mais didata que já vi, despertava interesse, retenção, sem recursos extraordinários, um humanista fantástico (Mentor).

Tive muitos, todas as coisas boas devo a eles, desde dar atenção, cumprimentar. Hoje em dia sou amigo do faxineiro até do titular. Esses mestres foram fundamentais para os meus valores. Acabam funcionando como uma "âncora" nos momentos difíceis, pois eles me davam força quando via como eles se postavam (Mentor).

Professor...: fiz minha especialidade por causa dele, cara que convivia com os alunos, sabia nome, tratava muito bem os internos. Mentor-padrão (Mentor).

Professor...: íntegro até o último fio de cabelo, ele ganha o respeito naturalmente, tem uma capacidade intelectual enorme, não esconde o que sabe, é generoso. Me ensinou que na vida acadêmica, na ciência, é importante compartilhar. Foi todo um universo que se abriu. Foi meu padrinho de casamento! Foi um mestre na faculdade (Mentora).

POR QUE QUERO CONTINUAR A SER MENTOR

Esta foi a última questão colocada aos mentores nessa entrevista individual: "Depois de todas as suas considerações anteriores, você deseja continuar conosco, no programa, em 2004?". A totalidade dos entrevistados disse "Sim! Claro que quero". E por que? Eis a questão.

Disseram eles: porque gostamos do contato com os alunos; porque aqueles que participam aproveitam; porque para mim é importante essa atividade, desejo retribuir o que já recebi; porque podemos ser importantes para os alunos que frequentam; porque podemos atingir mais alunos com o tempo. Apesar de não ter a adesão dos sonhos...

Uma percepção mais realista da atividade parece fazer parte da mente e do coração desses mentores que, no primeiro semestre de 2004, participaram dessas entrevistas. Dos 150 mentores iniciais, contamos agora com 95: uma seleção natural ocorreu... Permaneceram na atividade professores muito interessados na graduação, persistentes, com bom contato com os alunos e compromisso com a atividade. Professores que adotaram realmente o princípio do "corpo a corpo", compreendendo que a busca ativa pelo aluno, embora sempre com limites, é importante e significativa para eles. Professores que adotaram realmente o princípio do "1 mentor + 1 aluno = 1 mentoria", deslocando-se aos poucos da ideia de que somente com um grande número de alunos a atividade teria valido a pena.

Eu não desisto!

Sempre fui utópica, faz parte do signo de Peixes: nadam contra a corrente... (Mentora).

Sim, sou teimosa, acredito no programa (Mentora).

Sim, tenho esperança! Está fazendo a faculdade mudar um pouquinho (Mentor).

Não sou de parar as coisas no meio! (Mentora)

Gosto de aluno!

Gosto muito dos meus mentorandos! Tenho angústias, mas adoro meus alunos, não quero largar. Gosto deles e eles de mim (Mentora).

Porque gosto de aluno! Simplesmente isso... (Mentor).

Sim, mesmo não podendo ser mentor de todos, podemos ser de alguns! (Mentor)

Acredito nos alunos, não queria ficar longe dessa geração! (Mentor)

Sim! Pelos alunos: eles são bárbaros! (Mentor)

Pelo contato com alunos: porque aluno é bom, é puro, está em formação (Mentor).

Responsabilidade

Sim! Vou continuar pagando o preço! Nossa obrigação é a graduação: a mentoria se insere aí! (Mentor)

A gente tem que contribuir, o grupo de mentoria dá oportunidade para "arregaçar as mangas" (Mentora).

A universidade é minha vida

Tem tudo a ver com o que penso da universidade, não abro mão da mentoria não! Acredito profundamente! (Mentor)

Sim! Acredito, adoro isso. Se eu parasse, estaria sacrificando algo que eu gosto. A universidade é minha vida! (Mentor)

Para além da aula

Esse contato, essa integração, vivenciar essas coisas numa situação não de aula (Mentor).

Sim! Saber que fiz algo de útil, muito além de ficar dando aula... (Mentor).

Sempre fui mentor

Lógico! Me sinto fazendo uma função que sempre gostei de fazer, faço até fora do programa oficial (Mentor).

Em construção

O caminho se fez andando, a gente vai aprendendo (Mentor).

Agora fiquei um pouco mais feliz, estava achando que não ia dar certo, que as pessoas não iam vir. Vi que era isso mesmo, era um processo (Mentor).

Tenho orgulho de ser mentor!

Continuo achando uma das "tábuas de salvação" da formação médica. Me sinto orgulhoso, toda hora eu falo que sou mentor. Gosto da essência do programa: acolhimento, pessoalidade (Mentor).

Torço pelo time!

Torço pelo time! Acredito na ideia (Mentor).

Claro! Vesti a camisa desde o início (Mentor).

O que aprendi e desejo retribuir

Quero citar alguns médicos que eu respeito demais: o Professor..., que me ensinou respeito, sem ser agressivo; o Professor..., que reforçou a postura de amizade, alguém mais velho como protetor e amigo; o Professor..., que tinha respeito pelo aluno, vinha discutir com o quintanista, tinha uma reverência pelo aluno, vontade de ensinar; o Professor..., com quem aprendi o que é ética. Outros professores mostraram apenas conhecimento – que aqui todo mundo tem. Estes aqui fizeram a diferença na minha vida como médico. O que eu gostaria de transmitir foi o que eu aprendi – o que fez, de fato, a diferença na minha formação (Mentor).

Meu modelo foi um quintanista que me adotou e me incentivou! Por isso tento dar a retribuição (Mentor).

DE MINHA PARTE...

Falando agora em uma perspectiva bastante pessoal, gostaria de registrar aqui o quanto essas entrevistas individuais foram especialmente recompensadoras para mim, coordenadora do programa. A proximidade com cada um dos mentores permitiu que estreitássemos nossos laços e nos conhecêssemos ainda mais.

Permitiu, especialmente, que eu pudesse transmitir uma mensagem fundamental para cada dos "meus mentores" ao final do encontro: a mentoria precisa ser compreendida no seu todo; precisamos focalizar mais a "figura" e menos o "fundo" – o ausente, aquele que falta. Precisa, especialmente, ser avaliada no "varejo" e não no "atacado".

Em outras palavras: a qualidade da relação com os alunos que participam (sejam eles 1, 2 ou 10) é tão ou mais importante que a quantidade de presentes no encontro: "mais importante do que os 30, 50 ou 70% de presença é você, mentor, ser 100% para aquele aluno que está ali com você naquele momento!".

E, nesse momento, eu me lembrava sempre de algo que ouvi de minha supervisora (sim, também eu faço supervisão!), quando ela veio na comemoração dos dois anos da mentoria na FMUSP. Eu estava aflita com o número de pessoas no evento (sempre a questão da adesão...) e ela me disse:

Patrícia, aprendi que, se você tem três pessoas numa plateia, você tem 100% dos interessados! (Maria Bernadete A. C. Assis, 2003)

Fazer a diferença para poucos (ou mesmo para uma única pessoa) é, por si só, muito satisfatório e isso deve ser valorizado por todos nós no programa – mentores, supervisores, alunos e coordenação.

Como nos mostra a lenda do catador de estrelas do mar, lembrada por Peddy (2001):

> Quando eu penso sobre o que é ser um mentor, eu lembro da estória da estrela-do-mar...

> Um catador de conchas está andando ao longo da praia uma manhã quando ele vê um jovem homem correndo pra cima e para baixo na beira da água arremessando alguma coisa na água. Curioso, ele anda em direção ao corredor e o vê pegando estrelas-do-mar encalhadas pela maré e atirando-as de volta para o mar.
> 'Meu jovem", ele diz, "há tantas estrelas-do-mar no oceano. Que diferença faz se você salvar algumas?'".
> Sem parar, o jovem homem pega mais outra estrela-do-mar e, lançando-a em direção ao mar, responde: "fez a diferença para esta aqui". Isto é o que mentores fazem. Eles fazem a diferença para uma pessoa em um determinado momento de suas vidas (p. 24).

REFERÊNCIAS

AAGAARD, E. M.; HAUER, K. E. A cross-sectional descriptive study of mentoring relationships formed by medical students. *Journal of General Internal Medicine*, v. 18, n. 4, p. 298-302, 2003.

CONNOR, M. P. et al. Developing senior doctors as mentors: a form of continuing professional development. Report of an initiative to develop a network of senior doctors as mentors: 1994-99. *Medical Education*, v. 34, n. 9, p. 747-753, 2000.

COTTRELL, D. J.; MCCRORIE, P.; PERRIN, F. The personal tutor system: an evaluation. *Medical Education*, v. 28, n. 6, p. 544-549, 1994.

DALOZ, L. A. *Effective teaching and mentoring*: realizing the transformational power of adult learning experiences. San Francisco: Jossey-Bass Higher and Adult Education Series, 1986.

Daloz, L.A. Mentor: Guiding the Journey of Adult Learners. San Francisco: Jossey-Bass Higher and Adult Education Series, 1986.

FREEMAN, R. *Mentoring in general practice*. Oxford: Butterworth-Heinemann, 1998.

_____. Faculty mentoring programmes. *Medical Education*, v. 34, n. 7, p. 507-508, 2000.

KALET, A.; KRACKOV, S.; REY, M. Mentoring for a new era. *Academic Medicine*, v. 77, n. 11, p. 1171-1172, 2002.

KIRSLING, R. A.; KOCHAR, M. S. Mentors in graduate medical education at the Medical College of Wisconsin. *Academic Medicine*, v. 65, n. 4, p. 272-374, 1990.

LEVINSON, D. J. *The seasons of a man's life*. New York: Ballantine Books, 1978.

MALIK, S. Students, tutors and relationships: the ingredients of a successful student support scheme. *Medical Education*, v. 34, n. 8, p. 635-341, 2000.

MURR, A. H.; MILLER, C.; PAPADAKIS, M. Mentorship through advisory colleges. *Academic Medicine*, v. 77, n. 11, p. 1172-1173, 2002.

PEDDY, S. *The art of mentoring* – lead, follow and get out of the way. Houston: Bullion Books, 2001.

RHODES, J. *Stand by me* – the risks and rewards of mentoring today's youth. Cambridge: Harvard University Press, 2002.

WATSON, S. The support that mentors receive in the clinical setting. *Nurse Education Today*, v. 20, n. 7, p. 585-592, 2000.

WOESSNER, R. et al. Faculty mentoring programme—ways of reducing anonymity. *Medical Education*, v. 32, n. 4, p. 441-443, 1998.

Parte V
Só permanece o que muda

17

De 2015 à pandemia de 2020

Patrícia Lacerda Bellodi

💬 SÓ PERMANECE O QUE MUDA

Só permanece o que muda, já dizia o filósofo chinês Confúcio, que viveu e produziu seus ensinamentos no século VI a.C.

Não imaginávamos, nesses 15 anos desde o lançamento da primeira edição deste livro, que faríamos tantas mudanças no programa e quanta mudança aconteceria no mundo todo, em virtude da pandemia do novo coronavírus – com reflexos no curso, na faculdade e no programa.

Este capítulo apresentará as mudanças realizadas no nosso programa desde a última edição deste livro, as razões pelas quais elas aconteceram e alguns resultados delas derivados.

O MOMENTO DAS MUDANÇAS

Até o final de 2017, o denominado Programa Tutores (assim chamado, embora fosse, desde o início, um programa de *mentoring* em seus propósitos), era realizado com a participação automática, embora não obrigatória, dos alunos.

A cada novo ano, os calouros, ao chegarem na faculdade, eram distribuídos de forma aleatória pelos diferentes grupos existentes. Cuidávamos apenas para que tivessem alunos dos diferentes anos para proporcionar e maximizar a troca intergeracional de experiências.

A participação e a adesão dos alunos a esse modelo, como mostram capítulos anteriores da primeira edição deste livro, foi variável ao longo do tempo e muito variável entre os grupos, diferente do que imaginávamos no início do programa, em 2001.

Foram feitos muitos inquéritos junto aos alunos e mentores, discussões e interpretações de seus resultados. Diferenças de personalidade, interesses e expectativas de mentores e alunos e o próprio curso de medicina que, por sua estrutura e dinâmica, "pede e impede" a mentoria sempre foram os elementos mais importantes nessa equação desafiadora.

No fim de 2017, um fato importante aconteceu: a atividade deixou de fazer parte da grade horária dos alunos e esse acontecimento foi por eles interpretado como uma extinção do programa. Para nossa surpresa, uma vez que sempre havíamos nos preocupado com a heterogênea adesão dos alunos, um grupo deles procurou a coordenação do programa com um pedido explícito de que ele permanecesse, que não deixasse de existir!

As reuniões com esses alunos que valorizavam muito o programa nos fortaleceu, estimulou e abriu caminho para que mudanças, antes já consideradas, fossem implementadas.

E o que mudou?

AS MUDANÇAS E SUAS JUSTIFICATIVAS

No início de 2018, a primeira mudança realizada disse respeito ao próprio nome da atividade: o Programa Tutores passou a ser denominado Mentoria FMUSP.

Mais que uma mera troca de nomes, essa mudança ocorreu para representar mais e melhor os propósitos fundamentais da atividade de mentoria: suporte pessoal e orientação por uma pessoa experiente durante a jornada profissional de um iniciante – diferentemente do objetivo da atividade de tutoria que, em essência, diz respeito mais à facilitação de aprendizagem de conteúdos e práticas.

Vale dizer que a inserção da palavra mentoria e do verbo mentorear nos dicionários brasileiros, como no *Dicionário Houaiss online* (www.houaiss.uol. com.br), nos ajudou bastante nessa mudança. Confusões entre essas duas atividades ocorrem no mundo todo, mas são mais frequentes nos países de língua portuguesa e espanhola na medida em que a palavra inglesa *mentoring* tem sido traduzida por tutoria.

E como passou a funcionar a Mentoria FMUSP a partir de 2018? Quais foram as demais mudanças, além da troca do nome?

1. **Ciclos anuais:** o programa, antes acontecendo de modo contínuo, passou a transcorrer em um processo com começo, meio e fim a cada ano. A ideia foi trazer um enquadre temporal para o conteúdo dos encontros, sendo o momento de encerramento do ciclo um espaço para reflexão do que foi produzido no ano.

2. **Inscrição dos alunos:** os alunos passaram, uma vez desejando dela participar, a ter de se inscrever na atividade a cada novo ano. Nessa nova forma de iniciar sua participação na mentoria, acreditamos que o aluno passaria a se aplicar mais na atividade, uma vez que ativamente a buscaria, registrando seu interesse.

3. **Escolha dos mentores:** antes distribuídos de forma automática entre os grupos de mentoria, os alunos puderam passar a escolher três opções de possíveis mentores, a partir do quadro existente no programa. Procuramos aqui facilitar a motivação para o encontro, uma primeira "transferência positiva" com a figura do mentor, então escolhido a partir do interesse e do desejo.

4. **Comentores:** cada grupo passou a contar com a participação especial de um aluno dos últimos anos (internato) ou de um residente do hospital-escola, um elemento de ligação mais próximo com os anos iniciais, com o papel de ser um parceiro do mentor na realização dos encontros. Nos anos anteriores, havíamos observado que grupos com alunos do fim do curso apresentavam maior adesão e buscamos, com essa nova figura, estimular esse interesse.

5. **Avaliação da atividade:** o programa também passou a ser avaliado quantitativa e qualitativamente de forma diferente. A medida da adesão ao programa passou a ser considerada a partir do número de inscrições dos alunos a cada ano. Para avaliação da qualidade dos encontros, introduzimos algumas perguntas no formulário de inscrição dos alunos: 1. Diga uma palavra que representa sua experiência com a mentoria; 2. Por que deseja participar da mentoria neste ano?; e 3. Razões da escolha por este mentor (ou de mudança para outro). Essa mudança decorreu tanto de necessidades práticas, derivadas das dificuldades no envio regular de relatórios de frequência dos alunos, quanto de uma mudança de perspectiva: passamos a considerar que a (re)inscrição dos alunos e a inscrição de novos a cada ano eram os melhores indicadores de que o programa estava promovendo bons efeitos!

RESULTADOS DAS MUDANÇAS

O interesse dos alunos pelo programa foi crescente ao longo do tempo e acreditamos que as mudanças realizadas tiveram um papel importante nesse processo.

Enquanto em 2018 tivemos 270 alunos inscritos (do total de 1.080 alunos do curso), no ano seguinte, 2019, passamos a contar com 324 inscrições. Em 2020, primeiro ano da pandemia, as inscrições cresceram bastante, passando a totalizar 392 alunos, inclusive com reabertura no segundo semestre, mostrando a importância da atividade para os alunos durante o período de distanciamento social. Em 2021 contamos com 320 inscritos e agora, em 2022, com 295 alunos inscritos.

Refletindo sobre esses números, pensamos que, em nossa instituição, essa adesão ao programa indica que, em média, um terço do total de nossos alunos, a cada ano, se interessa e se mobiliza para dele participar. Tal adesão ao programa nos parece digna de importância e satisfação, dados os elementos que naturalmente afetam a adesão a um programa como este em uma escola médica, como sobrecarga de atividades, dificuldades com tempo e deslocamento, e concorrência com outros interesses.

É importante dizer que, entre os alunos inscritos, destacam-se sempre os dos primeiros anos, especialmente os calouros, contribuindo sozinhos, em média, com 50% das inscrições a cada ano – refletindo as necessidades naturais de busca maior por orientação e apoio nos momentos iniciais da transição para o ensino superior e suas novas demandas.

Dos alunos veteranos inscritos nos anos pós-mudança, 80% haviam participado da mentoria em anos anteriores, mostrando, com essas reinscrições, sua aprovação e satisfação com a atividade. Importante também dizer que nessas reinscrições poucos alunos (em torno de 10%) escolheram novos mentores, seja porque o mentor anterior havia se desligado do programa, seja porque estavam em busca de novas experiências.

Qualitativamente, ao analisar as respostas dos alunos em seus formulários de inscrição, podemos compreender melhor a avaliação dos alunos da mentoria no ano anterior, suas expectativas para o novo ano e, especialmente, porque escolheram tal e qual mentor dentro do grupo de mentores disponíveis.

"PORQUÊS" E "PARA QUÊS" NO DESEJO PELA MENTORIA E PELOS MENTORES

Quando, na inscrição para um novo ciclo de mentoria, os alunos foram convidados a representar a mentoria por meio de uma palavra, aquelas mais empregadas disseram respeito aos domínios do bem-estar (descontração, reconfortante, revigorante, relaxante, alívio, conforto, tranquilidade), do acolhimento (apoio, suporte, amparo, cuidado, aconchego), do pertencimento (integração, união, amizade, companheirismo, parceria), do enriquecimento (aprendizagem, trocas, diversidade, perspectivas, experiências).

Essas palavras, tão positivas, foram muito congruentes com as razões apresentadas pelos alunos da razão pela qual se inscreveram na atividade e revelaram a importância, a busca (e o encontro!) dos valores descritos a seguir.

Pelo lado humano

Quero conhecer os professores e mentores mais de perto, em suas feições humanas e não apenas acadêmicas e profissionais.

Sinto que a mentoria é um espaço importante para refletir um pouco sobre a rotina de estudante de medicina e sobre não esquecer que também somos seres humanos, logo, precisamos nos preocupar com nossa própria saúde mental para poder ajudar os outros. Além disso, a mentoria foi uma ótima válvula de escape para a rotina pesada, pois os encontros foram muito legais.

Acredito que essa parceria e esse contato sejam muito importantes para uma boa formação, não só enquanto profissional, mas também enquanto ser humano.

Gosto muito dos momentos de descontração da mentoria e como os médicos e professores (e titulares!) não são tão diferentes de mim na vida comum, ao redor da mesa comendo pizza. Os conselhos e as risadas são muito bem-vindos!

Acho que a ideia é muito bacana, permite um contato com os seres humanos que compõem a faculdade, porém fora do ambiente graduação, fora dos papéis que assumimos quando nos encontramos normalmente.

Pelo bem-estar

Porque é um momento do mês que tiro para pensar em mim e cuidar dos meus projetos, bem-estar social e psíquico e poder perceber, junto aos outros integrantes da mentoria, que não estou sozinha.

Porque é um espaço gostoso, livre e cheio de assuntos diferentes e estimulantes; para mim são quebras saudáveis na rotina da graduação em que podemos aprender e ao mesmo tempo relaxar com alguém mais experiente.

Um momento de troca não sobre experiências da faculdade, mas sobre nossas vivências mesmo e, por isso, sentia as reuniões como um momento de escape.

Encontros leves, super alto-astral, me fizeram muito bem.

Um ambiente bem descontraído e confortável, fosse para falarmos de coisas divertidas, fosse de assuntos mais sérios e pesados.

De certa forma, digo que os encontros da mentoria estavam mais para sessões terapêuticas, pois era um ambiente de constante troca e bem-estar, aconchego e reflexão sobre o que cada um tinha como conceito sobre determinado tema.

Quero continuar com esses momentos de paz na minha rotina, além de continuar nesse processo de constante aprendizado, buscando crescer cada vez mais como aluna, futura profissional e pessoa.

Reunir experiências e conselhos sobre como levar a faculdade sem se sobrecarregar e enlouquecer.

Pelo acolhimento

Porque a mentoria é um espaço de falar e poder ser ouvido, é um local de amparo e de momentos bons.

Passei por momentos difíceis e tanto o meu mentor quanto o grupo foram importantes para superá-los.

Construí novos laços e ganhei uma nova família longe de casa. Compartilhar as dificuldades e as alegrias com um grupo que está sempre disposto a ajudar.

Em momentos difíceis da graduação e da vida pessoal, sempre estavam lá para me ajudar.

Nos momentos de dificuldade, durante o primeiro ano, a mentoria significava um ambiente de acolhimento onde eu pude compartilhar meus medos e problemas, sendo sempre amparada pelo mentor e demais membros do grupo. Ter um ambiente onde eu pudesse me abrir sem julgamento e ouvir histórias semelhantes foi muito importante para meu autoconhecimento.

Era bom saber que eu tinha alguém com quem contar, principalmente num ano difícil (e que eu estava perdido pela faculdade), que era o primeiro ano.

Tive a oportunidade de expor e discutir anseios, preocupações, inseguranças e insatisfações acerca do mundo acadêmico na FMUSP, além de outros aspectos da vida pessoal.

Quero participar por conta do ambiente acolhedor que a mentoria me traz, além de poder partilhar experiências e estórias com meus colegas, aprendendo junto com eles.

Quero poder ter esse espaço de acolhimento durante o ano. Temos tanta pressão de todos os lados e essa é uma das poucas atividades que verdadeiramente relaxa e acolhe.

Porque as reuniões da mentoria são um local de desabafo e debate sobre a faculdade.

Para ajudar os mais novos e retribuir

Gosto de interagir com colegas mais novos, podendo ajudá-los e também refletir sobre meus anos anteriores.

Quero ter trocas de experiências com o pessoal mais experiente na faculdade e conseguir passar um pouco das minhas para o pessoal mais novo.

Porque quero continuar passando o que aprendo lá para os calouros.

Gostaria de ter a oportunidade de conhecer os alunos mais novos e compartilhar minhas experiências com eles, já que agora, no quinto ano, passo mais tempo no hospital do que na faculdade, em ligas ou extensões.

Espero também construir, agora como veterano, uma atmosfera agradável e receptiva para os calouros que se interessaram pela mentoria.

Gostaria de ter alguém mais experiente que pudesse me guiar ou simplesmente trocar ideias. Ao mesmo tempo, gostaria de ajudar outros alunos, mais velhos ou mais novos, com relação às próprias demandas (diversas vezes na faculdade precisei da ajuda de amigos durante um momento difícil, e gostaria de poder retribuir com alguém que precisasse).

Porque a mentoria me ajudou bastante no ano passado e creio que irá ajudar muito mais e, quem sabe, eu também possa ajudar outras pessoas.

Para conhecer novas pessoas

Gostaria de continuar no projeto que me permitiu aliviar as tensões da faculdade e compartilhar experiências, me fazendo perceber que não estava sozinho. Além disso, quero conhecer novas pessoas, que provavelmente não chegaria a conhecer dada a diversidade das atividades desenvolvidas pelos alunos da FMUSP.

Senti que formei amizades e pude trocar experiências não apenas com o mentor, mas também com os demais alunos do grupo.

Acredito que tenha me ajudado a trocar experiências e melhorar o meu vínculo com as pessoas da faculdade.

Quero ter um espaço maior de convivência com os mentores e com alunos mais novos, para podermos compartilhar vivências.

Na graduação eu tenho contato sempre com os mesmos grupinhos de amigos, que estão vivendo a faculdade ao mesmo tempo que eu, por isso senti que me integrei muito na mentoria, tive contato com diversas pessoas de várias gerações dentro da faculdade, extensões diferentes que passaram por transformações também, e isso foi a melhor parte pra mim.

Foi bom ter um contato diferente com pessoas de anos diferentes que eu não conheceria normalmente.

Por poder ter contato com colegas de faculdade com quem não sei se eu conversaria e me relacionaria caso não fosse a mentoria.

Pelo enriquecimento

As conversas do ano anterior e os conselhos dados foram muito ricos e me ajudaram muito a lidar com todos os tipos de atividades na faculdade.

Experiência engrandecedora e única, sem substituto intra ou extracurricular.

As conversas do ano anterior e os conselhos dados foram muito ricos e me ajudaram muito a lidar com todos os tipos de atividades na faculdade.

Pela troca de experiências enriquecedora com o mentor e com os outros participantes.

Para continuar tendo os momentos de reflexões e conversas, além da companhia de pessoas mais novas e mais velhas durante a graduação, possibilitando a rica troca de experiências.

Para continuar tendo a oportunidade de participar desse compartilhamento de experiências que é tão rico.

Para aprender com os outros

Achei legal a experiencia de saber um pouco da visão de formados mais experientes sobre o curso de medicina e sobre o exercício da profissão.

Porque acredito que tenho muito a aprender com aqueles que já estão formados.

Quero participar porque aprendi muito com meu mentor e meus colegas.

A mentoria me proporcionou contato com estudantes dos anos mais velhos e uma médica formada, me ajudando a ter um melhor olhar sobre meu próprio futuro.

Aprendi muito sobre a faculdade e a profissão de médico, mesmo tendo já bastante tempo de curso.

Tenho interesse em continuar aprendendo cada vez mais com outras experiências e vivências de cada um.

Acredito que podemos aprender muito com médicos já formados e que esse contato com eles é muito importante. Eles já passaram por aquilo que estamos passando, sofreram as angústias e decepções que estamos sofrendo e sabem nos orientar quanto a caminhos possíveis de seguir.

Para continuar aprendendo com meu grupo de mentoria.

Acredito que ainda tenho muito mais o que aprender com meus colegas e mestres, e a mentoria é excelente para isso.

Para não ficar batendo cabeça sozinha e aprender com as experiências dos outros.

Pelas diferentes visões

O programa abriu vários horizontes pra mim no ano passado, e espero que isso continue neste ano.

São diversas pessoas com idades diferentes, vivências distintas, em diferentes anos da graduação e isto enriquece a troca de experiências e conhecimentos. Sem contar a presença do mentor, o qual possui diversos conselhos.

Nos nossos encontros, todas as vezes, ressignificamos as coisas: nossa vivência, nossas escolhas, nossas prioridades. O que queremos para vida, o que escolhermos querer. E conversar sobre isso com pessoas totalmente diferentes, essa troca, é incrível e inefável.

É um espaço único em que trocamos experiências e vemos situações semelhantes por pontos de vista diferentes.

No decorrer da graduação, você também se torna apto para tranquilizar aqueles que passam por dificuldades as quais você já superou, sendo capaz de retribuir para a mentoria aquilo que ela te proporcionou.

Porque quero continuar a olhar as mesmas coisas com olhos diferentes, mudando minha percepção sobre a vida e ampliando os horizontes que sou capaz de observar.

Para continuar a ter contato com visões de mundo diferentes da minha sobre a vida médica, enriquecendo a minha vivência na faculdade.

Pelos problemas semelhantes

A partilha de experiências em todos os encontros faz sentir que mais pessoas passam por problemas similares aos seus e que estão lá para te ouvir.

As inquietudes básicas de um universitário amenizavam ao entrar em contato com o ambiente calmo da mentoria. Os problemas se mostram menores do que realmente vemos quando observamos pessoas que já passaram pelas mesmas dificuldades e sobreviveram a todas elas.

Pela conversa ampla

Conversas com diferentes assuntos interessantes, tanto da área médica quanto de outras.

Por meio dos encontros de mentoria pude aprender muito não só sobre a faculdade, mas também sobre a vida no geral.

"Um ambiente bem descontraído e confortável, fosse para falarmos de coisas divertidas ou assuntos mais sérios e pesados."

Temáticas e reflexões que conseguiam abordar nossas angústias sem deixar de valorizar nossas conquistas e maiores felicidades.

Por ser um espaço em que era possível conversar de maneira mais informal e descontraída sobre assuntos variados que vão além daqueles presentes nas salas de aula e nos corredores dos hospitais.

Pela orientação do caminho

Para trocar experiências e, com isso, ter ajuda para traçar um caminho dentro da medicina da melhor forma possível.

Também quero ter contato próximo com algum professor e que ele me indique se estou indo pelo caminho certo.

Estou me sentindo desorientado com relação à profissão. Não consigo ver um caminho para mim na medicina, por enquanto. Acho que o contato com o mentor vai me ajudar muito.

Porque eu achei a mentoria norteadora desse caminho tão difícil que é a graduação.

Pelas escolhas

Foi um espaço de grande crescimento para mim. Além disso, foi a partir da mentoria que tive oportunidade de repensar algumas decisões de vida – dentre elas, a de fazer intercâmbio de pesquisa pela faculdade, que se mostrou uma oportunidade rica na minha vida.

Trocar experiências e ouvir as histórias dos outros alunos me ajuda bastante nas escolhas relacionadas à faculdade.

Em nossas reuniões, conversamos sobre assuntos da vida acadêmica e da vida pessoal, aquilo que nos incomoda, o que nos faz bem... Essa troca de experiências e pensamentos me levaram e pensar melhor em algumas escolhas.

Pelo futuro

As discussões sobre a faculdade e as trajetórias médicas foram incrivelmente produtivas e influenciaram nas minhas estratégias para o futuro.

Achei legal a experiência de saber um pouco da visão de formados mais experientes sobre o curso de medicina e sobre o exercício da profissão.

Queria saber mais sobre a residência, mercado de trabalho, vida pós-formado etc. pela aproximação com o fim da graduação, além de um direcionamento/dicas de como escolher qual residência prestar.

Pois é meu último ano e preciso de orientações que um profissional experiente e da área que eu almejo.

Para obter mais insights *sobre meu futuro.*

Gostaria de ter contato com alguém que já passou pelo que estamos passando e que poderia dar alguma luz sobre o que devemos priorizar em nosso internato e como podemos aproveitar melhor este momento de nossa carreira. Também gostaria de auxílio para a escolha da minha residência.

Como não tenho familiares médicos, preciso de ajuda para ter uma noção melhor do que esperar do meu futuro como médica e para me auxiliar nas escolhas que precisarei fazer daqui pra frente!

A ESCOLHA DO MENTOR

Sem dúvida, **poder escolher o mentor** foi uma das mudanças mais importantes no novo modelo de mentoria pós-2017.

Significou liberdade e aumento da possibilidade de uma relação com base no desejo e na afinidade (real ou imaginada, no caso dos calouros) e, como se diz em Psicanálise, promotora de **transferência positiva** – isto é, de um vínculo no qual forças positivas facilitam o processo e a relação de ajuda.

A transferência (SANTOS, 1994) torna o sujeito "mais suscetível à influência do analista por nutrir por ele um sentimento de empatia, respeito, admiração etc., que o faz baixar as resistências e se esforçar por associar livremente". No caso da mentoria, podemos dizer, tornou o aluno mais suscetível à influência do mentor por nutrir por ele sentimentos e expectativas positivas, fazendo-o desejar participar de forma mais interessada e ativa.

As principais justificativas apresentadas na escolha do mentor, seja em uma escolha inicial, seja na manutenção do mesmo mentor, têm se concentrado nas **habilidades de comunicação** (destacando-se abertura para a diferença e a escuta atenta), na promoção de **vínculo e conversas produtivas**, e na **pessoa do mentor em si, sua trajetória** e valores (apresentados no perfil dos mentores no site do programa).

Um elemento em especial se destaca nas respostas dos alunos: a **qualidade do mentor como professor**, como educador, sendo o contato em aulas e sua qualidade como docente parâmetros importantes para sua escolha como mentor.

Pela sua abertura

Gostaria de continuar com o mesmo mentor porque me senti confortável durante as mentorias.

Porque parece bastante disposta a conversar sobre todos os tipos de assuntos, o que é bastante importante para mim (tenho muitas questões e ideias que surgem da vivência na medicina, mas não se restringem a ela; acredito que dizem respeito à vida no geral).

Muita liberdade para falar com o mentor e todo o grupo sobre as principais aflições e conquistas que ocorreram durante o ano.

Tive espaço para externalizar minhas opiniões e conhecer alunos de outros anos. Gostei do meu mentor e o acho um querido.

Criamos um espaço de conversa em que todos se sentiam acolhidos para iniciar o assunto que quisessem.

A minha mentora foi superacolhedora. Ela deu espaço para falarmos das nossas experiências, medos e inseguranças.

Pela atenção e escuta

Porque é uma professora muito atenciosa.

É uma pessoa que sabe ouvir os acadêmicos, dando sempre conselhos bastante esclarecedores.

Mentor atencioso, presente e compromissado. Além disso, pessoa muito agradável de conversar e conviver.

O mentor e o comentor foram muito acolhedores conosco e estavam sempre disponíveis, com paciência para ouvir.

Sempre recepcionava os alunos com o maior carinho, dando atenção para seus problemas.

Pelas conversas produtivas

Foi minha mentora ano passado e achei nossos encontros muito produtivos e agradáveis. Gostaria de continuar esse ano.

Era meu mentor no ano passado, as conversas são boas, leves e produtivas.

Sempre sabe conduzir as conversas, tornando-as agradáveis e geradoras de bons frutos.

Pelo vínculo criado

Porque criamos um vínculo muito gostoso e enriquecedor.

Foi meu mentor e criamos um laço de solidariedade e de proximidade, me senti incluída na faculdade.

Pelo seu perfil

Por conta dos assuntos de interesse no seu perfil e trajetória na faculdade, além de ter tido ótimas recomendações sobre ele.

Gostei e me identifiquei muito com sua forma de pensar e valorizar o que é ser médico.

Gostei da descrição e o conheço.

Eu já tive aulas com ele e gostei bastante, e gostei das respostas que ele deu na parte "quem são os mentores".

Identificação com o perfil do professor no site.

Gostei bastante da descrição do professor.

Pela admiração

Um médico que admiro e em quem me espelho.

Passei a admirá-lo, principalmente por conta de meu interesse na área de Psiquiatria, e gostaria de estar em seu grupo de mentoria para poder estabelecer contato e ouvir suas ideias e experiências.

Por ser um ótimo professor

Admiro a dedicação do professor para a educação, sua forma de se relacionar com os alunos e sua ética profissional. É alguém com quem já aprendi muito (no contexto da sala de aula), e espero aprender ainda mais.

Sempre dedicada e interessada pelo nosso aprendizado. Todas as vezes em que precisei de ajuda ela esteve presente. Tornou o curso muito mais interessante. Portanto, acredito que como mentora ela seja tão atenciosa quanto.

Me identifiquei com o professor nas aulas.

Duas categorias, **a especialidade médica e a recomendação de amigos e colegas**, foram apresentadas tanto como justificativas de escolhas (iniciais ou de manutenção do mentor) quanto de reescolhas (mudança de mentor):

Pela especialidade

Sempre gostei como professor e quero conhecer mais a especialidade.

Necessidade de se aproximar e conhecer a atuação profissional do cirurgião.

Quero conhecer melhor a vivência e o dia a dia do pediatra e trocar de área da medicina com relação ao meu grupo de mentoria do ano passado (que predominantemente gostava de clínica médica) e explorar novos mercados de trabalho e possibilidades.

Neurologia é uma área pela qual me interesso e gostaria de ter maior contato com pessoas que vivenciam essa rotina.

Por recomendações de amigos

Teve boa avaliação pelos meus colegas que fizeram mentoria com ele no ano passado.

Me falaram muito bem dele e me interesso por sua área de atuação.

Indicação de conhecidos.

Ouvi elogios de alunos que já tiveram o ... como mentor.

Gostaria de conhecer outro professor e me disseram que ele é um ótimo mentor.

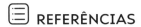 REFERÊNCIAS

SANTOS, M. A. A transferência na clínica psicanalítica: a abordagem freudiana. *Temas em Psicologia*, v. 2, n. 2, p. 13-27, 1994.

Parte VI
A mentoria e a pandemia

18

Longe dos olhos, mas perto do coração: mentoria *online*

Patrícia Lacerda Bellodi

💬 UMA PANDEMIA E SEUS DESLOCAMENTOS

> *Todos presentes, um tanto frustrados pelas aulas terem sido interrompidas após poucas semanas. Estavam em suas casas no interior ou em outros estados (exceto uma caloura de SP). Eles se apresentaram, contando de onde vinham, a sua trajetória, do que gostavam. Cada um em sua casa, em contextos diferentes: pôr do sol no campo, no carro voltando de uma cirurgia, no apartamento sozinho, de volta para a casa dos pais no interior. Cada um contou sobre como estava lidando com a pandemia (Mentor, 2020).*

Com a **pandemia** da Covid-19, todos nós fomos **deslocados para um novo lugar**. Alguns, como os profissionais de saúde e outros que não puderam parar de trabalhar, para um **lugar de superexposição** à nova ameaça. Muitos outros, por sua vez, para um **lugar de restrição**, distanciamento social e isolamento.

Com a Mentoria FMUSP não foi diferente. Parte dos mentores compôs a **linha de frente** dos atendimentos no hospital-escola. De outro lado, uma grande e expressiva parte dos mentorados foi convocada a **ficar em casa**. Vários retornaram à cidade de origem, voltando a conviver de perto e intensamente, depois de bastante tempo, com a família.

Medo do contágio e dos desdobramentos de uma doença desconhecida, necessidade de ensinar ou aprender de forma **remota, lutos** por perdas de amigos e familiares, ansiedade pela **incerteza** diante do futuro. Tudo isso passou a fazer parte do cotidiano de mentores e mentorados.

Depois da perplexidade inicial com o **anúncio da pandemia**, a decisão da faculdade: **o curso não pode e não vai parar**. Com a mentoria, mais uma vez, também não foi diferente: **a mentoria não poderia e não iria parar**, especialmente pelo que sempre teve como propósito, isto é, ser um espaço de acolhimento, pertencimento, reflexão e crescimento.

Os diferentes **espaços físicos** onde se davam **os encontros** foram deslocados para **a tela dos computadores e dos telefones celulares**. E assim vivemos uma nova experiência: a experiência de uma **mentoria à distância mediada pela tecnologia**.

Os avanços tecnológicos dos últimos tempos permitiram que acontecesse a **mentoria** *online*, também chamada de **webmentoria ou e-mentoria**, possibilitando que **as trocas de experiências (e sentimentos)** continuassem mesmo em tempos pandêmicos. E como isso foi importante!

Trazemos aqui **nossas experiências com essa modalidade de mentoria, seus desafios** e, especialmente, **nossas reflexões sobre** as interações entre mentores e mentorados quando transportadas do "espaço físico para o virtual".

MENTORIA: JEITOS DE ESTAR E FAZER

Homero, na *Odisseia*, nos apresenta pela primeira vez um **modo de fazer mentoria**: na história clássica, o experiente Mentor, em uma relação um a um, orientava e inspirava o iniciante Telêmaco.

Esta **forma tradicional** de mentoria é a mais presente até hoje. Mas outras **maneiras particulares ou variações** acabaram se desenvolvendo ao longo do tempo, mantendo ainda assim o propósito da troca intergeracional de experiências.

Em geral, as principais **modalidades de mentoria** podem ser classificadas **em três grandes grupos**, que podem também ser combinados entre si.

O primeiro diz respeito a **quem é o mentor**. Temos então a **mentoria tradicional** (o mentor tende a ser bem mais velho e experiente que o mentorado, e a assimetria de experiência entre eles é grande) *versus* **mentoria de pares** (o mentor é apenas um pouco mais velho ou um pouco mais experiente que o mentorado e a assimetria experiencial entre eles é menor).

O segundo diz respeito a **quantos estão envolvidos na relação** de mentoria. Temos aqui a **mentoria individual** (um a um) *versus* a **mentoria grupal** (mais de um mentorado por mentor ou até mesmo mais de um mentor por mentorado ou mentorados).

E, com foco n**o tema deste capítulo**, o terceiro grupo traz **em que espaço se dá a mentoria**, de um lado, **a mentoria presencial** (ao vivo) e de outro **a mentoria a distância** (ou *online*, mediada pela tecnologia).

Desde seu início, em 2001, a Mentoria FMUSP trabalhou dentro da **modalidade presencial em grupo**. Nas **mesas** do restaurante dos alunos, nas salas de aula, laboratórios dos professores, ou mesmo fora da faculdade, alunos de diferentes anos se encontravam mensalmente para conversar entre si e com seu mentor.

Com o novo coronavírus, **a pandemia levou a roda de conversa para as telas dos computadores e dos celulares. Essa travessia** do mundo presencial para o mundo virtual, como demais momentos de passagem e mudança na vida, **conta uma história** bastante humana de dificuldades, mas também de superação e aprendizados com elas.

MENTORIA FMUSP *ONLINE*: A TRAVESSIA PARA AS TELAS

Embora a decisão pela continuidade do programa no início de 2020, com a adoção da mentoria *online*, tenha sido bem recebida pelos nossos **mentores**, estes não deixaram, **no início**, de compartilhar suas **apreensões**.

Preocuparam-se em conhecer e fazer **bom uso das tecnologias** disponíveis e com as possíveis **repercussões** dessa mudança **na relação** com os mentorados.

Também a coordenação do programa se perguntava: iriam os alunos participar nesse formato? Os mentores se adaptariam a esse novo jeito de se encontrar e conversar?

Para dar suporte a esse momento de transição do presencial ao virtual, decidimos por estimular a troca de experiências entre os próprios mentores, já que no programa contávamos com iniciantes e experientes no exercício da mentoria, mentores mais jovens e mais velhos e aqueles com maior ou menor habilidade no uso de tecnologia.

O grupo de WhatsApp dos mentores, antes destinado a comunicações administrativas breves, passou então a ser utilizado como **espaço de colaboração e de compartilhamento** dos desafios e sucessos na realização dos novos encontros.

Embora tímidos em um primeiro momento, já que antes os relatos dos encontros eram enviados apenas para a coordenação do programa, a interação entre os mentores cresceu ao longo do tempo, trazendo informações importantes e interessantes sobre as condições e o conteúdo dos encontros virtuais.

Não foi uma travessia fácil, como nada relativo à pandemia o foi, mas, para nossa surpresa, os mentores relataram que **não só os alunos aderiram à nova modalidade de encontro**, mas também as **conversas**, que são a essência da mentoria, **foram muito significativas**.

A análise qualitativa dos relatos mostrou que, depois de um **período inicial de estranhamento**, a grande maioria dos mentores aprovou a nova experiência. Muitos alunos participaram vivamente a distância, até mesmo com **aumento da adesão**, já que não tinham as dificuldades de agendamento e deslocamento de antes.

> *Ontem tive a primeira reunião de mentoria* online. *Propus um sarau no Google Meet. O começo foi desafiador, pois a visão se perde no vai e vem da tela e o som às vezes tem muito ruído. A rodada sobre a adaptação à nova configuração deu espaço para, aos poucos, o grupo encontrar um jeito novo de conversar, mais fluido entre eles. Ouvimos poesia (uma delas escrita por um aluno), trechos de livro, música, fotos e dicas de filme. Conexão tecnológica e, sobretudo, humana!* (Mentora, 2020)

> *Ontem aconteceu a minha primeira reunião, com 19 pessoas. Não foi confortável, mas acho que teve seu valor. Decidimos, em tempo de isolamento físico, aumentar para duas vezes por mês os encontros* (Mentor, 2020).

Complementando a percepção deste mentor, as impressões da comentora do seu grupo:

> *Apesar das limitações, por ser via* online, *conseguimos aproveitar bastante a presença de cada um lá! Dos 19 mentorados, apenas 1 não conseguiu comparecer. Foram debatidos assuntos de forma a mantermos nossa saúde mental. Todos contribuíram muito com o encontro! Foi demais!* (Comentora, 2020)

Foi possível, para os mentores, mesmo a distância, **"tirar a temperatura"** **emocional** e acolher a **ansiedade dos estudantes** diante das repercussões da **pandemia** na vida acadêmica e pessoal.

> *O tema central dessa reunião foram as alterações no ensino da faculdade frente à pandemia de Covid-19. Como tínhamos todos os anos na reunião, acabou sendo uma troca muito interessante e ampla. Alguns alunos relataram uma boa adaptação de seus professores com as aulas* online. *Aparentemente foi o que ocorreu com a maioria dos cursos teóricos, salvo raras exceções* (Mentora, 2020).

> *Ontem fiz a primeira reunião* online *com meu grupo. Todos participaram. Suas maiores preocupações são o que ocorrerá com as aulas e não estarem praticando atividade física, já que todos gostam muito de esporte* (Mentor, 2020).

Os mentores, em seu grupo de WhatsApp, compartilharam entre si **suas intervenções** junto aos alunos, as quais envolveram desde palavras de incentivo e tranquilidade e dicas práticas para o enfrentamento dos difíceis dias de isolamento, até histórias e metáforas, em textos e vídeos, com exemplos inspiradores de resiliência.

> *Foi discutido sobre como lidar e se adaptar às mudanças. Essa foi a melhor parte da reunião, pois três alunos apresentaram propostas como* sites *que ajudam no gerenciamento do tempo ou na realização de atividade física em casa, durante o período de quarentena. Estimulei o contato (mesmo que virtual) entre eles* (Mentora, 2020).

Tal como já amplamente reconhecido na área, a mentoria *online* também foi uma **via de mão dupla**, com benefícios não só para os mentorados, mas também para os mentores, permitindo que a relação entre os participantes passasse de apenas "colegas de sofrimento" para "somos cada um de nós a salvação do outro".

> *Acabamos de fazer nossa primeira mentoria por Zoom: 4 calouros e 2 veteranos. Para mim foi uma pausa muito prazerosa e leve, como se tivesse saído do olho do furacão para passear um pouco em um jardim. Os calouros um pouco frustrados, aguardando o que está por vir. A interna está aguardando uma reunião para ver que tipo de trabalho voluntário pode fazer* (Mentora, 2020).

> *Amei vocês demais, e vocês não sabem quanto me alegrou essa mentoria. Eu estava com muitas incertezas, "nossa, entrei e agora não sei como vai ser", e sentir que vai ficar tudo bem e que estamos todos juntos nessa me fez sentir mil vezes melhor* (Caloura, 2020).

MENTORIA *ONLINE*: FUNCIONA?

A mentoria mediada pela tecnologia, seja por *e-mails*, mensagens instantâneas de texto, *chats*, *blogs* ou por videoconferência, tem sido objeto de bastante interesse com o avanço da internet e da qualidade da conectividade, mesmo antes da pandemia.

Sob várias denominações, *online mentoring, e-mentoring, web-based mentoring* e outras, **estudos na área** (GRIFFITHS e Miller, 2005; SCHICHTEL, 2010; CHONG *et al.*, 2020) mostram que as interações de mentoria por meio da tecnologia apresentam **vantagens e desvantagens**.

Um ponto especial de consenso é o de que esta modalidade **permite manter as linhas de comunicação abertas. Quando via videoconferência em tempo real**, especialmente se realizada em uma **abordagem híbrida ou *blended***, pode produzir resultados equivalentes aos da mentoria presencial (GHODS e BOYCE, 2013; CHONG *et al.*, 2020).

Não há dúvida de que entre as **vantagens** da modalidade está o fato de a e-mentoria permitir encontros **sem as dificuldades de deslocamento** e **sem fronteiras** de geografia, como conta este mentor em seu diário no início da pandemia:

> *Acabamos de fazer a reunião de mentoria do meu grupo. Foi muito boa e bem interessante, pois cada um estava em uma cidade de estados diferentes do Brasil. Lógico que o assunto era o momento*

> *da epidemia, e foi interessante pois passei minha experiência de boa evolução de Covid-19 positivo, em isolamento no meu quarto há 12 dias. Para mim foi muito bom conversar com o pessoal (Mentor, 2020).*

A relação com o **tempo** também pode, com certeza, ser muito beneficiada. Mentores e mentorados podem interagir mais frequentemente e em momentos mais convenientes para ambos, em vez de tentar agendar encontros dentro de agendas muito sobrecarregadas, como são, sabemos disso, as de professores e alunos de medicina.

Considera-se também que o *e-mentoring* facilita tanto a comunicação **síncrona** (ao mesmo tempo) quanto a **assíncrona** (com um intervalo). Alguns autores (GRIFFITHS e MILLER, 2005) referem que em **interações assíncronas**, por exemplo, a mentoria por *e-mail*, o tempo de **reflexão** na interação aumenta, possibilitando uma maior elaboração tanto das perguntas do mentorado quanto do *feedback* do mentor.

Em resumo, **flexibilidade e mobilidade** são palavras-chave quando se pensa nos benefícios do *online*.

Por outro lado, destacam-se entre as **desvantagens** as dificuldades em observar as **dicas visuais e auditivas** dos participantes e a **expressão de suas emoções**. Métodos como *e-mail*, *chats* e mensagens de texto são mais limitados e favorecedores de mal-entendidos (GHODS e BOYCE, 2013). Há um prejuízo importante na **comunicação não verbal** envolvendo a linguagem corporal, o volume e o tom da voz, como destaca este mentor:

> *Deixei os microfones abertos para que a conversa ocorresse de forma mais espontânea, mas alguns permaneceram mais quietos, falaram pouco. Acho que a teleconferência funciona bem para reuniões, mas não tanto para uma conversa mais espontânea. Sinto que perdemos muito da comunicação não verbal que ocorre num encontro presencial (Mentor, 2020).*

Problemas técnicos, trazendo interrupções às conversas, também podem prejudicar bastante o desenrolar das interações, diminuindo o engajamento.

> *Inicialmente estávamos a aluna X e eu, mas o sinal dela não estava muito bom, então não conseguia ouvir direito o que ela dizia, nem ver com muito foco a imagem de sua câmera. Logo a seguir a W entrou e X saiu, com nova entrada posterior. Agora todos já conseguiam conversar adequadamente (Mentora, 2020).*

A concentração durante o tempo de tela, levando muitas vezes à **fadiga audiovisual**, é outra desvantagem que os tempos pandêmicos deixaram bastante evidente. A webmentoria pode acabar sendo mais demandante que o face a face, especialmente no estabelecimento de *rapport* com alguém que o mentor não conhece ainda:

> *Inicialmente apenas o aluno Y estava conectado, mas não tinha acesso à câmera, então pudemos conversar, mas não consegui ver seu rosto. Não nos conhecíamos, então expliquei que eu era da turma 88, atualmente assistente da ... Ele é aluno do quarto ano médico, já passou pela ... este ano antes do início da pandemia, mas não nos conhecemos à ocasião (Mentora, 2020).*

Por fim, mas não menos importante, uma questão bastante interessante, no campo das desvantagens, se colocou quando do encontro por videoconferência: **a abertura (ou não)** dos participantes à exposição de **sua imagem via câmera**.

> *A reunião teve quase 50% de audiência. A câmera ainda está em off para alguns mesmos alunos(as)* (Mentor, 2021).

> *O encontro teve um número menor de alunos/as. Três calouros entraram e se apresentaram. No início sem câmera, e depois mais à vontade* (Mentor, 2021).

Na pandemia, durante as aulas *online*, assim como na mentoria, muitos alunos resistiam a abrir suas câmeras durante a interação, deixando professores com a sensação de, talvez, estarem falando sozinhos: **"tem alguém aí?"**

Vale ressaltar que isso não aconteceu apenas no ambiente acadêmico e algumas hipóteses sobre o tema foram apresentadas por alguns autores.

Deniers (2020), por exemplo, refere que, em uma videoconferência, a percepção sobre a aparência ocupa grande espaço, o **"se ver na tela"** provoca **autocríticas e ansiedade** pelo julgamento dos demais.

Isso valeria e se ampliaria para o local onde o participante está podendo participar. Não desejar **mostrar sua casa, seu quarto, sua intimidade** doméstica também seria então algo que levaria ao desligamento das câmeras por parte das pessoas.

O QUE É PRECISO PARA SER UM BOM MENTOR *ONLINE*

Que conhecimentos, habilidades e atitudes um mentor deve apresentar ou desenvolver para bem desempenhar seu **papel nesse novo contexto**, o da mentoria *online*?

Schichtel (2010) define um conjunto de competências para ser um bom mentor *online*:

1. **Competência social *online***: diz respeito à capacidade de desenvolver uma **comunidade *online***, isto é, de constituir, mesmo a distância, um grupo com um propósito em comum, colocando-se nela **como uma pessoa real**.
2. **Competência reflexiva *online***: capacidade de promover **discussão e reflexão**, facilitando a construção de significados.
3. **Competência de comunicação *online***: capacidade de **se envolver com as pessoas que estão *online*** (e não com a máquina).
4. **Competência de gestão *online***: capacidade de gerir a **agenda da mentoria**, especialmente **a gestão do tempo na tela** durante o encontro.
5. **Competência técnica *online***: capacidade de lidar com a tecnologia, **não precisando ser um especialista**, mas de lidar com as inevitáveis falhas técnicas.

Considerando essas competências, os estudos citados anteriormente ao longo deste capítulo e nossas experiências, podemos tentar sintetizar aqui um pouco do que acreditamos **que muda e o que não muda** nas interações *online* de um mentor com seus mentorados.

Se, por um lado, a **comunicação** passa a ser mediada pela tecnologia, com um ritmo diferente, demandando do mentor uma compreensão de que o engajamento *online* terá algumas características próprias (por exemplo, a questão da exposição visual, com abertura ou não da câmera), por outro lado não muda a necessidade de o mentor apresentar disposição para **interesse genuíno** e empatia com os mentorados.

Acima de tudo, **não muda e não pode mudar o propósito da mentoria**: o estar junto no caminho, compartilhando experiências.

E como foi este estar junto em um momento de tanta incerteza? Falar mais sobre o mentorar no contexto de incerteza da pandemia, trazendo exemplos vivos, por meio dos diários dos mentores, é o objetivo do nosso próximo capítulo.

PANDEMIA: MENTOREAR EM UM CONTEXTO DE PERIGO E INCERTEZAS

No cotidiano, é comum mentores se concentrarem nas funções acadêmicas e profissionais da mentoria.

Mas em **tempos incertos**, como ressaltam Smith e Johnson (2020), tal qual a pandemia da Covid-19, as **funções psicossociais – aceitação, afirmação, amizade, apoio emocional, segurança** – passam a ser **especialmente valiosas**. O relato destes mentores confirma essa orientação:

> *A mentoria digital tem sido muito interessante! As plataformas de comunicação evoluíram muito e permitem um bate-papo descontraído e natural. Os alunos estão ansiosos para o retorno das suas vidas normais. Os calouros estão tristes por sentirem que estão perdendo uma fase especial das suas vidas. Senti que os alunos estavam ansiosos para conversar, falaram bastante! Honestamente, não abordamos temas muitos sérios, ou mais tradicionais da mentoria. Foi um bate-papo informal. Mas foi importante para todos se conhecerem e se interessarem pelos encontros (Mentor, 2020).*

> *Eu havia enviado vários textos sobre Covid a partir de diferentes perspectivas. Apenas um dos calouros mencionou um texto, mas não ecoou e logo trocaram de assunto. Acho que não estávamos com energia para uma elaboração mais teórica, todos sentindo muito na pele a situação, inclusive eu (Mentor, 2020).*

Browne (2021) ressalta também a importância de focar, em um momento de grande incerteza, **na parte humana e empática da relação da mentoria**, priorizando ajudar os mentorados, antes de tudo, a melhorar seu estado físico e emocional. A autora recorda, nesse sentido, das palavras de um mentorado seu que disse a ela: "talvez a mentoria aqui seja apenas perceber a humanidade em cada um de nós e estar juntos como iguais uns com os outros em um momento incerto".

Uma vez sendo as funções psicossociais, a empatia e a humanidade fundamentais, **como um mentor pode oferecer e demonstrar apoio emocional para quem está do outro lado da tela?**

Várias recomendações (GOTIAN, 2020; SMITH e JOHNSON, 2020; BROWNE, 2021) foram produzidas durante a pandemia e, embora pareçam simples, mostraram-se bastante importantes para a relação mentor-mentorado. Essas recomendações lembravam e estimulavam os mentores a:

1. **Fazer um "*checking in*" e perguntar: como você está?**
   Significava encontrar tempo para uma ligação telefônica, mensagem de texto ou uma videoconferência, mesmo que apenas por alguns minutos. Uma maneira simples, mas importante, de reafirmar o relacionamento no contexto do distanciamento social.

2. **Encontrar um novo jeito de se encontrar.**
   Aqui o importante era descobrir, de forma criativa, um novo ritmo e o melhor meio para se reunir no ambiente *online*.

3. **Escutar ativamente e de forma generosa.**
   Significava começar com uma escuta ampla que permitisse entender as lutas e preocupações dos mentorados. Era importante o mentor mostrar que escutava e compreendia as emoções e as experiências dos mentorados com pressões diversas – financeiras, de saúde, acadêmicas, familiares e outras. Ouvir, mas não tentar "consertar" ou resolver.

4. **Mostrar compaixão.**
Reconhecer e validar os desafios e o estresse que os mentorados, cada um à sua maneira e com seus recursos, estavam enfrentando e sentindo. Deixar que os mentorados soubessem que o que eles estavam sentindo era natural e aceitável.

5. **Ser autêntico.**
Mostrar vulnerabilidade e compartilhar suas próprias experiências durante um momento de incertezas é uma potente forma de conexão. Implicava que o mentor, ao compartilhar sua situação, tornasse mais confortável para seus mentorados compartilharem a deles. Apoiar com seu exemplo.

6. **Discutir abertamente.**
Discutir como alteração nas rotinas do cotidiano, somada ao bombardeio de informações, pode deixar a todos sobrecarregados, solitários e inseguros. Aqui se destaca a importância de ser apoiador, mas sem deixar de afirmar claramente o que o mentor sabe e o que ele não sabe.

7. **Compartilhar estratégias de enfrentamento.**
Compartilhar estratégias, habilidades e recursos que os mentorados possam aprender para aumentar sua autoeficácia no enfrentamento das dificuldades. Não significa resolver por eles, mas sim oferecer algo que permita aos mentorados superar os desafios por si mesmos.

8. **Não perder a oportunidade de rir se crianças ou animais de estimação se integrarem à reunião!**
Permitir que elementos do cotidiano doméstico, como membros da família e animais de estimação, fizessem breves aparições durante os encontros, trazendo assim maior intimidade aos encontros.
E, por fim, mais não menos importante:

9. **Ajudar a lidar com um dia por vez.**
Significava a importância de os mentores ajudarem os mentorados a reconhecer as mudanças, mesmo que indesejadas, e a agir em direção **àquilo que era importante e possível naquele momento.** Lembrar aos mentorados (e a si mesmos) que **entre a onipotência e a impotência existe sempre uma potência possível**.

UM DESAFIO E UMA OPORTUNIDADE

Ao refletir sobre a mentoria *online* durante a pandemia, **Browne (2021)** ressaltou que, embora a Covid-19 tenha sido uma terrível catástrofe ao redor do mundo, ela também nos ensinou **lições valiosas**.

Durante o pior da pandemia, diz ela, mentores encontraram seus alunos no espaço virtual e estes mostraram-se felizes com o contato e falaram de forma mais aberta.

Concordamos com essa autora!

Observamos, em nossa experiência, que o encontro de mentoria *online* na pandemia provocou, sem dúvida, deslocamentos de lugar, não apenas em relação ao espaço físico, mas também na profundidade do **espaço interno para o significado da própria mentoria**. Mentores e alunos buscaram se aproximar ainda mais e o encontro ficou especialmente relevante.

Como dissemos anteriormente, **a adesão aos encontros** cresceu significativamente sem as barreiras de deslocamento espacial e de tempo anteriores, apontando para um fortalecimento da hipótese de que, no **grau de participação dos alunos**, estes fatores pesam bastante.

Tal como em outros ambientes acadêmicos ao redor do mundo (RASTEGAR KAZEROONI *et al.*, 2020; BROWNE, 2021), as conversas na mentoria *online* envolveram desde a **adaptação ao ensino *online*** até questões de saúde mental **e estratégias comportamentais** para o enfrentamento do distanciamento social na quarentena.

Além disso, e mais importante, favoreceu que tivessem, durante esse terrível momento de incerteza, um espaço **não apenas informativo**, mas também de verdadeiro **acolhimento e fortalecimento**.

Poder contar com **um programa de mentoria, com longa tradição na instituição**, permitiu que os alunos continuassem a ter **um espaço seguro de pertencimento** onde puderam falar e serem ouvidos em suas necessidades e angústias. **A empatia e a compaixão dos mentores** foram ativas e os mentorados puderam experimentar reais **expressões de cuidado**.

Nesse sentido, **nossas vivências** durante os dois anos de pandemia **confirmaram**, tal como apontado por Smith e Johnson (2020), que: 1. O distanciamento não precisa interromper a mentoria; e 2. A mentoria *online* pode incrementar e fortalecer a mentoria presencial vivenciada anteriormente.

Embora vários mentores tenham ressaltado que **ainda preferem encontros presenciais**, aprendemos que o encontro virtual de mentoria é mais do que possível. Ele é real em seus efeitos e pode ser recurso complementar **no futuro pós-pandemia, por meio de encontros híbridos**.

Também foi muito positiva a transformação do **grupo de WhatsApp dos mentores em uma comunidade de aprendizagem**.

Os mais experientes, em tecnologia ou no próprio exercício de mentoria, "mentorearam" seus colegas iniciantes e os relatos compartilhados motivaram e uniram ainda mais o grupo. **Grupos *online* de suporte a mentores** durante a pandemia mostraram-se, de fato (KAUFMAN *et al.*, 2022), muito importantes, ao promoverem compartilhamento de ideias, discussão de experiências e conexão com outros mentores em relação ao estresse e a ansiedade experimentados.

Por fim, é fundamental dizer que a manutenção da proximidade com os mentorados foi **um desafio, mas também foi uma oportunidade**! Como bem colocam Smith e Johnson (2020), momentos de adversidade podem oferecer "oportunidades de ouro para criar mapas mentais indeléveis de como é uma excelente mentoria".

A mentoria *online* permitiu que os mentores **explorassem novas maneiras de permanecer vinculados, mostrando que se importavam** com seus mentorados e validando seus sentimentos. Além disso, também foi um momento importante de **desafio a si mesmos, saindo da zona de conforto da conhecida mentoria presencial** (SMITH e JOHNSON, 2020).

Por meio de palavras, ao mesmo tempo compassivas e estimuladoras, os mentores conseguiram **criar um campo emocional** onde os mentorados encontravam recursos para enfrentar o desconhecido.

Essas palavras puderam **ajudá-los a encontrar e construir sentido** mesmo em meio à traumática vivência pandêmica. Vivência esta muitas vezes descrita por meio de metáforas da natureza como "vendaval", "*tsunami*", "furacão" e "tempestade", esta última presente no relato de um mentor aos colegas do grupo de WhatsApp.

Ele envia uma foto de seus alunos ("reunidos" na tela do computador) e compartilha com os demais mentores o trecho de um livro que havia lido junto a eles no último encontro do grupo:

> *Olá, envio a imagem da reunião de hoje com os calouros e veteranos. Também segue uma frase da reunião, do livro de Haruki Murakami, Kafka à beira-mar, que nos serve a todos nesse momento. Bom final de semana a todos!* (Mentor, 2020)

> E quando a tempestade passar, na certa lhe será difícil entender como conseguiu atravessá-la e ainda sobreviver. Aliás, nem saberá com certeza se ela realmente passou. Uma coisa, porém, é certa: ao emergir do outro lado, você já não será o mesmo de quando nela entrou. Exatamente esse é o sentido da tempestade (MURAKAMI, 2002).

REFERÊNCIAS

BROWNE, J. 'Excuse the cat…' Reflections on online mentoring during the COVID-19 pandemic. *Medical Education*, v. 55, p. 673-675, 2021. DOI: 10.1111/medu.14445.

CHONG, J. Y. *et al*. Enhancing mentoring experiences through e-mentoring: a systematic scoping review of e-mentoring programs between 2000 and 2017. *Advances in Health Sciences Education: Theory and Practice*, v. 25, v. 1, p.195-226, 2020.

DENIERS, C. Through the eye of the camera: experiences of video-mediated coaching. In: WEGENER, R. *et al. Coaching im digitalen Wandel*. Göttingen: V&R, 2020. DOI: 10.13109/9783666407420.82.

GHODS, N; BOYCE, C. Virtual coaching and mentoring. In: PASSMORE, J.; PETERSON, D. B.; FREIRE, T. (ed.). *The Wiley-Blackwell handbook of the psychology of coaching and mentoring*. West Sussex: John Wiley & Sons, 2013.

GOTIAN, R. Mentoring during the COVID-19 pandemic. *Nature*, 2020. doi: 10.1038/d41586- 020-01028-x.

GRIFFITHS, M.; MILLER, H. E-mentoring: does it have a place in medicine? *Postgraduate Medical Journal*, v. 81, n. 956, p. 389-390, 2005.

KAUFMAN, M. R. *et al*. Mentoring in the time of COVID-19: an analysis of online focus groups with mentors to youth. *American Journal of Community Psychology*, v. 69, n. 1-2, p. 33-45, 2022.

MURAKAMI, H. *Kafka à beira-mar*. São Paulo: Companhia das Letras, 2008.

RASTEGAR KAZEROONI, A. *et al*. Peer mentoring for medical students during the COVID-19 pandemic via a social media platform. *Medical Education*, v. 54, n. 8, p. 762-763, 2020.

SCHICHTEL, M. Core-competence skills in e-mentoring for medical educators: a conceptual exploration. *Medical Teacher*, v. 32, n. 7, p. e248-e262, 2010.

SMITH, D. G.; JOHNSON, B. W. Social distancing doesn't have to disrupt mentorship. *Harvard Business Review*, 2020. Disponível em: https://hbr.org/2020/04/social-distancing-doesnt-have-to-disrupt-mentorship. Acesso em: 21 ago. 2022.

Parte VII

Mentorando em tempos incertos

19

Vivências de mentoria em tempos de pandemia

Patrícia Lacerda Bellodi (organizadora)
Mentores FMUSP

💬 OS DIÁRIOS DA MENTORIA NO TEMPO

Assim como a pandemia do coronavírus passou por fases ao longo do tempo, a Mentoria FMUSP também seguiu um curso temporal envolvendo momentos iniciais de muita incerteza e apreensão que foram seguidos depois por adaptação e enfrentamento, com criatividade, mas sempre com acolhimento.

Os **Diários do Mentor** dos anos de 2020, 2021 e do primeiro semestre de 2022 mostram, na prática, como essas fases se sucederam nos encontros.

Estranhamentos iniciais

O ano de 2020, primeiro ano da pandemia, trouxe, junto às angústias derivadas das incertezas diante do terrível momento, a boa surpresa da continuidade da mentoria de forma *online*. A princípio, **estranhamento, dificuldades e necessidade de adaptação à tecnologia foram relatados pelos mentores**.

> *Os primeiros encontros foram difíceis por diversos motivos, como a plataforma virtual, problemas de conexão diversos (barulho de fundo, vídeo que não funcionava etc.) e uma certa timidez dos calouros que ainda não se "apropriaram" das identidades fmuspianas e médicas. Com o passar do tempo, todos fomos nos soltando e a conversa começa a fluir melhor (Mentor, 2020).*

> *A reunião foi um pouco conturbada, pois nunca tínhamos utilizado nenhuma das plataformas para reuniões online, e tivemos uma grande dificuldade para colocá-las em uso. Inicialmente tentamos utilizar o Zoom, mas apenas eu e a X conseguimos conectar. Quando a X conseguiu, o som ficou inaudível para todos, e tivemos de desconectar. A seguir, tentamos o Google Meet, mas com certa dificuldade. Conseguimos conectar, mas o ... tentou algumas vezes e não conseguiu entrar na conversa, não participando, portanto, do encontro (Mentor, 2020).*

> *Primeira mentoria: a distância (era pra ser num café, mas o SARS-CoV-2 chegou). A parte técnica foi bem, mas tivemos alguma dificuldade no início, o que acarretou num atraso de 20 minutos (Mentor, 2020).*

> *Deixei os microfones abertos para que a conversa ocorresse de forma mais espontânea, mas alguns permaneceram mais quietos, falaram pouco. Acho que a teleconferência funciona bem para reuniões, mas não tanto para uma conversa mais espontânea. Sinto que perdemos muito da comunicação não verbal que ocorre num encontro presencial (Mentor, 2020).*

Enfrentando o distanciamento social

Com a **adaptação à nova forma de comunicação**, mentores e mentorados conseguiram realizar encontros nos quais os objetivos da mentoria, suporte pessoal e desenvolvimento acadêmico/profissional continuaram a ser atingidos.

Os encontros *online* inclusive superaram as expectativas, com um alto grau de **participação ativa, afetiva e criativa dos participantes**. A mentoria proporcionou que os membros do grupo, em conjunto, pensassem juntos em **como enfrentar o distanciamento social e suas implicações**, desde as acadêmicas até aquelas ligadas ao cuidado pessoal.

No encontro de hoje a conversa circulou mais em torno das angústias com relação à formação acadêmica e às eventuais perdas relacionadas à reconfiguração do currículo. Sinto que eles temem perder algo "irrecuperável". Nesse sentido, a experiência dos que estão em fase mais adiantada da formação pode ser tranquilizadora: quem já caminhou um pouco mais na medicina percebe facilmente que não perderemos nada essencial e irrecuperável nesses meses (Mentor, 2020).

Pensamos juntos em estratégias para minimizar os prejuízos de aprendizado e a falta de recursos e experiências específicas. Discutimos também como cada um tem feito para inserir alguma atividade física no dia a dia do isolamento e vimos que todas as pessoas de nosso grupo (mesmo as previamente sedentárias) vêm tendo conquistas em termos de aumentar sua movimentação através de soluções criativas (Mentor, 2020).

O assunto principal foi a mudança na vida de cada um após o início da pandemia de Covid. Todos tiveram que mudar de casa, e isto foi um achado interessante... (2020).

Alguns comentaram sobre o que têm feito para manter o peso apesar de não poderem se exercitar na rua ou academia e ficarem em casa o tempo todo. O aluno X perguntou sobre o que cada um tem feito para aliviar o estresse e o medo, e a maioria disse que está lendo livros e assistindo a séries na TV. Eu tenho minha filha de 3 anos, que me ocupa e me alivia ao mesmo tempo (Mentor, 2020).

Conversamos sobre a adaptação das aulas e atividades na pandemia. Qual a duração ideal de uma aula gravada? Parecem ser melhores as mais curtas, gravadas previamente e que a atividade em tempo real seja usada mais para discussão. Conversamos sobre o aprendizado de docentes e discentes para ensino remoto e que várias coisas boas ocorreram, apesar de limitações (Mentor, 2020).

> *A conversa foi bem leve e flutuante e, como esperado, foi ocupada em parte significativa da reunião por questões ligadas aos desafios da aprendizagem no novo cenário e à apreensão com o segundo semestre (a volta ou não ao presencial, os riscos, os prejuízos para o aprendizado). Foi particularmente interessante a troca de experiências entre o aluno do primeiro ano e os mais velhos sobre estratégias de estudo. Remarcamos novo encontro em 15 dias (Mentor, 2020).*

A pandemia como tema esperado

Como esperado, **a pandemia em si, e tudo a ela relacionado**, foi tema onipresente nos encontros de mentoria *online*:

> *Começamos conversando muito sobre a pandemia e a interrupção das atividades, como de costume. Relatam que estão cansados, vão terminar o ano em dezembro. Em janeiro devem iniciar reposição das aulas. Preocupados com a 2ª onda (Mentor, 2020).*

> *O tema principal do encontro foi a pandemia de Covid. Discutimos como cada aluno, docente e preceptor tem feito para se virar durante o período de isolamento social; quais as medidas de saúde pública que têm sido tomadas visando dar conta dos novos casos; as diferentes abordagens educacionais referentes a cada ano da faculdade com relação ao ensino a distância; e as dificuldades e preocupações de cada um frente à crise social e da saúde. Foi bem agradável e com muitas trocas (Mentor, 2020).*

As vulnerabilidades de cada ano acadêmico

Os efeitos da pandemia para os diferentes anos acadêmicos foram registrados em detalhe pelos mentores, mostrando os pontos de maior vulnerabilidade ou dificuldade para cada fase da formação.

Os alunos do primeiro ano falaram da dificuldade para se integrar com alunos de outros anos, a qual pôde ser parcialmente aplacada pelos contatos feitos ao longo da semana de recepção e por contatos virtuais atuais. Os trabalhos em grupo de algumas disciplinas também contribuíram para a aproximação entre colegas da mesma turma. Com relação ao segundo ano, parece estar havendo certa dificuldade relatada por grande parte dos alunos na comunicação com alguns professores. Há uma sensação de que a demanda é grande e a abertura para sugestões é bastante limitada. Tal rigidez traz certo desânimo e prejudica o interesse pelas aulas a distância. Os alunos do terceiro ano têm estado satisfeitos com o EAD e têm criado soluções criativas para gerir as instituições acadêmicas à distância apesar das dificuldades. Falou-se sobre como os estágios do sexto ano foram afetados com a situação de pandemia, bem como sobre quais eram as habilidades e competências necessárias para que um médico se forme. A sextanista do grupo trouxe uma visão bastante positiva sobre ajustes feitos ao internato para que o contato dos internos com pacientes de pronto-socorro não fosse afetado e se mostrou satisfeita com a atual situação. Falamos também sobre as angústias, possíveis dificuldades e possíveis ganhos que podem advir da retomada das atividades dos internos do quinto ano. Discutimos o potencial de infecção por coronavírus com o aumento da exposição e sobre as expectativas de aprendizado de cada um (Mentor, 2020).

X está fazendo os estágios do internato, gostando de vários, mas já bastante cansada, pois está no HU, que fica longe da sua casa. Y está em casa, em Minas, já de volta das férias. Teve provas durante as férias, mas conta que a experiência foi menos dolorosa do que tinha imaginado previamente. Voltou a ter aulas online diariamente, com durações prolongadas (conta de uma discussão que se estendeu até às 20h30...) (Mentor, 2020).

Os calouros revelaram uma certa frustração por não poder frequentar a faculdade, absolutamente compreensível. A interna, por outro lado, estava

> *em busca de atividades voluntárias para participar dos trabalhos com Covid-19, e ponderamos que esta poderia ser uma saída para a integração de todos, inclusive dos calouros, neste universo acadêmico (Mentor, 2020).*

> *Nós decidimos ainda fazer a reunião de forma remota. Três discentes estão fora de São Paulo e muitos só fizeram uso de uma dose de vacina. Optamos pelo tema Ligas e Iniciação como atividades complementares na graduação. Inicialmente, cada um deu um depoimento de qual liga e IC fazem parte e da importância e sentido de se fazer no determinado ano da graduação. No geral, acho que a discussão foi boa e levou para uma reflexão sobre as diferentes formas de fazer pesquisa, de como achar o match com um supervisor e de como aproveitar isso no momento de pandemia (Mentor, 2021).*

Ser calouro em plena pandemia

Sem dúvida, **ser calouro na pandemia foi uma das experiências mais desafiadoras**, e os mentores preocuparam-se bastante com este início de curso, distante de tão importantes experiências educacionais e sociais.

> *A maior parte dos alunos é de fora de SP e está no primeiro ano de medicina, assim discutimos muito sobre o impacto da pandemia neste momento tão especial que é ser calouro na FMUSP, fazendo amizades, frequentando Atlética e Centro Acadêmico, "explorando" juntos diversos ambientes diferentes (Cidade Universitária, HC, ligas etc.), experiência esta que foi "roubada", "sequestrada" por causa da pandemia (Mentor, 2020).*

> *Foi dada bastante atenção à situação do primeiro ano. Os alunos trouxeram algumas vantagens da EAD em relação ao método convencional, como, por exemplo, a ausência de necessidade de deslocamentos para assistir às aulas, bem com a flexibilidade maior de horários, mas também pontuaram a falta que faz ter espaços para socializar, conhecer pessoas, trocar experiências e "viver a universidade" (Mentor, 2020).*

> *Passaram a mencionar como estão frustrados com as festas, encontros, experiências que estão deixando de ter e sugeriram que fizéssemos encontros de 15/15 dias, o que disseram que iria beneficiar os calouros ainda mais* (Mentor, 2021).

Poder expressar e ser acolhido nas frustrações

Importante destacar que **também a tristeza, o cansaço, a raiva e a frustração puderam ser expressas e acolhidas nos encontros**.

> *A pergunta que veio no primeiro convite – Teremos microfone aberto? ao longo dos encontros virou uma exclamação, o diálogo mediado pela tecnologia e pelo afeto. A conversa fluiu. A ciranda que imagino aqui a cada encontro acolheu a alegria, a tristeza e também a raiva (Mentor, 2020).*

> *Houve grande frustração, apesar de uma boa compreensão, com a decisão da USP das aulas no segundo semestre continuarem basicamente a distância. Os alunos que não moram em SP têm enfrentado, ainda, desafios adicionais sobre alugar ou não moradia em SP e ficarem "esperando" a pandemia passar em suas cidades de origem (Mentor, 2020).*

> *Época mais difícil. Todos cansados por muitas atividades e provas. Os presentes todos só têm atividades virtuais e sentem-se cansados disso. Dizem que devem retomar presencial em janeiro, em parte. Falamos um pouco das extensões e como se adaptaram na pandemia (Mentor, 2020).*

> *Todos reclamando bastante do ensino a distância: não conseguiam se organizar, acham o volume de matérias muito grande, sem explicações claras. Em geral, todos mais estressados com o isolamento, com o ensino a distância (Mentor, 2020).*

Também se falou um pouco do clima emocional. Trazido por uma aluna, mas sensação unânime, foi de que essa semana foi especialmente pesada. Achamos que tem a ver com o fato de ainda não vermos uma perspectiva de melhora da situação no horizonte, somado a notícias políticas muito desanimadoras também (Mentor, 2020).

Como uma parte triste da reunião os alunos discutiram sobre os parentes e amigos que tiveram Covid-19. A X se mostrou bastante triste por ter perdido um amigo jovem e os colegas se mostraram compadecidos com a dor dela. O Y também perdeu um tio-avô para o Covid-19 e os demais demonstraram os sentimentos (Mentor, 2020).

Nosso primeiro encontro foi envolvente. Todos participaram, somente a aluna X é um pouco mais quietinha e não ficou com a câmera aberta o tempo todo. Houve apresentações e espaços para rir e lamentar... (Mentor, 2020).

Foi um encontro em que senti mais desânimo... sem perspectivas de retorno de aulas presenciais. Calouros muito chateados, alguns com dificuldades técnicas por falta de internet própria adequada para assistirem às aulas. Por outro lado, o interno trouxe ânimo ao final, mostrando o trabalho de humanização que participava na alta dos pacientes do HC. Ao final, foi uma reunião que deu um pouco de ânimo para todos (Mentor, 2020).

Eles estão cansados e querendo voltar à vida de antes. Todos saudosos da FMUSP. Uma aluna descreveu, em relação ao momento atual: "estamos parados, mas andando". Nos últimos minutos um deles sugeriu se poderíamos nos encontrar fisicamente. Avisei que deveríamos discutir isso em grupo (Mentor, 2020).

Descontrair é necessário (e gostoso)

Os mentores, em parceria com os mentorados, encontraram novos jeitos de fazer os encontros, que permitiram trazer **momentos festivos e descontraídos, de alegria e diversão**.

> *O grupo interagiu muito bem e teve até apresentação musical do participante do REMUSP – Recital de Estudantes de Medicina da USP (Mentor, 2020).*

> *Homenageamos o clima junino da melhor forma possível no contexto de pandemia – cada um saboreando um quitute em sua casa. Sentimos as mudanças de fase da pandemia e sinto daqui que estivemos juntos (Mentor, 2020).*

> *Hoje voltamos a ter uma frequência maior no encontro. Um pouco entediados com o confinamento, um pouco preocupados com a formação, um pouco sobrecarregados com o ensino a distância. Mas nosso tema central hoje foi música. Eu já havia mandado no WhatsApp um vídeo com a performance de "A Cura", cantado, a distância, pelo coral Cantareiros. No encontro falamos das nossas preferências e histórias com música. Mas o ponto alto foi a performance de uma das alunas, que tocou violão e cantou três belas músicas para o grupo. Acho que saímos todos com ótimo astral e marcamos novo encontro para daqui a duas semanas (Mentor, 2020).*

> *Nosso segundo encontro aconteceu logo motivado pelo aniversário do Y. Ficamos felizes em ficar com o Z neste dia, ele está remotamente no Rio de Janeiro (Mentor, 2021).*

Um *pet* na minha tela

Ah, os *pets*! Tiveram participação especial nas reuniões de mentoria *online* (algo que seria bem mais difícil em um encontro presencial).

> *O comentor nos mostrou seu cachorrinho, que está agora com uns 2 pra 3 meses de idade. Ele aprendeu a fazer alguns truques novos, mas sempre exige um pedaço de frango para fazer.... A esta altura a X, minha filha, também quis mostrar aos dois a nossa cachorrinha, a Lalá (Mentor, 2020).*

> *Este encontro foi no fim de julho, mas já contando com agosto! Falamos nesse encontro mais sobre sentimentos e nos conhecemos um pouco mais... Todos estavam na expectativa para o segundo semestre e com muita vontade de fazer tudo de forma presencial. Fizemos planos para nos encontrarmos em pequenos grupos em agosto e todos querem se ver ao vivo... Ao final o aluno Y começou falando do gatinho da família, ele estava em MS, e todos resolveram mostrar seus pets. O grupo ficou cheio de fotos de cachorros e gatos! Foi muito bom! Estávamos todos animados... (Mentor, 2020).*

As vivências da linha de frente

Mentores e comentores compartilharam, de forma muito viva, suas **vivências na linha de frente da pandemia, não deixando de expor seus sentimentos com essa realidade**.

> *Eu continuo no ICHC, mas no último mês, após a contratação de emergência de novos médicos, consegui sair da escala da UTI. Isto foi ótimo pra mim, tanto do ponto de vista físico como emocional. Estar na UTI não é simples pra mim, primeiro porque não é minha principal especialidade. Segundo porque a questão do isolamento estava muito difícil (as famílias não conseguem visitar seus doentes, recebem informações apenas por telefone, não conseguem ter real noção do que está acontecendo). De repente alguém liga pra dizer que a pessoa morreu... e não conseguem nem ver, exceto por raras chamadas de vídeo (Mentor, 2020).*

Eu comentei que, como médico, praticamente não parei nesse período e sai muito de casa (para ir ao HC, consultório, hospitais). Eles ficam em casa e isso já dura 6 meses (acho que gostam de ler e estudar e conseguem tolerar bem), houve o problema de alguns de "voltar para a casa dos pais" na cidade de origem, por causa da pandemia, e o quanto isso é difícil (Mentor, 2020).

Foi um encontro mais introspectivo. Acredito que a causa principal seja a minha melancolia. Principalmente porque estou dando plantões no HC/covidário, o que gera em mim uma série de preocupações. Perguntas sobre a pandemia, como lidar com a família, alunos expostos, amigos doentes. Tentamos canalizar nossos pensamentos para coisas boas e planos para o futuro. Combinamos de falar menos do vírus e mais de medicina. Fiquei muito feliz com a presença deles, certamente melhorou meu dia. Estão pensando no futuro, e eles são o presente e o futuro!!! (Mentor, 2020)

Gente morrendo pela pandemia e o comentor aparece na tela com foto com faceshield. Pois é, a gente tem que enfrentar a morte. Foi relatado como se adaptar às rotinas impostas pela pandemia (cozinhar, ajudar em casa, tem que estudar também). Tudo online. Tem desafios e tem que ter disciplina. Sugeri ler A morte é um dia que vale a pena viver, da Ana Claudia Quintana Arantes (Mentor, 2020).

A conversa foi parecida com a anterior e girou basicamente em torno da Covid. Especialmente interessante tem sido a participação de uma interna, que está na linha de frente do cuidado, pelo que ela traz de informações sobre o cotidiano do atendimento e do aprendizado (Mentor, 2020).

Dividimos também nossos depoimentos de quem estava na linha de frente (eu como assistente no covidário, a comentora sextanista, e outro

> *interno como voluntário do PS). Saímos com a ideia de que seguiría-mos juntos, apoiando uns aos outros, crescendo com as adversidades (Mentor, 2020).*

> *A conversa fluiu sobre a banalização da morte, o acostumar-se com o que não deveríamos nos acostumar, os diversos "Brasis" (escancara-dos pela pandemia). A necessidade de não termos prejulgamentos e aprendermos com outras realidades. Ainda: meu depoimento depois do front: em homenagem às vidas que se foram, jamais deixarei "rou-barem" meu tempo para coisas que não acredito que tragam algo de bom para outras pessoas ou para mim mesma (Mentora, 2020).*

> *Foi nosso primeiro encontro virtual, nos apresentamos e dividimos um pouco as angústias e medos da epidemia. Para mim foi bastante difícil de me conectar, estava num momento muito estressante no hospital, com muitas demandas e exigências. Mas senti que foi produtivo (Mentor, 2020).*

Atualizações sobre a pandemia

Os mentores atualizavam os mentorados sobre a evolução do estado da pandemia e sua repercussão na dinâmica e estrutura do hospital-escola, no curso e nos próprios encontros de mentoria.

> *Cada um se apresentou, colocou o que estava fazendo depois que as aulas foram interrompidas, relatei também minha impressão sobre o impacto da rotina causado pela pandemia. Mostrei números e estavam todos ainda assustados sobre o que estava acontecendo e o que ocorria no HC, rela-tado pelo comentor. Sensação de medo do que virá no ar (Mentor, 2020).*

> *Perguntou sobre como está o HC e contei que está começando a des-montar a estrutura específica pra Covid-19. Algumas UTIs já começaram a fechar, e a programação é de que já na próxima semana comecem a se*

> *internar pacientes com outras doenças em uma parte específica do hospital. A gravidade dos pacientes também já parece menor (Mentor, 2020).*

> *Combinamos que a próxima mentoria será semipresencial, em algum ambiente aberto da faculdade ou da Atlética, com módulo online para quem estiver fora de São Paulo (acho que só a X não está em São Paulo ainda) (Mentor, 2020).*

> *Na reunião de mentoria deste mês os alunos estavam meio quietos. O principal assunto voltou a ser a pandemia de Covid-19, por conta do novo aumento do número de casos nas últimas duas semanas. Estão todos bastante apreensivos com o que acontecerá nas próximas semanas. A USP tinha liberado que a partir de janeiro as aulas seriam presenciais. Entretanto, com a nova onda de casos há a possibilidade de que isto seja adiado. Algumas atividades presenciais liberadas já estão sendo suspensas novamente. Eu contei que realmente os casos estão aumentando bastante (Mentor, 2020).*

Os comentores e suas ricas experiências

Além dos mentores, **os comentores tiveram um importante papel durante a pandemia**. Como eram internos ou residentes, suas atividades no hospital foram mantidas e, sendo assim, traziam sempre temas e vivências de muito interesse para os alunos mais novos.

> *O encontro foi muito bom. Pedi ao comentor que ele comentasse a situação dele, que começou a Residência de Ortopedia em março e logo que teve que ser deslocado para o enfrentamento da Covid e como estava sendo lidar com isso (Mentor, 2020).*

> *O comentor trouxe uma interessante discussão sobre as diversas etapas pelas quais geralmente passamos quando enfrentamos situações difíceis*

(desde os grandes lutos até os cotidianos). Foi muito produtivo, porque os alunos encontraram um bom canal para expressar seus estados e os modos como vêm lidando com eles (Mentor, 2020).

Por razões de saúde não pude comparecer, tendo sido o encontro conduzido pelo comentor, X. O relato que se segue é, portanto, baseado no relato enviado pelo comentor: "Foram discutidos o cuidado e o porquê da necessidade de discutir o tema em uma formação de medicina, que tem como base as relações de cuidado. Buscamos entender o cuidado de diversas formas, começando com o autocuidado. Também foram compartilhadas experiências individuais de momentos que se sentiram cuidados e outros que não durante a formação médica até aqui" (Mentor, 2020).

Nosso primeiro encontro foi de muito encantamento! A comentora também está na sua primeira experiência, assim como eu! Nos apresentamos e falamos de quem somos. Foram relatos muito pessoais. X falou de sua vontade de ajudar, pois seu primeiro ano foi muito difícil como aluna. A comentora e os alunos mais graduados ajudaram muito!!! Orientaram e confortaram os calouros (Mentor, 2021).

Uma caloura relatou que tem se sentido pouco capaz de "performar" academicamente como é esperado de uma estudante de medicina da FMUSP. Foi muito apoiada por todos, principalmente pela comentora. E todos falamos deste sentimento de nos sentirmos em muitos momentos incompetentes! Nosso meio é sempre de muita cobrança intelectual... Falei de como me senti da mesma forma muitas vezes (Mentor, 2021).

Este foi um encontro bastante técnico (temos alternado entre assuntos mais técnicos e mais emotivos...). Falamos um pouco sobre a remuneração médica. Em seguida sobre o currículo médico atual da FMUSP.

Os calouros ficaram muito satisfeitos! A comentora alinhava tudo e cuida de todos, inclusive de mim... Foi um excelente encontro! Como sempre!!! (Mentor, 2021).

Este foi o primeiro encontro. A ideia era nos conhecer, falar da nossa trajetória até a USP, a singularidade de cada um e o que buscamos nos encontros da mentoria. A comentora teve uma participação fundamental, pois liderou a "quebra de gelo" do grupo (Mentor, 2021).

A ausência da comentora se fez visível, pois ela sempre tem uma presença marcante e traz uma experiência que os/as alunas/os se espelham (Mentor, 2021).

Foi uma discussão ainda sobre os impactos da pandemia no ensino e a ausência de algumas aulas práticas. Com isso, discutiram-se o ensino e o aprendizado médico, com o comentor liderando e dando sua experiência. A ansiedade de estar ou não aprendendo, sem ver resultados práticos, foi discutido e foram dados exemplos de como os "pontos" se conectam com o tempo (Mentor, 2022).

A carreira médica continuou tema

Mesmo no clima de incerteza derivado da pandemia, **o futuro profissional** não deixou de ser discutido nos encontros de mentoria. Falar sobre as escolhas profissionais foi, ao mesmo tempo, falar sobre a esperança de tempos melhores.

Conversamos sobre futuro médico. X trouxe que, conversando com amigos, havia a preocupação de que o mercado médico ficasse supersaturado no futuro, por causa do aumento das novas faculdades de medicina. Conversamos sobre retorno financeiro (bem como retorno emocional/satisfação pessoal) de acordo com o local que o médico se estabelece, residência médica que escolhe, grau de especialização que consegue, entre outros fatores. Foi um encontro bem valioso, em que todos puderam trazer seus relatos e preocupações (Mentor, 2020).

Como estaremos em 10 anos foi o tema da reunião. X comenta que gostaria de estar confortável financeiramente. Pensa em sair da cidade de São Paulo. Y está no primeiro ano da faculdade, em 10 anos estará terminando a residência. Tem dúvidas se volta para Palmas (Tocantins) ou se ficará em SP. Lucas comentou que em 10 anos estará finalizando a residência e que pretende definitivamente sair de SP, não pensa em fazer uma pós-graduação. W pretende "atender o povo", por exemplo, medicina de família ou atendimentos sociais. Z pensa mais na trajetória que percorrerá dentro de 10 anos e não aonde chegará em 10 anos. Quer poder aproveitar os 10 anos que tem pela frente e, principalmente depois da Covid-19, acha que isso faz mais sentido (Mentor, 2020).

Como gerir a carreira? Tem médico que gosta de aparecer e ter fama, com exemplos citados, a partir da exposição na mídia pela pandemia. Redes sociais podem facilitar exposição e ao mesmo tempo são fontes de informação, sejam verdadeiras ou falsas (Mentor, 2020).

Enviei para eles antes da reunião um link para um TED Talk sobre decisões difíceis. Discutimos sobre como decisões importantes (curso de medicina, subespecialidade, ficar em SP ou sair etc.) podem ser difíceis e como torná-las menos sofridas. Foi uma reunião bem interessante. Os alunos participaram muito e me pareceu que gostaram bastante (Mentor, 2020).

Em seguida, o aluno Y propôs falarmos de escolha de especialidade! Falei de como foi a minha escolha e a comentora mostrou uma grande preocupação com o tema! Ela está no quinto ano. A aluna X também se mostrou preocupada com a carreira de ortopedia sendo mulher. Combinamos de aprofundar o tema no próximo encontro e falei em convidar um ortopedista amigo para uma conversa! (Mentora, 2021).

> *O nosso é um grupo heterogêneo, em que as opiniões divergem provavelmente por realidades diferentes, mas todos com seus respectivos carismas e respeito. Discutimos um pouco sobre a profissão médica, perguntei como eles se viam em 20 anos de formados, e foi muito interessante, pois cada um tinha uma realidade diferente, portanto anseios diferentes também (Mentor, 2021).*

> *Depois de um breve bate-papo, escolhemos o tema Residência Fora do País e, para tanto, convidamos um egresso da medicina, o Dr. X, para conversar. O X fez uma exposição em Power Point e conversou com a turma por 1h45. Foi ótima a interação e os/as alunas perguntaram bastante (Mentor, 2021).*

COMO NÃO FALAR SOBRE TELEMEDICINA?

A **telemedicina** foi, dentro da esfera profissional, um tema bastante presente:

> *Conversamos sobre o atendimento em telemedicina e se isso seria bom ou ruim para nossa profissão. Foram apontadas vantagens, como diminuição de custos para começar um consultório, flexibilidade e ausência da necessidade de deslocamento, e desvantagens, como a dificuldade em estabelecer/construir uma relação médico-paciente de forma remota (Mentor, 2020).*

> *O comentor chegou na reunião falando um pouco sobre a experiência de atendimentos médicos online. Contou sobre a facilidade e sobre a segurança de certificados digitais para a assinatura de receituários e pedidos de exames. Comentamos que a esta estrutura talvez seja útil mesmo após o término da pandemia, pois há muitas coisas que podem ser resolvidas sem a necessidade do atendimento presencial. Comentamos sobre os pacientes que moram longe, por vezes em outras cidades, e sobre os que têm dificuldades de deslocamento (Mentor, 2020).*

> *Conversamos sobre como são mudanças que vieram para ficar – EAD e telemedicina – e que o desafio é desenvolver as habilidades para que possamos aproveitar dessas tecnologias. Muitos dizendo que sentem falta das pessoas ao lado, do contato do paciente. O desafio nesse sentido é entender que essas tecnologias, que vieram para ficar, de fato nos afastam das pessoas, e o risco é maior isolamento, solidão. Então precisamos ativamente buscar nossos grupos de apoio, cultivar amizades e relacionamentos das formas possíveis no momento, e a mentoria é um espaço para isso (Mentor, 2020).*

A mentoria fez diferença

A importância dos encontros de mentoria durante a pandemia foi destacada pelos mentores. Estes trouxeram a importante sensação de rotina e pertencimento a um grupo, tão importantes durante o momento pandêmico.

> *Sinto que nossos encontros de mentoria também funcionam como uma maneira de mostrar que ainda existe uma certa " normalidade"/"rotina" na FMUSP, e que este é um espaço em que podemos trocar experiências e vivências deste momento (Mentor, 2020).*

> *Todos os presentes ao encontro, ainda que relatem a ansiedade ou frustração esperados frente ao momento e ao distanciamento atuais, parecem ter implementado estratégias criativas para viver e estar bem ao longo desse período. Em tempos de distanciamento, a mentoria proporciona encontros de extrema importância para que todos nós, junto aos estudantes, nos sintamos menos isolados (Mentor, 2020).*

> *A reunião foi muito interessante, com 11 participantes. Invariavelmente discutimos temas da faculdade (panelas e sua formação), estágios, a ampla possiblidade de escolhas em medicina e enfatizamos o espaço da mentoria para a interação e ajuda mútua para resolver ou indicar os canais da FMUSP para a solução de problemas e dilemas (Mentor, 2020).*

> *Embora os alunos já estejam de férias, a reunião foi marcada a pedido deles. Foi a melhor reunião do ano! Conversamos sobre o que de melhor aconteceu durante o ano e o planejamento para as férias e para o próximo ano. Como éramos poucos, a troca de experiências foi sensacional. Foi bom ver como a mentoria ajudou na integração de alunos de diferentes anos, e sermos poucos colaborou para isso (Mentor, 2020).*

> *Neste dia optamos por fazer um balanço e dar uma perspectiva para o próximo semestre. Os sentimentos foram de que a mentoria faz diferença e que está sendo positiva em promover o debate e extrusão de sentimentos. As visões diversas parecem ajudar a ver perspectivas e opções diferentes (Mentor, 2021).*

Voltando aos poucos ao presencial!

O retorno gradual ao ensino presencial no segundo semestre de 2021 trouxe também o retorno gradual à mentoria presencial ou, em vários grupos, a realização de encontros de forma híbrida (parte do grupo ao vivo e outra a distância).

> *Este mês tivemos uma reunião ainda virtual, mas conversamos sobre o retorno gradual das aulas presenciais, e todos já estão tendo algum tipo de atividade no complexo HCFMUSP. As aulas online ainda são muitas, mesmo com o aumento da atividade presencial, e o "Medflix" é ocasionalmente longo – antes da reunião ele havia assistido a 2 horas de tuberculose... Encerramos a reunião depois de um pouco mais de uma hora, e combinamos de fazer o próximo encontro presencial, em algum ambiente aberto (provavelmente na Atlética), todos com o devido uso de sua máscara... (Mentor, 2021).*

> *O (re)encontro foi muito especial, sobretudo porque marcou a primeira vez em que alguns de nós se sentaram para conversar presencialmente. Três dos nossos estudantes, por estarem no segundo ano, só haviam*

> *participado, até agora, de reuniões a distância. E o tema dos distanciamentos e das novas (e problemáticas) formas de comunicação teve centralidade em nossa conversa. Entre papos sobre formação de panelas e conflitos com colegas, ficou a impressão de que só quando nos aproximamos com interesse genuíno pelo outro é que podemos conhecê-lo e, através do olhar da alteridade, (re)conhecer a nós mesmos (Mentor, 2021).*

> *Durante o encontro, Y da turma 109 contou bastante sobre sua experiência nos primeiros anos da faculdade e como a pandemia impactou esse início, especialmente com relação à formação de grupos. Uma forma que ele relatou sobre a união da turma, mesmo a distância, foi a criação de meets "infinitos" em que os colegas podiam conversar e compartilhar seu dia, fazendo companhia uns aos outros (Mentor, 2022).*

A alegria dos reencontros ao vivo

Chegou 2022 e, com a volta total às atividades presenciais na faculdade, a alegria dos reencontros (ou dos primeiros encontros) ao vivo, incrementada com as apresentações dos calouros e as expectativas para o novo ano, tomou conta da mentoria – agora com sons, cheiros e cores, sem a mediação das telas.

> *Foi o nosso primeiro encontro presencial e tivemos uma sensação muito boa: achávamos que éramos mais altos, mais baixos, e que até não existíamos. Optamos por conversar sobre o retorno e como é estar presencial na FMUSP (Mentor, 2022).*

> *Foi uma conversa muito boa sobre o planejamento do ano e as expectativas sobre a volta definitiva para o formato presencial. Também discutimos sobre como receber os calouros na próxima reunião (Mentor, 2022).*

> *O primeiro contato entre pessoas não conhecidas nos possibilita dar o pontapé para iniciar uma nova relação social. Por isso, esse encontro foi tão importante. Foi bem legal e já possibilitou o estreitamento inicial de laços. Que seja o primeiro dos vários contatos que ainda estabeleceremos! (Mentor, 2022).*

> *O encontro aconteceu na Atlética, durante o horário de almoço. Os participantes eram metade de alunos do segundo ano, ou seja, calouros, e metade de alunos que já estavam juntos desde o ano passado. Foi uma experiência muito agradável, alegre e viva. Ficou clara a defasagem existente através do filtro do virtual, que, apesar de útil e essencial para que sobrevivêssemos à pandemia, modifica as prioridades, distorce colocações inofensivas e dá margem para projeções infindáveis. Que bom estarmos juntos de novo, em 3D, com odor, sabor, e sem poder mutar os ruídos (Mentor, 2022).*

Ao ar livre!

Encontros ao ar livre e em espaços diferentes da faculdade foram escolha de vários mentores, intensificando a experiência do estar junto sem o confinamento e o distanciamento obrigatórios dos últimos dois anos.

> *Nosso primeiro encontro foi uma tarde no Ibirapuera, para arejarmos as ideias e apresentarmos um pouquinho de SP para nossa curitibana!!!! Todo mundo superfeliz e animado!!! (Mentor, 2022)*

> *Tomamos café da manhã na AAAOC (Associação Atlética) conversando sobre a vida, rotina, dificuldades que estamos passando. Foi bastante interessante, foi quase como uma primeira mentoria, pois estávamos online há muito tempo, então vieram diversas dúvidas/angústias dos mentorados, como a questão da retomada das aulas, como se portar perante a carreira médica, entre outros (Mentor, 2022).*

> *Combinamos com os mentorados um encontro ao ar livre no Jardim da Faculdade de Saúde Pública, bem próximo à nossa faculdade. Os alunos mais novos nunca haviam conhecido esse lugar e ficaram bem animados com a experiência. Levamos comidinhas e fizemos um piquenique enquanto conversamos sobre diversos assuntos O professor compartilhou relatos de seus primeiros anos atuando como médico e dos erros e acertos durante essa fase. Acredito que tenha sido bastante proveitoso para todos, comemos, demos risadas e aprendemos um pouco mais uns sobre os outros e sobre os desafios da faculdade e da carreira médica (Mentor, 2022).*

> *Foi uma delícia. Nos reunimos em um restaurante próximo à faculdade, começamos jogando sinuca entre duas equipes e isso foi descontraindo. Logo pedimos comida porque alguns alunos precisavam sair mais cedo. Tinham treino e estavam animados com a InterUSP se aproximando. Falamos sobre assuntos vários, diferenças, semelhanças e possibilidade de trocar com quem diverge de forma civilizada e construtiva (Mentor, 2022).*

A volta dos temas clássicos

Interessante observar que o reencontro presencial trouxe de novo os temas "clássicos" da mentoria à conversa, com muita troca de experiências, com a pandemia deixando de ser a questão central depois de tanto tempo.

> *O encontro foi muito bom, muito interessante. O que mais falaram foi da angústia de estar em uma faculdade que os julga o tempo todo, que há uma competitividade exacerbada e legitimada através da média ponderada. Ficamos de retomar essa conversa no próximo encontro (Mentor, 2022).*

> *Eu me esforcei um pouco inicialmente para quebrar o gelo, tentando assumir o papel de comentor. Algumas informações ou temas que compartilhamos pareciam ser novidade para eles, e gostei de certa*

forma desse papel de transmitir boas informações, sempre tomando o cuidado para não me tornar o veterano chato que acha que sabe de tudo ou que faz questão de palestrar sobre qualquer tópico (Comentor, 2022).

Foi muito produtivo. No segundo encontro, nós falamos de prós e contras da EAD na Medicina (tema escolhido pelos/as alunos/as). As/os meninas/os falaram dos contras da EAD, e cada um precisava falar de algo novo, ainda não discutido. Ao final da rodada, eles/as precisaram pensar em algo positivo que surgiu da "reclamação" inicial ao ensino remoto e foi incrível. Eles perceberam que, na adversidade, cresceram e estão buscando um ponto de equilíbrio (Mentor, 2022).

Jantamos a primeira vez este ano. Conversamos de forma espontânea sobre vários assuntos ligados ao curso, à prática médica, estágios no exterior. Como de costume, lembrei dos contrastes com os tempos antigos (Mentor, 2022).

Conversamos sobre a vida do internato, plantões, pois o Z iniciou o internato e o Y é veterano no internato. Conversamos sobre o modelo de aulas presenciais e virtuais que a pandemia trouxe e que talvez tenha vindo para ficar (Mentor, 2022).

Foi uma reunião excelente! Os veteranos foram muito receptivos com os calouros. A maioria ter graduação anterior faz o grupo ser bem maduro e ajuda os "não graduados". Foi muito legal vê-los trocando conselhos e experiências. O tema principal da conversa foi a gestão do tempo (Mentor, 2022).

Nosso primeiro encontro da mentoria foi recheado de compartilhamento de experiências durante o internato e durante a graduação, o que ajudou a sanar dúvidas sobre a nossa futura profissão e algumas angústias (como o uso da tecnologia pelos pacientes para angariar informações sobre os profissionais de saúde e mesmo sobre a própria saúde e como lidar com essas situações). Foi extremamente produtivo e divertido cada aluno compartilhar como se sente desde o primeiro ano e como evoluíram! (Mentor, 2022)

Cheguei primeiro e os calouros foram chegando aos poucos. Cada um foi se apresentando e contando um pouco a sua história; uns iam deixando claro que uma salada de sentimentos distintos já os invadia nesse início de curso. Como sempre muito alegre, a mentora nos contou histórias de outros tempos, em que a FMUSP era muito diferente. Todos saímos felizes e com vínculos construídos (Mentorado, 2022).

O encontro foi uma delícia, encontrar os mentorados do ano passado. E conhecer os novos, criando um ambiente de solidariedade para ajudar os recém-chegados. Falamos de como no começo queremos fazer tudo e fica difícil escolher. Mas também como é importante não sair fazendo tudo e não se dar tempo para conhecer bem o lugar e entender como funciona a faculdade. E que esperar um pouco não "mata ninguém". Demos muita risada (Mentor, 2022).

Novos estranhamentos

Muito interessante observar que, tal como no início da pandemia, quando o distanciamento social introduziu a mediação tecnológica para as relações, **o retorno ao presencial, trazendo os antigos ritmos da vida de volta, também causou estranhamento**!

Foi uma reunião no horário de almoço, na faculdade, pois para todos pareceu ser o melhor horário. Foi um encontro norteado pela alegria do "reencontro". Tivemos um lanche saudável com saladas, frutas e sanduíches, que é sempre um atrativo :) Nesse encontro nosso fio condutor da "prosa" foi o retorno ao mundo presencial, no curso e na vida. Algumas falas foram bastante impactantes... X contou que tem estranhado muito a velocidade e tom de fala dos seus professores, que parecem lentificados, uma vez que no mundo virtual as falas são aceleradas pela mudança de velocidade do vídeo. Y disse que não conseguiu assistir por completo a um filme no cinema porque achou da mesma forma lento e não era possível acelerar a velocidade! Discutimos como estamos todos acelerados e nosso desejo de viver o que não foi possível no isolamento da pandemia. Mas também discutimos o que essa aceleração contínua pode causar à saúde física e mental e à segurança do paciente. Foram muitos abraços e sorrisos e já estamos esperando o próximo encontro! (Mentor, 2022)

Por fim, mas não menos importante, **no recomeço da mentoria presencial em 2022, o começo da jornada de conhecimento e autoconhecimento dos novos calouros**, da qual a mentoria tem o privilégio de ser testemunha!

Como comentora, cheguei um pouco mais cedo ao restaurante que havíamos combinado. Fiquei alguns minutos sozinha revisando a dinâmica que havia pensado para que pudéssemos nos apresentar uns aos outros. Os calouros foram chegando aos poucos, assim como a veterana do grupo. Pontualmente, chegou o mentor. Antes que pudéssemos nos atentar ao cardápio e ao que comeríamos, assuntos foram surgindo de todas as partes, trazendo ricas discussões acerca das matérias básicas, dedicação a atividades extracurriculares e como conciliar a vida acadêmica com a vida social. Os alunos comentaram que se sentiram especiais e únicos com o resultado do vestibular, diferenciados até que chegaram ao primeiro dia de aula e, como disse o Y, "me vi cercado de 179 gênios, eu era apenas mais um". Eles são todos bons alunos e sabem disso, agora precisam ser bons universitários e, futuramente, bons médicos. Tudo isso ao mesmo tempo que são bons amigos, bons atletas, bons cientistas etc. Entendi, mais uma vez, o papel da mentoria como facilitadora de todo esse processo de aprendizado teórico e prático, mas também de autoconhecimento e crescimento pessoal. Fiquei muito feliz e grata, mais uma vez, por ter me deparado com essa oportunidade. No final das contas, almoçamos e fomos embora muito

> *mais ricos do que chegamos, já com data marcada para o próximo encontro. E a dinâmica? Fomos nos conhecendo de forma tão natural que a dinâmica vai ficar para outro dia* (Comentora, 2022).

Clima de esperança

Não sabemos, até este momento, quando a pandemia estará definitivamente controlada, mas **o clima é de esperança para todos, mentorados e mentores**.

> *Hoje nos reunimos num café próximo ao HC. Estava um pouco receoso porque os números da pandemia estão em alta... A comentora teve contato com pessoas que testaram positivo para Covid e começou a ter sintomas gripais... Infelizmente ela precisou desfalcar o encontro. Foi bem agradável... Todos nós nos apresentamos, veteranos e uma caloura. Ela é de Salvador e estudou 6 anos após o ensino médio para conseguir a vaga tão sonhada na FMUSP. Ela parece estar feliz! Foi bom sentir este clima de esperança, empolgação e sonhos vindo dos alunos... E me fez voltar a sonhar de novo depois de tanto sofrimento nesta pandemia* (Mentor, 2022).

Parte VIII

Do amanhã

20
O futuro da atividade

Patrícia Lacerda Bellodi e Milton de Arruda Martins

😌 HORIZONTES

Não há como falar **dos conceitos, da prática e do cotidiano** da mentoria na universidade, no ensino médico e na FMUSP, sem fazermos uma referência ao **futuro da atividade**.

A Mentoria FMUSP já foi um projeto: uma boa ideia no papel que conseguiu ganhar vida e ritmo próprios, pessoalizou-se e mudou ao longo do tempo. Aprendemos, nesse período, que mudar com a experiência é condição importante tanto para **a vida do programa** quanto para fazer dele **um programa com vida**. Neste sentido, se hoje a Mentoria FMUSP é um programa com histórias a contar, ao mesmo tempo, é **um programa com projetos a realizar**.

Em seu livro *Educação: projetos e valores*, Machado (2000) fala exatamente sobre a relação entre **o projetar e o futuro**.

Não se fazem projetos, diz este autor, se não há perspectiva de futuro ou se não se acredita haver. Por outro lado, completa, o próprio futuro não existe, ou não existirá, sem os nossos projetos. Não há também futuro, assinala, sem uma necessária referência às incertezas. Se o futuro existe como totalmente determinado, também não se fazem projetos: um projeto, por antemão, condenado ao sucesso ou ao fracasso não é um projeto em sentido próprio. Se o sucesso como meta motiva seu acontecer, a certeza do sucesso é, por outro lado, impeditiva do próprio projetar.

Não há **futuro para um projeto** sem a observação e compreensão das transformações por ele originadas, de forma honesta e sincera. Isso implica reconhecer que a atividade promove uma série de **benefícios** para o aluno, o mentor e a instituição, mas também tem seus **limites**. Há nela **aspectos polêmicos** para os quais não temos resposta ou uma única resposta.

Não há **futuro para a mentoria** se não reconhecermos e aceitarmos a atividade com uma **relação entre pessoas** – com tudo o que isso significa. E, antes de tudo, não há futuro para a atividade sem tomarmos **cuidados com seu presente**.

ASPECTOS POLÊMICOS

Como toda boa história, pode até parecer, com o relato da experiência da Mentoria FMUSP, que tudo acaba bem no final...

Os heróis superam suas dificuldades, atingem seus objetivos e, se fôssemos navegadores, como os gregos na *Odisseia*, poderíamos ser tentados a dizer que, depois dos perigos, o vento se tornou moderado para o resto da viagem e chegamos ao nosso destino.

Sabemos que isso não é verdadeiro: os ventos têm nos ajudado muitas vezes e, em outras, parecem nos deixar à deriva, temporariamente. Mas não podemos, nesses momentos, nem amaldiçoar os ventos, como fazem os pessimistas, nem acreditar, como os otimistas ingênuos, que eles sempre mudarão. Como navegadores realistas, temos de ajustar continuamente as velas, pois a jornada está apenas começando...

Nesse sentido, o que tem balançado nossa embarcação e agitado nossos "mares"?

Nada tem preocupado mais os "navegadores" da Mentoria FMUSP do que os "ventos" da **modalidade de participação dos alunos** na atividade. Para alguns de nós eles são tranquilos e bem manejados, para outros são "tormentas" que impedem a chegada ao destino.

A mentoria é uma **necessidade** de todos ou uma **oferta** a ser aceita (ou não) por alguns?

Sabemos que o mentor é alguém que se oferece como guia na transição para o futuro. Mas sabemos que, embora isso seja até mesmo considerado um privilégio – crescer com suporte e encorajamento – nem todos acolherão essa oferta. O porquê de alguns serem ou não receptivos a ela é, já que estamos o tempo todo nos remetendo à *Odisseia*, uma "**questão homérica**".[1]

---

[1] São poucas as informações concretas sobre a vida de Homero. Não há nem mesmo a comprovação de que ele tenha de fato existido. São muitas as lendas e contradições: teriam sido a *Ilíada* e a *Odisseia* o resultado de vários poetas e Homero um compilador? O que explicaria as diferenças de estilo e de linguagem entre as duas obras? Todas essas dúvidas geraram a "questão homérica", que até hoje não foi inteiramente esclarecida.

Essa é "a pergunta que não quer calar" desde o início da Mentoria FMUSP. E não há respostas fáceis, nem únicas, para essa questão, havendo bons argumentos tanto em um sentido como no outro. Como gregos e troianos...

Há, no programa, mentores partidários da **mentoria opcional**: como obrigar alguém a ser ajudado? Sem motivação, sem interesse, sem atração mútua, não há relação, dizem eles.

A favor de uma atividade opcional, esses mentores defendem que:

1. A voluntariedade promove outra qualidade de adesão. Os alunos verdadeiramente interessados teriam um maior e real envolvimento com a atividade. Sem interesse e desejo pela atividade, o encontro entre mentor e aluno é artificial e inoperante.
2. A mentoria destina-se ao suporte ao aluno, sendo assim, em sua essência, uma relação de ajuda. Como toda relação de ajuda, deve ser então, por sua natureza e objetivos, de livre escolha e busca pelos participantes. Desejar ser ajudado é a contrapartida necessária para poder ser ajudado! É preciso uma abertura natural à experiência para dela se beneficiar. Caso contrário, a atividade torna-se mais um estresse, uma fonte de problemas para os alunos.

Esses mentores concordam com a ideia de que o *mentoring*, em sua essência, indica um tipo particular de relação pessoal na qual deve haver algum grau de escolha entre as partes para isso, isto é, requer desejo de ambas as partes. Essa visão continuamente levanta a questão da possibilidade real, dentro das operações normais dos programas universitários, de basear a relação entre alunos e seus mentores em um razoável grau de escolha pessoal e consentimento mútuo. Alguns autores, dentro dessa corrente, mostram-se céticos quanto a isso e duvidam se algo tão pessoal como uma relação de *mentoring* possa ser formalizada em um programa (AWAYA *et al.*, 2003). Dando força a essa perspectiva, outros autores também assinalam que, em geral, as relações de *mentoring* informais (aquelas que se desenvolvem espontaneamente) são avaliadas tanto por mentores quanto pelos alunos como sendo mais efetivas e significativas. As relações de *mentoring* formalizadas resultariam em menor identificação, menor conforto relacional, menor motivação para o mentor e, por fim, menor comunicação e interação. Nesse sentido, a maioria deles concorda que as relações de *mentoring* nos negócios ou nas escolas devem ser facilitadas mais do que designadas e que as relações mais efetivas e duradouras são aquelas baseadas em interesses compartilhados, similaridades, contato frequente e, especialmente, são caracterizadas pelo compartilhar de definições e expectativas da parte do mentor e do aluno sobre a forma e a função da relação (BRAD, 2002):

> *Optativa: mentoria não é intervenção: é suporte!* (Mentor)
> *Optativa: pessoa sentada lá de cara amarrada é um absurdo!* (Mentor)
> *Não é legal usar moeda troca do crédito, sou contra incentivos* (Mentor).
> *Optativa, fora da grade* (Mentor).
> *Optativa, na grade horária* (Mentor).

Há também mentores partidários da **mentoria obrigatória**: provavelmente os alunos, que mais necessitam dessa aproximação e orientação, ficarão de fora se não forem obrigados, de alguma maneira, a conhecer a experiência, dizem eles. Além disso, ressaltam: não devemos esquecer que estamos trabalhando com adolescentes: a rebeldia, o estilo "não vi e não gostei" é próprio dessa fase da vida... Falta, enfim, maturidade nesse momento da vida para fazer essa opção. Há também, para os mentores desse "time", a sensação de estar "pregando aos convertidos", isto é, os alunos que frequentam a atividade são os mais bem adaptados à faculdade, os mais engajados em todas as outras atividades acadêmicas.

A favor da obrigatoriedade, os argumentos prevalentes têm sido:

1. É preciso criar uma cultura institucional para esse tipo de atividade e de relação entre os professores e os alunos. Sem a obrigatoriedade da participação, os alunos nem sequer entrariam em contato com a atividade e suas potencialidades. É preciso, sob este ponto de vista, expor minimamente o aluno à proposta, para que ele possa avaliá-la a partir da experiência. A obrigatoriedade, nesse sentido, surge menos como valor e mais como estratégia inicial para criar e desenvolver um espaço real e simbólico da atividade entre os alunos.

2. Os alunos que mais se beneficiariam da atividade não participarão de outro modo... Quais seriam esses alunos? Os mais tímidos e isolados, aqueles com maior dificuldade de adaptação, os "alunos-problema" (de personalidade, de ajustamento, de comportamento etc.). Embora a mentoria não tenha como objetivo primário identificar e focalizar sua atenção essencialmente em "problemas" (e sim em "desenvolvimento", portanto todos seriam, a princípio,

beneficiados do contato com a atividade), essa visão é bastante presente entre os mentores. Não é raro ouvir que "estamos pregando aos convertidos...", ou seja, na percepção de muitos mentores, os alunos mais presentes nas reuniões são aqueles mais bem ajustados no curso, que já participam de várias outras atividades, têm muitos amigos e os fazem com facilidade...

3. A mentoria destina-se à melhoria da formação médica: ela é tão importante para a formação de um profissional competente e completo quanto qualquer outra atividade e disciplina presente, obrigatoriamente, no currículo!

> *Só a motivação não basta, ainda não dá para os alunos perceberem os benefícios* (Mentor).
> *Obrigatória na grade: pra mostrar a importância!* (Mentor)
> *Obrigatória na grade: para criar cultura na instituição* (Mentora).
> *Obrigatória: porque livre não vai ninguém! Mas podia até tentar. Quem achar que precisa, vai... Mas o programa acaba!* (Mentor).
> *Obrigatória, no início, pelo menos: os alunos não conseguem ainda perceber a importância* (Mentor).

Todos esses mentores concordam com alguns autores da área que, reconhecendo as necessidades e dificuldades inerentes ao aluno universitário (e especialmente do aluno de medicina), propõem uma transição deliberada na conceitualização do *mentoring* – de uma atividade secundária ou colateral para uma atividade intencional e profissional por intermédio da criação de programas de *mentoring* formais (RODENHAUSER *et al.*, 2000; AAGAARD *et al.*, 2003). O *mentoring* é, assim, visto como uma atividade profissional que deve ser formalizada e reconhecida como qualquer outra atividade acadêmica, facilitando a busca inicial para o encontro certo, encorajando e reconhecendo publicamente os esforços dos envolvidos e o tempo formal previsto para a atividade (JACKSON, 2003). Para esses autores, os programas de *mentoring* são tão necessários à formação de um bom profissional quanto às demais experiências obrigatórias a que os alunos são envolvidos compulsoriamente.

Outro argumento, também importante nesse sentido, é aquele relacionado ao fato de que os jovens que, em virtude do **ambiente estressante da formação**, da timidez ou de outros fatores, não encontrariam mentores em seu dia a dia, de modo informal, como ocorria antigamente.

Considerando o contexto atual da universidade e da medicina, em particular, esse argumento parece fazer sentido (DUNNINGTON, 1996; BARONDESS, 1997; MALIK, 2000). A relação mestre-aprendiz, que tanto caracterizou o aprendizado médico, desapareceu com o passar do tempo. O distanciamento entre professores e alunos é um sério problema a ser enfrentado. Os professores encontram-se sobrecarregados de atividades e são avaliados quase que exclusivamente pela produção científica. As salas de aula são superpopulosas, dentro do contexto da massificação do ensino.

Por vezes, mostram alguns estudos, apenas aqueles alunos que gostam e se inserem em **atividades de pesquisa**, em uma relação continuada junto a um orientador, é que conseguem ter "momentos de *mentoring*". E aqueles com outras vocações? Aqueles com dificuldades maiores de comunicação e características de personalidade da ordem da introversão e da timidez? (AAGAARD *et al.*, 2003). Deixar ao acaso, dizem os defensores dessa "mentoria para todos", não é aceitável...

Há ainda mentores partidários de uma **mentoria mista**: obrigatória para quem está chegando, os calouros, para que conheçam as possibilidades do programa e seus benefícios. Depois a atividade seria optativa para os veteranos: estes já teriam elementos e maturidade para escolher continuar ou não participando do programa:

> *Mista: obrigatória no início e depois optativa* (Mentora).
> *Misto: atividades voluntárias mais algo obrigatório, como uma reunião semestral individual* (Mentor).

> *Coisa tão complicada... Se não tiver um "quê" de obrigatoriedade...* (Mentor).

> *Acredito que algum sistema que tornasse a atividade de mentoria algo mais do que "opcional" seria benéfico, no sentido de propiciar a todos os alunos um contato inicial, o que o faria conhecedor da atividade, podendo perceber sua utilidade* (Mentora).

Nesta discussão, há outro aspecto extremamente importante a ser considerado, agora do ponto de vista da instituição: **uma vez que existe um programa de mentoria**, este deve estar **disponível, obrigatoriamente (dever da escola), para todos**! Dentro desse princípio, todo aluno tem o direito de ter o suporte de um mentor em sua formação e, ao mesmo tempo, teria o direito de recorrer a ele se quisesse.

Como podemos observar, consenso é uma palavra que não faz parte deste aspecto do *mentoring*: a forma de participação do aluno. Saberia Atena resolver essa questão?

É interessante também observar o que acontece nessa "arena" quando saímos do "mundo das ideias" e caminhamos para o terreno concreto da prática.

Ao consultarmos **coordenadores de diferentes programas de *mentoring***, dentro e fora do Brasil, constatamos que, com o tempo, para que a atividade sobreviva no dia a dia da universidade, ela acaba se tornando mais formalizada, com a adoção de mecanismos que estimulam fortemente a participação do aluno.

Chamou-nos a atenção relatos de programas, fora do Brasil, com altos índices de adesão dentro de um esquema de **participação voluntária** do aluno, segundo os princípios clássicos do *mentoring*, mas com **"fortes incentivos"** para que isso acontecesse. Geralmente, nesses programas, esse **"estímulo" à participação** acaba por influenciar fortemente a condição do aluno na faculdade ou seu futuro profissional. Em algumas escolas, o mentor é responsável por uma carta de recomendação do aluno para programas de residência; já em outros programas, o aluno que não participa da atividade é chamado para uma entrevista com o diretor da faculdade ou o presidente da Comissão de Graduação. Em outros, ainda, o nome do aluno vai para um comitê de "*fitness to practice*". Voluntária essa participação?! Provavelmente, para o **contexto** desses alunos e mentores, tais incentivos e consequências fazem muito sentido. Mas, para a realidade da universidade brasileira e a nossa cultura, ainda é preciso pensar mais e melhor sobre essa questão polêmica.

A **Mentoria FMUSP** começou dentro do modelo de atividade obrigatória, objetivando o primeiro dos argumentos anteriormente citado: a necessidade de exposição ao novo para, a partir disso, criar uma cultura na instituição e, mais tarde, possibilitar que os alunos tomassem uma decisão baseada na experiência.

Trabalhamos durante um ano dentro dessa perspectiva e esse período nos ensinou muitas coisas... Ensinou que não basta definirmos um modelo se este não pode (ou não consegue) ser operacionalizado: a contrapartida para a obrigatoriedade, no caso de não ser cumprida pelo aluno, seria, em última instância, a reprovação. Reprovação esta com a qual nenhum dos mentores concordou, por várias razões, sendo a mais importante o fato de que uma reprovação seria contrária ao objetivo de aproximação e criação de vínculo entre os professores e os alunos! Pensou-se também em adotar o sistema de reposição para o aluno faltante: nem ele nem o mentor, dentro do corrido dia a dia da faculdade, teriam condições para tal... E faria sentido "repor" uma relação? Pensou-se também em "obrigar" o aluno faltante a expor seus motivos. Teríamos, assim, elementos para compreender a não adesão. Mas, da mesma forma, teríamos de ter um dispositivo para aqueles que não viessem relatar suas razões...

Ensinou também, e principalmente, que um programa baseado em relações de confiança não pode ser incongruente e transmitir aos alunos mensagens ambíguas. Se não há mecanismos satisfatórios para a implementação da obrigatoriedade, o programa logo cairá no descrédito...

A partir de tudo isso, houve uma importante mudança na maneira de pensar a "obrigatoriedade" dentro da mentoria. Hoje, a mentoria é uma atividade obrigatória para a instituição. Em outras palavras, é dever da faculdade oferecer a todos os seus alunos uma figura de referência e suporte durante sua formação – o mentor. O aluno que participar da mentoria, além dos benefícios intrínsecos de uma relação dessa natureza (afinal, ter o auxílio de alguém experiente durante a formação é um privilégio!), recebe da instituição um reconhecimento formal de que se preocupou com sua formação integral. Há, ao final de cada ano, um registro no Histórico Escolar e um certificado de sua participação.

É este o melhor modelo? Não sabemos...

A resposta ainda não existe, talvez nem possa existir. Este é o **modelo possível no momento** e estamos abertos, a partir de nossas observações do cotidiano e das avaliações regulares, a transformá-lo.

Na FMUSP, ainda estamos no início da experiência com essa intervenção tão antiga e moderna ao mesmo tempo – o *mentoring*. Somente com o tempo, com coragem para fazer avaliações complexas e nos debruçando em seus resultados é que poderemos navegar em direção ao nosso "norte": ajudar o aluno na transição universitária, não esquecendo jamais de um outro lema de navegadores: "nenhum vento lhe ajudará, se você não souber a que porto quer chegar".

BARREIRAS E LIMITES

Na "viagem" do *mentoring*, além dos ventos, há no caminho uma série de barreiras a serem superadas. Na introdução de seu livro, Freeman (2000) ressalta um ponto muito importante:

> O *Mentoring* não vai se ajustar a todo mundo, nem deve ser feito de modo compulsório. Mas para aqueles que valorizam a discussão reflexiva e para aqueles que estão preparados para aprender dentro de uma variedade de maneiras, o *Mentoring* oferece uma ajuda e um encorajamento substancial...

Valorizar a reflexão e desejar aprender são, para esta autora, pré-requisitos para o acontecer da atividade. Esses são, justamente, as principais **barreiras culturais e institucionais** ao *mentoring*.

Está hoje a universidade, por incrível que possa parecer, estimulando a reflexão?

Críticos do ensino superior, como Goergen (2004, 1998), alertam para o quanto o ensino superior tem privilegiado as disciplinas que enquadram e adestram o aluno, deixando em segundo plano as disciplinas reflexivas, culturais, artísticas e críticas, ajudando assim a internalizar, sub-repticiamente, os interesses do próprio sistema. Por consequência, os próprios educandos passam a "desejar" uma educação que não os faça perder tempo com bobagens teóricas, culturais, reflexivas, mas que se restrinja a instrumentalizá-los da forma mais objetiva possível.

Além desta, também têm sido identificadas **outras barreiras ao *mentoring*** (BRAD, 2002; SMITH *et al.*, 2001; RODENHAUSER *et al.*, 2000):

- **Obstáculos organizacionais:** o sistema universitário avalia o corpo docente exclusivamente pela pesquisa e produtividade de publicações, geralmente pouco valorizando o ensino e o cuidado com os alunos. Os professores têm muitos alunos para orientar, pouco tempo para conhecê-los e poucas oportunidades para colaboração nas atividades acadêmicas e extracurriculares.
- **Obstáculos locais:** a cultura de competição entre alunos, a falta de recompensa para os professores participantes e a inexistência de promoções, reduções da carga de trabalho, compensações financeiras ou reconhecimento público do trabalho:

> *O esforço do mentor precisa ficar público! Ele prepara até lanche para os alunos, faz supervisão, preenche relatórios, participa da reunião geral. A mentoria demanda um cuidado onde precisa ficar evidente o esforço!!! (Mentor)*

- **Obstáculos relacionais,** ligados:
  - **À pessoa do mentor:** traços de personalidade e padrões de comportamento que tornam seu efeito neutro, ou pior, corrosivo, aos alunos. Por isso, quando mal selecionados e preparados, aos mentores podem causar mais ansiedade do que diminuí-la. A pressão para assumir a tarefa, não levar a sério o papel, ter tempo insuficiente para se comprometer com o trabalho e não perceber os benefícios da atividade também são barreiras associadas à pessoa do mentor.
  - **A expectativas e crenças sobre o desempenho:** acreditar que ser mentor significa: 1) ser bem-sucedido com todos os alunos todo o tempo; 2) ser muito amado e respeitado por todos os alunos; 3) se o investimento do mentor é grande, os alunos devem igualmente trabalhar duro, igualmente realizar muito e sempre seguir suas recomendações; e, por fim, 4) os alunos nunca devem deixar ou desapontar seu mentor. Discrepâncias sobre o que é a atividade e sobre o papel do mentor podem deixar a relação insatisfatória e disfuncional. Podem, inclusive, transformar o encontro em uma relação que mais prejudica do que ajuda (de relação com um "mentor" tem-se uma relação com um "*tormentor*", como dizem em inglês, ou de uma "mentoragem" tem-se uma "torturagem", como é dito no nosso trocadilho em português):

> *Imaginei um relacionamento mais próximo. Tipo uma formação hipocrática, sentir que estou formando uma pessoa. Esperava que meu celular não parasse de tocar! Queria ser esse confidente (Mentor).*

> *A mentoria é algo afetivo, mas não pode ser vista como uma relação amorosa! Do tipo "se ele não vem, é porque não gosta de mim! Se ele não me quer, eu também não quero mais" (Mentora).*

- **À pessoa do aluno:** para alguns autores, nem todos os alunos teriam características de personalidade, necessidade ou interesse em participar da relação. Outros precisariam ser preparados para isso, nem todos teriam inicialmente a prontidão necessária ao comprometimento e à reflexão próprios à atividade:

> *Os que não vêm chateiam muito a gente! Alguns alegam treinos, outras atividades, provas etc. Esses a gente não consegue penetrar. Este é o pior momento para o mentor: quando não vem ninguém! Isso foi tão forte que pensei em desistir!* (Mentor)

- **Às necessidades do aluno:** mesmo considerando que problemas não são o foco primário da atividade, um importante limite da atividade de mentoria diz respeito à qualidade das dificuldades enfrentadas pelos jovens em seu desenvolvimento. Para Daloz (1986, 1999), o *mentoring* não atrai alunos sobrecarregados por traumas e problemas. Em sua opinião, a atividade serve principalmente para aqueles que estão tentando seguir em frente, mas encontram obstáculos no desenvolvimento, ou para aqueles que buscam suporte positivo para ideias e planos ainda em formação. Também para Rhodes (2002), jovens que estão lutando com um nível moderado de dificuldades psicológicas, comportamentais ou sociais parecem ser aqueles mais apropriadamente encaminhados para esse tipo de suporte. Entre jovens de alto funcionamento e bem-estar social e psicológico, diz ela, programas de *mentoring* podem não ser necessários, inapropriados ou simplesmente "muito estranhos e planejados demais para seu gosto":

> *Os alunos não estão "sacaneando", nem sempre estão com problemas existenciais ou acadêmicos. Eles, naquela hora, não vêm porque não estão sentindo necessidade... Precisamos entender isso. E até que ponto eles se abririam para um mentor que foi designado?* (Mentor)

- **Ao tempo necessário:** o *mentoring* consome tempo e é emocionalmente demandante, especialmente nas fases iniciais. Além disso, o tempo é fundamental para que as pessoas se abram, se conheçam e testem a confiança uns nos outros:

> *Demorei de 8 a 10 meses para formar um grupo. Solução: comecei a estimular quem tinha muita liderança e começamos a discutir a universidade como um todo. Comecei a participar dos fóruns dos alunos. Nunca tinha lido projeto inteiro da reforma curricular!* (Mentor)

– **À "química" entre a pessoa do mentor e a pessoa do aluno:** ninguém pode garantir ou até exigir que as pessoas devam caminhar bem juntas; a química das relações humanas é muito complexa. Mas, comumente, a relação de *mentoring* tem maior probabilidade de falhar em duas situações: 1) quando o mentor é incapaz ou não está disposto a trabalhar colaborativamente com um determinado aluno ou quando o aluno é incapaz de se engajar em uma relação com o mentor; 2) quando o aluno resiste, especialmente por ter pouca confiança, estar incerto de suas habilidades ou ter poucas habilidades de comunicação efetivas:

> *Tenho um menino muito difícil no grupo, mas ele não se abre o suficiente para encaminhar. Isso já foi falado até pelos outros alunos e colegas do grupo: ele confronta, desafia, tenta te pegar em alguma coisa...* (Mentora).

– **Aos objetivos da atividade:** a forma de apresentação dos objetivos da atividade nas instituições também pode se constituir em uma forte barreira ao *mentoring*. Muitas vezes, os programas de mentoria são apresentados como **centrados em problemas** ou em alunos que estão em **crise** – o que afasta muitos alunos de sua proposta e promove intensa resistência. Nesse mesmo aspecto, mas em um sentido oposto, o *mentoring* também é, muitas vezes, apresentado como um espaço para a **solução de todo e qualquer problema** dos alunos. A mentoria, sem dúvida, vai ajudar quanto aos problemas inerentes ao processo de desenvolvimento, mas, como assinala Daloz (1986, 1999), é fundamental reforçar o conceito de **"continência"** a esses problemas, mais do que sua resolução.

Além de todas as barreiras, é fundamental aos "navegadores" considerar também os limites da "viagem".

Um mentor jamais pode esquecer que o *mentoring* e outros programas de desenvolvimento de jovens são um **suplemento, uma ampliação da rede de suporte** (necessária) ao aluno, mas não uma alternativa (ou a melhor) para reformas sistemáticas da escola e para o bem-estar de todos os alunos.

Mas quão longe um mentor pode ir?

Um limite muito importante a ser considerado diz respeito à diferença entre ouvir de forma empática o problema do aluno para melhor compreendê-lo e desejar agir por ele, porque se considera mais capacitado para tal. Também, muitas vezes, os mentores são "seduzidos" por seus mentorandos a agir por eles e esquecem que, mais do que isso, devem ser uma fonte que pode **capacitá-los a agir por si próprios**.

Em adição ao "quão longe devo ir?", vem o "quanto mais posso fazer?"

A mentoria não é uma "panaceia" e não substitui outras fontes de suporte relacionadas ao bem-estar do jovem:

> *Ganhei o ano! Uma aluna minha tinha um problema familiar muito grave na visão dela, ficou completamente traumatizada. Já tinha ido ao Grapal, considerou a experiência ruim, se apegou à religião e à mãe. Consegui encaminhar para a Sociedade de Psicanálise e para o Instituto Sedes Sapientiae. Está bem melhor agora, está fazendo terapia* (Mentor).

É preciso muito trabalho e persistência para ultrapassar esses possíveis obstáculos e chegar até os benefícios da atividade – que não são poucos para todos aqueles que participam, mentores e alunos.

BENEFÍCIOS

Sem dúvida, quando "acontece" o encontro mentor-aluno, mesmo com as vicissitudes das relações humanas e apesar dos "ventos" e das "barreiras" do caminho, todos são beneficiados: a **relação mentor-mentorando é uma via de mão dupla**.

É um **benefício para o aluno** ter em sua formação momentos previstos que encorajem a reflexão sobre a prática, um espaço seguro onde pode analisar e pensar acompanhado sobre seus problemas e desafios, onde encontra suporte para atravessar seus momentos de dificuldade, onde pode desenvolver estratégias de solução de problemas, ter orientação na carreira e suporte pessoal, encorajamento, motivação e continência para seu processo de vir a ser. A experiência, quando satisfatória, é tão importante que os estudos mostram, inclusive, que muitos daqueles que tiveram experiências junto a pessoas com essa função também se tornam, por sua vez, mentores de outras pessoas no futuro:

> *Meu modelo foi um professor de Histologia, fiquei muito encantada, pegou uma "panela", nos levou na Biblioteca. Mostrou as coisas essenciais, era uma pessoa cativante! Eu entrava e saía muito da sala dele. Gostei tanto, pensei: puxa, tive um mentor, precisava desenvolver isso para os alunos. Aqueles passeios que hoje o aluno mais velho faz para os calouros. Ele usava a palavra mentor. Ele contou que existiam programas assim (Mentora).*

> *Eu adorei o meu pastor (o X da Dermatologia), aprendi muita coisa pra vida. No meu último ano na faculdade tinha o Programa Pastoreio, não procurei meu mentor e me arrependi depois (Mentor).*

Também mentores são beneficiados com a atividade: há aumento de satisfação com o próprio trabalho, desenvolvimento de habilidades interpessoais, reflexão sobre sua prática e sobre si mesmo, desenvolvimento de habilidades de solução de problemas, motivação para seu próprio desenvolvimento profissional, senso de colegialidade por meio de tarefas compartilhadas, desenvolvimento de autoconfiança e expansão dos papéis de trabalho. É uma aprendizagem compartilhada e os mentores, com seu papel e funções, tornam-se eles mesmos mais reflexivos sobre sua própria prática, adotando novas formas de pensar sobre ela e desenvolvê-la (MANN, 1992). Referem também que se sentem desafiados pela experiência, acabam por experimentar um senso de orgulho ao ver o outro se desenvolver e eles próprios acabam por referir maior autoestima e satisfação com o trabalho (SMITH *et al.*, 2001). Entre outras coisas, descrevem recompensas extrínsecas, como aumento na produtividade, ampliação da rede de trabalho e elevação do reconhecimento profissional quando seus alunos vão bem. Com a estimulação de ideias junto aos alunos, há uma revitalização de interesses no próprio mundo do trabalho

(RODENHAUSER *et al.*, 2000). Mostram-se mais satisfeitos com a carreira, referem um rejuvenescimento da energia criativa a partir do contato com os alunos e um incremento do importante senso de generatividade – tão importante no ciclo de desenvolvimento da vida adulta:

> *Ser um mentor é uma das mais recompensadoras atividades da vida acadêmica. É um período em que você repensa suas questões e está energizado pela experiência. Ela capacita você, como mentor, a se sentir capaz de começar tudo de novo e fazer grandes realizações mais uma vez* (CENTENO, 2002, p. 1214).

Este "receber" enquanto se "oferece" também esteve muito presente nos depoimentos dos mentores na FMUSP:

> *Não sei quanto estou dando, sei o que estou recebendo em todos os níveis, ganhei muito, aprendi muito, não é só a relação com aluno. É um privilégio ser mentor! Eu recebo demais, talvez na troca eu esteja ganhando! Fiquei mais jovem, renovada, mais esperançosa* (Mentora).

> *Falando por mim, é excepcional, um processo enriquecedor. O retorno poderia ser maior. Quem tem vindo já está encaminhado. Os alunos que não vêm tem outro tipo de reflexão sobre a vida* (Mentor).

> *Sim, eu aproveito muito, me enriquece, descobri qual a faculdade à qual pertenço, quero viver a experiência, acredito muito* (Mentor).

> *Abriu muitos horizontes, me deu muito ânimo...* (Mentor).

Ser um mentor é uma das necessidades psicológicas da vida adulta (Levinson, 1978) e tem implicações importantes para ambos – o mentor e o jovem:

> *Senti muita falta, por isso me motivei a ser mentor. Quando entrei na faculdade eu não sabia o que e quanto estudar; passei uma noite inteira folheando livro de neurologia de 700 páginas! No dia seguinte fiz uma prova que não me exigiu, precisei mudar meu jeito de ser, não me divertia. Passei pela faculdade de um jeito totalmente errado. Não procurei ajuda... (Mentor).*

> *Gostaria ter tido um mentor na minha época, por isso abracei a atividade* (Mentor).

Entretanto, para que esses benefícios sejam alcançados, alguns cuidados fundamentais com a atividade de *mentoring* devem ser tomados. Como "alertas" e "sinais" na viagem, eles devem ser atentamente considerados.

CUIDADOS

Com tantos benefícios descritos, os programas de mentoria estão se tornando populares e têm sido objeto de interesse crescente, na universidade e fora dela.

Mas a atual popularidade da atividade traz riscos, especialmente quando está mergulhada em um clima de expectativas exageradas e, pior ainda, com poucas oportunidades de avaliação. É esse **apelo exagerado** o responsável pelo **cinismo** quanto aos seus benefícios: no dia a dia perante problemas inerentes à atividade e à impaciência com seus efeitos de longo prazo, muitas pessoas passam a expressar desânimo e ceticismo, questionando se o *mentoring* é tudo aquilo que se propõe a ser.

Os **estudiosos pragmáticos** da área advertem que essa rápida expansão tem sido realizada, muitas vezes, sem diretrizes claras ou recursos suficientes (FREEMAN, 2000; RHODES, 2002). Esse grupo ressalta a importância de avançar nas pesquisas da área, avaliando especialmente os efeitos de longo prazo da atividade, comparando aqueles que participam ou não dos programas, estudando questões de gênero e, especialmente, avaliando o impacto na profissão e nas estruturas formadoras.

Mas alertam que um dos principais perigos diz respeito especialmente àquilo que eles chamam de **"fervor sem infraestrutura"**. O que significa isso? Significa que os programas de *mentoring* devem ser sustentados por uma infraestrutura adequada e que mentores e alunos necessitam ser amparados adequadamente pelas instituições para que a relação entre eles também tenha espaço para se desenvolver.

Quais seriam os **principais cuidados** a serem tomados durante a "viagem" do *mentoring*?

Cuidados éticos

Se as relações entre alunos e professores já têm sido reconhecidas como um terreno fértil para dilemas éticos, quando transformadas em uma relação de *mentoring*, essas questões éticas são ampliadas por uma série de razões. Muitas funções do mentor aparecem inerentemente tendendo a aumentar a intimidade e há poucas orientações para lidar com isso. É preciso considerar, nesse sentido: o mentor está negativamente comprometido? Está explorando o aluno? Está sendo explorado? Seu comportamento como mentor interfere no papel profissional de outros docentes? Para evitar essas questões, é preciso estruturar a relação, evitar intimidades excessivas e dar atenção cuidadosa aos términos ou interrupções das relações de *mentoring*.

Cuidados com o suporte à atividade

Sem dúvida, a relação humana entre os participantes e a qualidade dessa relação está no centro do sucesso, mas um bom desempenho requer um esforço planejado e sistematizado nos bastidores, assim como todo um sistema de suporte que sustente cada encontro mentor-mentorando em sua complexidade. Na ausência desse suporte, reafirmam, os programas de *mentoring* podem perder elementos importantes antes que atinjam seu potencial mais amplo.

Cuidados com a avaliação da atividade

É preciso ter interesse em desenvolver e **avaliar cuidadosamente os programas** realizados, avaliações que se debrucem sobre as questões fundamentais que permanecem não respondidas na área e que sejam ancoradas tanto **na teoria quanto na evidência empírica**. É preciso avaliar todas as influências da atividade nos participantes, tanto as positivas quanto as negativas. Também devem ser conduzidas comparações sistemáticas de programas que variam quanto ao tipo, intensidade, supervisão, treino, pareamentos mentor-alunos e duração. É importante que os pesquisadores avaliem o significado tanto estatístico quanto prático de seus achados. Além da comparação entre programas e resultados específicos, é preciso compreender profundamente a natureza das relações de *mentoring* e os estudos qualitativos têm aí um importante papel. Se no conceito do *mentoring* uma relação próxima é o catalisador de vários processos de desenvolvimento entrelaçados (emocionais, cognitivos, sociais), são necessárias pesquisas que aprofundem como e em que sequência esses processos ocorrem em diferentes jovens. Atenção aos fatores de contexto, como histórias familiares, características demográficas e vulnerabilidades do desenvolvimento, também devem ser examinados, para compreender as continuidades e descontinuidades das relações. É preciso, especialmente, compreender os fatores que contribuem para términos precoces e resultados pobres. Por outro lado, também é importante explorar as motivações dos voluntários para se engajar nessa atividade e os efeitos dessa motivação no comprometimento. Em resumo, compreender mais profundamente **a natureza e os tipos de vínculos entre as pessoas** é tarefa *sine qua non* para compreender o *mentoring*. Por fim, o **envolvimento da universidade** também deve ser considerado e explorado, já que ela é que proporciona a infraestrutura que sustenta as relações entre o mentor e seus mentorandos.

Cuidados com o papel de mentor

Importante dedicar aqui um espaço à questão do poder na relação de *mentoring*, quando se pensa no futuro da atividade nas instituições. O papel de mentor não é melhor nem maior que o de mentorando; é simplesmente diferente. E, por sua proximidade, seu acesso ao mundo privado do mentorando e confiança nele depositada, deve adotar uma posição de neutralidade, sem autoridade dentro da estrutura hierárquica. Como bem ressalta Freeman (1998):

> Se mentores se tornam associados a um papel policial, usando a relação de *mentoring* para monitorar competência, com uma função avaliadora, isso pode destruir a natureza da aliança voluntária confidencial e suportiva da atividade, tornando assim a relação inválida como instrumento de desenvolvimento profissional e ferindo com um golpe de morte sua futura expansão (p. 192).

Cuidados com as expectativas

Ter **altas expectativas de sucesso** na relação, mas na **ausência de suporte e objetivos realistas**, é um grande perigo para o futuro dos programas de *mentoring* (RHODES, 2002):

> ... um bom desempenho requer um importante esforço nos bastidores e uma equipe suportiva que sustente cada par mentor-aluno em toda a sua complexidade. Na falta desse suporte, programas de *mentoring* podem perder pessoas antes delas atingirem seu potencial pleno. E, uma vez que o público é relativamente impaciente por soluções, as expectativas são altas (p. 125).

Na maioria das vezes, o *mentoring* consiste em pequenas vitórias por meio de mudanças sutis e seus benefícios geralmente envolvem uma mudança de longo prazo, a qual não é sempre facilmente reconhecida durante o desenvolvimento gradual da relação. Nesse sentido, muitas vezes o mentor pode ficar incerto sobre seu esforço. É preciso que o mentor deixe a passagem do tempo acontecer...

Mesmo quando descobertas e *insights* importantes ocorram claramente, não são eles mesmos uma garantia de que a mudança será imediata ou automaticamente ocorrerá um resultado. A maior probabilidade é que, no *mentoring*, ocorram mudanças produtivas envolvendo uma série gradual de pequenas vitórias mais do que um salto grande de posições negativas para positivas. É importante que os mentores esperem por algo mais mundano e detalhes menos dramáticos do processo de mudança:

> *Acho que as pessoas entram na mentoria esperando muito. Penso que, se serviu bem à metade dos alunos, atingiu os objetivos (Mentor).*

> *Às vezes fico desanimado pelos que não vão. Mas a outra metade compensa, tenho colhido frutos (Mentor).*

> *Sempre olho o lado bom: tá indo metade* (Mentor).

Ainda resta muito a ser feito para compreender a complexidade das relações de *mentoring* e determinar as circunstâncias sob as quais os programas fazem a diferença na vida dos jovens. Nesse estágio de conhecimento, devemos ter a humildade de dizer, como Rhodes (2002), que:

> Nós podemos seguramente dizer que o *mentoring* é uma intervenção modestamente efetiva para jovens que estão ainda lidando relativamente bem sob certas circunstâncias difíceis. Em alguns casos ela pode prejudicar mais do que ajudar, em outras pode ter um extraordinário efeito de influência positiva. Uma compreensão mais profunda das relações com adultos fora da família, combinada com a qualidade dos programas e espaços enriquecidos, poderá melhor posicionar para compreender o potencial pleno do *mentoring* aos jovens (p. 128).

Por fim, temos sempre a natureza humana das relações...

Já que o *mentoring* tem origem grega, podemos dizer que considerar todos esses aspectos e a inter-relação entre eles é uma **"tarefa hercúlea"**.

Para uma questão homérica, uma tarefa hercúlea; mas não podemos desanimar...

E muito podemos aprender com a própria Natureza nesse sentido.

21

Aprendendo com a natureza

Patrícia Lacerda Bellodi

💬 TRABALHO E HUMILDADE

A mentoria não pode ser um esforço pela metade.

Para que ela de fato aconteça, é preciso que todos – seja na clássica *Odisseia*, seja nas "odisseias" atuais – se comprometam com uma batalha longa...

É uma relação com **poder transformador**, mas requer, como foi exposto ao longo de todo este livro, **compromisso, tempo e energia** de todos os envolvidos – mentores, alunos, supervisores, coordenação e instituição.

Eu complementaria: é preciso desejar **aprender sempre**.

E por que aprender com a natureza?

A atividade de mentoria tem sido associada a muitas **metáforas e analogias** e elas são particularmente úteis para entendermos seus alcances e limites.

Uma delas, a mais comumente utilizada, pela origem grega do termo, é a que associa o *mentoring* à atividade de **navegação** e **de viajar**:

> (o mentor) clarifica o caminho, dá algumas dicas de viagem e aplaina os obstáculos... ajuda o jovem a desenvolver as habilidades necessárias para navegar em trechos especialmente difíceis... o mentor se concentra mais em desenvolver o viajante, mais do que prover um mapa e fixar o caminho (CROSS *apud* DALOZ, 1986, ix).

A outra, por vezes também bastante utilizada, associa o *mentoring* à atividade da **agricultura** e **do cultivo**:

> (no *mentoring* é importante)
>
> Escutar, com o coração e a mente abertos, as reais preocupações de seus mentorandos, antes de compartilhar sua sabedoria.
>
> Não impor, mas evocar a capacidade inata de seu mentorando para o conhecimento.
>
> Não tentar que seu aluno seja perfeito. Respeitar e promover o ser único de seu aluno.
>
> E reconhecer que, **como tudo que existe debaixo do sol, o *mentoring* tem suas estações** (SCHACHTER-SHALOMI e MILLER, 1997, p. 200-2, grifo meu).

Dentro dessa segunda analogia, para que os "frutos" da atividade apareçam, é preciso contar com aquilo que a natureza permite e com aquilo que ela, por várias razões, não deixa florescer.

É preciso respeitar a **força da natureza**, pois mares e terra estão, necessariamente, sujeitos a muitas vicissitudes, sejam elas do tempo, sejam dos ventos ou da chuva – abençoada ou portadora de raios e trovoadas.

O mentor, nessas metáforas, pode ser, por sua vez, comparado ao navegador e ao agricultor experiente: ele conhece e prevê as mudanças do clima e avalia a fertilidade do solo. Sabe o momento de plantar e colher. Avalia as condições da embarcação e sabe o momento de alterar os rumos e a rota. Sabe, não porque é melhor que seu aprendiz, mas sim porque "esteve lá antes e há mais tempo".

O **bom navegador** é aquele que não amaldiçoa os ventos, querendo que eles mudem segundo a sua vontade, nem aquele que acredita sempre que eles irão mudar. O bom navegador é aquele que ajusta as velas, como já dissemos anteriormente.

O **bom agricultor** é aquele que sabe das potencialidades do solo e das sementes que tem nas mãos, que sabe que plantar antes da hora não faz nascer, que molhar demais ou de menos também não faz vingar. É aquele que sabe que entre o plantar e o colher há um tempo no qual o broto deve ser protegido. Sabe também que precisa tomar cuidado com as pragas (até as do vizinho...).

Aliás, vale dizer aqui que há um significado muito especial para a **palavra "mentor" na agricultura**. "Mentor", para os agricultores (e isso aprendi cedo com meu pai, mestre na arte do cultivo, antes dos dicionários), é o nome dado à estaca colocada como suporte em plantas, para que elas cresçam com firmeza.

O **mentor experiente** pode aprender, assim, com os "mestres da terra e do mar", que nem todas as sementes brotarão, nem todos os ajustes e tipos de velas levarão ao destino pretendido – mesmo que, às vezes, ele trabalhe incansavelmente e seja muito bom no que faz:

> Este ano não foi como o ano passado, quer seja em relação aos alunos (o grupo ficou mais heterogêneo), quer seja em relação a mim, pois tive um imprevisto pessoal que me atrapalhou um pouco. Mas espero um segundo semestre melhor...
>
> A primeira mudança que tivemos este ano foi a periodicidade. Vinha mantendo-a quinzenal até dezembro, com uma assiduidade considerada boa, acima da média, entre 70 e 80%. Com a mudança (sei que não foi o único fator), caiu para algo em torno de 50%. Este espaçamento foi uma demanda de dois dos alunos, aceita pelo grupo em função de que os horários estavam um pouco apertados e quase todos os outros grupos tinham esta periodicidade, e que assim seria mais fácil todos virem... Mas na prática não foi assim. Outra mudança foi uma tentativa que fiz de reunirmo-nos em dias diferentes, intercalando, além das quartas tradicionais, as quintas. Isto para contemplar dois alunos que não poderiam mais vir às quartas, devido à mudança de ano, e com a anuência dos demais. Resultado: só vieram os que pediram a mudança... Depois os novos remanejados (alguns que nunca apareceram ou nem sequer deram resposta aos comunicados) não vinham nunca e não eram cobrados também... Por fim, a Copa do Mundo, minhas férias, as férias deles (em períodos diferentes): dispersou um pouco... Minha ideia é voltar a fixar somente às quartas e eventualmente remanejar quem realmente não puder, infelizmente, para tentar resgatar o que tínhamos antes. Pois já construímos até uma estória... (Mentor, Diário do Mentor).

Este é um dos mais importantes segredos que um mestre experiente, em qualquer área, pode ensinar a seus aprendizes – **a humildade**:

> (a palavra) **humildade** compartilha suas raízes com a palavra **húmus**, ou solo. Nossos pés, ao final, **são** de barro e, às vezes, ambos os parceiros

> (mentor e aluno) precisam reconhecer que isto é bom: o barro vem da terra onde nossos pés se apoiam. E é da terra que novas sementes crescem (DALOZ, 1986, p. 245-246).

Se tudo o mais ele não quiser ou puder compartilhar, este saber é imprescindível e é um **dever de mestre** transmiti-lo.

Além disso, é preciso também que, tal qual os navegadores e agricultores, os **mentores acreditem na importância do viajar** e **do fazer crescer o novo**, mesmo sem a "precisão" dos resultados: navegar é preciso, assim como semear com fé.

COM CAPRICHO

Essas analogias para a compreensão da mentoria são mesmo preciosas: falam de desafiar, ultrapassar, ir adiante, lançar e ser lançado. Mas, a meu ver, falta algo nelas...

Falta nelas o conter, o aquecer, o assegurar, o lembrar, o desejar voltar. Falta nelas o "**feminino**". Afinal, não podemos esquecer: no caminho de Telêmaco para o crescimento há Ulisses, mas também Penélope, estão lá Mentor e Atena.

É preciso também recorrer a outros olhares e saberes, a outros ofícios que falem não apenas do **desafiar**, mas também do **acolher**.

Se aprendi com meu pai agricultor a importância do "mentor" para o crescimento sustentado do broto, aprendi com minha mãe a importância do tecer, do juntar com harmonia e costurar fragmentos de tecidos, vidas e histórias.

Como todas as mestras do *patchwork*, minha mãe me ensinou que é da diferença das cores e das estampas que nasce a beleza da colcha tecida com cuidado e carinho. A beleza do resultado somente pode vir dessa diversidade: se todos os retalhos são iguais, não conseguimos perceber o significado da figura ali retratada, nem sequer que há ali algo a ser notado...

Sim, há um significado na "**colcha de retalhos**" que só pode aparecer se as diferenças forem ressaltadas. Como o agricultor, a mestra do *patchwork* também sabe que é preciso ter paciência nesta composição: um tom claro ressalta o escuro, o tecido liso dá contorno ao estampado e, ao final, há ali mais do que tecidos: há uma história!

Contam as mestras do *patchwork* que esta arte floresceu no início da colonização americana, tempos muito difíceis em que quase tudo faltava: comida, um abrigo seguro, proteção contra o frio. Enquanto os homens desbravavam o território hostil, suas mulheres trabalhavam (muito) e, como Penélope, os esperavam. E o que faziam essas também valentes desbravadoras do Novo Mundo?

Eram artistas! Das roupas esgarçadas pelo uso havia sempre uma parte boa a ser aproveitada. Retalhos eram guardados para depois serem juntados, aproveitados, transformados. Transformados em uma coisa nova que aquecia e também contava histórias: um pássaro aqui, uma casa ali, uma flor, um coração... Traduzindo saudade, alegria, amor.

Era também um trabalho coletivo. Quando uma moça estava para se casar, toda a comunidade feminina se reunia e colocava na colcha de casal a ser presenteada uma coisa sua, um pedaço de seu passado, de sua experiência (sempre ela). Não que a noiva não soubesse fazer também o seu *patchwork*. O importante era levar para o novo lar algo de alguém que já tinha vivido, um elo com o passado (era datado e assinado), agora em direção ao futuro e a uma nova vida.

Coisas de **mulher**, dirão vocês...

Sim! A mentoria também é um trabalho de "moça", feito com capricho, mas nunca "um capricho"! Nós, mulheres, sabemos que a beleza e a inteligência, a forma e o conteúdo, a ética e a estética não devem se separar jamais...

A NOSSA NATUREZA HUMANA

Mas também nós, homens e mulheres, não podemos esquecer que o solo, as sementes, as chuvas, os mares, as velas, o vento, os tecidos e as linhas estão aqui nos ajudando a representar, simbolicamente, a nós mesmos, seres humanos, e as relações entre as pessoas – também com sua própria "natureza".

E é exatamente em razão dessa nossa "natureza" – a humana – que alguns aspectos fundamentais do *mentoring* permanecem (ou permanecerão) sem resposta. Ou, melhor dizendo, não têm (ou não terão) uma única resposta...

Como compreender as relações que "vingam" e aquelas que, apesar de todos os cuidados tomados – com o sol, o solo, a água, as velas e as cores bem escolhidas – não acontecem?

Eu, pessoalmente, arrisco aqui uma "resposta". Que ousadia, a minha...

Acredito que, por mais que os estudiosos das diferentes áreas do conhecimento tentem compreender a condição humana, vem da Arte a continência às nossas inquietações – sobre a vida e seus mistérios.

Por isso, penso eu, é preciso, além dos navegadores, dos agricultores, das mestras do tecer, **aprender sempre com os poetas**. E não esquecer que:

> **Lembrete**
> Se você procurar bem, acaba encontrando
> não a explicação (duvidosa) da vida,
> mas a poesia (inexplicável) da vida.
> Carlos Drummond de Andrade

E, se assim é com a vida, por que não seria com a nossa mentoria?!

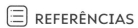

REFERÊNCIAS

AAGAARD, E. M.; HAUER, K. E. A cross-sectional descriptive study of mentoring relationships formed by medical students. *Journal of General Internal Medicine*, v. 18, n. 4), p. 98-302, 2003.

AWAYA, A. *et al*. Mentoring as a journey. *Teaching and Teacher Education*, v. 19, n. 1, p. 45-56, 2003.

BARONDESS, J. A. On mentoring. *Journal of the Royal Society of Medicine*, v. 90, n. 6, p. 347-349, 1997.

BRAD, J. W. The intentional mentor: strategies and guidelines for the practice of mentoring. *Professional Psychology: Research and Practice*, v. 33, n. 1, p. 88-96, 2002.

CENTENO, A. M. How to enjoy your mentee's success and learn from it. *Medical Education*, v. 36, n. 12, p. 1214-125, 2002.

DALOZ, L. A. *Mentor*: guiding the journey of adult learners. San Francisco: Jossey-Bass Higher and Adult Education Series, 1986.

DUNNINGTON, G. L. The art of mentoring. *American Journal of Surgery*, v. 171, n. 6, p. 604-607, 1996.

FREEMAN, R. Faculty mentoring programmes. *Medical Education*, v. 34, n. 7, p. 507-508, 2000.

_____. *Mentoring in general practice*. Oxford: Butterworth-Heinemann, 1998.

GOERGEN, P. *A universidade em tempos de transformação*. Palestra apresentada na Comissão Central de Graduação. Unicamp, 2000

_____. Ciência, sociedade e universidade. *Educação & Sociedade*, v. 19, n.63, p. 53-79, 1998.

JACKSON, V. A. *et al*. Having the right chemistry: a qualitative study of mentoring in academic medicine. *Academic Medicine*, v. 78, n. 3, p. 328-334, 2003.

MACHADO, N. J. *Educação*: projetos e valores. São Paulo: Escrituras, 2000.

MALIK, S. Students, tutors and relationships: the ingredients of a successful student support scheme. *Medical Education*, v. 34, n. 8, p. 635-641, 2000.

MANN, M. P. Med teach. *Review*, v. 14, n. 4, p. 311-319, 1992.

RHODES, J. *Stand by me* – the risks and rewards of mentoring today's youth. Cambridge: Harvard University Press, 2002.

RODENHAUSER, P.; RUDISILL, J. R.; DVORAK, R. Skills for mentors and protégés applicable to Psychiatry. *Academic Psychiatry*, v. 24, n. 1, p. 14-27, 2000.

SCHACHTER-SHALOMI, Z.; MILLER, R. *From age-ing to Sage-ing*. New York: Warner Books, 1994.

SMITH, L. S.; MCALLISTER, L. E.; SNYPE CRAWFORD, C. Mentoring benefits and issues for public health nurses. *Public Health Nursing*, v. 18, n. 2, p.101-107, 2001.

Posfácio

Patrícia Lacerda Bellodi

Como falar da mitologia grega, da medicina e de relações de *mentoring*, sem falar de **Quíron e Asclépios**?

Lembrei desse importante mito, especialmente porque ele esteve bastante presente em uma troca de correspondências por e-mail com um de "meus" mentores.

Por tudo o que ele "ensina", essa história não poderia jamais estar ausente deste livro e assim nasceu **este posfácio**:

> *Pretendo discutir o mito de Asclépios com os alunos. Acho que ele ensina muito sobre a Híbris. Esse conceito grego sempre me cativou. A palavra grega Ύβρις (que soa próximo a ríbris) significa algo como ir além da conta, ardor excessivo, ultrapassar a medida, exceder-se. Há uma personagem mítica chamada Híbris que é a personificação da violência, da arrogância e da insolência. O mito de Asclépios encerra a desmedida. Uma das versões diz que Asclépios é filho de Coronis e Apolo. Apolo matou Coronis após a união desta com Ísquis (um mortal). Quando o cadáver de Coronis estava na pira, Asclépios foi retirado do ventre materno pelo pai e foi entregue ao centauro Quíron, de quem aprendeu a arte da medicina (Quíron foi seu "mentor" e mentor). O progresso de Asclépios foi tão grande que começou a ressuscitar os mortos (essa foi sua Híbris). Hades, irmão de Zeus, queixou-se que seu reino iria ficar vazio. O irmão usou o raio e fulminou Asclépios. Depois de morto, Asclépios foi transformado na Constelação do Serpentário. Essa constelação fica próxima ao Escorpião e pode ser mais bem vista no inverno (Fábio Luiz de Menezes Montenegro, julho 2004).*

Motivada, reli o mito e escrevi novamente a este mentor, dizendo a ele que, depois dessa leitura, estava me perguntando se Quíron não havia falhado como mentor de Asclépios...

Eis aqui sua resposta:

> *Gostei muito de rever Quíron. Se você me permitir, gostaria de defendê-lo um pouco. Acho que para defender os mentores. Não sei se podemos atribuir a desmedida de Asclépios a uma falha de ensino do centauro. Há características individuais que não mudamos, apesar de enfatizarmos alguns preceitos. Há a responsabilidade individual de Asclépios (mentorado). De qualquer modo, senti uma certa Híbris em Quíron e isso me motivou a escrever algo mais* (Fábio Luiz de Menezes Montenegro, agosto 2004).

O mito

Fábio Luiz de Menezes Montenegro

Terá Quíron, portador de uma ferida incurável, ensinado muito sobre a técnica, mas esquecido de lembrar Asclépios sobre a importância de não inverter a ordem natural?

Quíron falhou na instrução de Asclépios? Que exemplo Quíron deu a Asclépios?

Para responder a essas questões, talvez seja necessário rever um pouco da história de Quíron.

Na mitologia grega, Quíron (Χείρων) era um centauro, metade homem, metade cavalo, filho da união ilícita entre o deus grego imortal Cronos (Saturno), que tomou a forma de um cavalo, e uma mortal, a ninfa do mar Filira. Era neto de Urano (Céu) e Gaia (Terra), meio-irmão de Zeus (Júpiter). Era assim também um imortal, em parte divino, em parte animal (VILELA, 2000; BULFINCH, 2001). Distinguia-se dos demais centauros pela sua benevolência para com os seres humanos.

Etimologicamente, seu nome liga-se a Χείρ (*cheir*, mão). A mão tinha grande importância na cultura grega (Laodamas diz a Odisseu, no Canto VIII da *Odisseia*:

"Tu deves conhecer os desportos, pois a maior glória na vida dum homem são os feitos que realiza com os pés e com as mãos". Vale lembrar que Χείρ Εργα (*cheir erga*) originará a palavra cirurgia (trabalho com as mãos).

Rejeitado pela mãe, horrorizada com sua aparência e abandonado pelo pai, a rejeição parental foi sua primeira ferida. Foi acolhido e educado por Apolo (Sol) e Ártemis (Lua) e recebeu deles os ensinamentos que o tornaram um grande sábio. Estudou uma ampla variedade de assuntos, como artes, música, poesia, filosofia, lógica, ciência, ética, artes marciais, artes divinatórias e profecias, incluindo astrologia e medicina. Seu lado animal deu-lhe sabedoria terrena e proximidade com a natureza. Conhecendo as propriedades medicinais das ervas, ele praticava a cura e a naturopatia.

Quíron era famoso por seu **discernimento** e pela amplitude de seus conhecimentos.

A palavra "discernimento", na caracterização de Quíron, merece ser aqui enfatizada. Em sua etimologia, ela vem do **latim *discerno***, com o sentido de separar (o mesmo de *crisis* no grego, que significa julgamento, separação), julgar. Caminhando um pouco mais no dicionário, achamos *dis* (partícula, primeiro elemento de palavras compostas indicando divisão, separação, afastamento), *dis* (substantivo que significa rico, opulento) e **Dis ou Ditis** (Plutão, deus dos infernos). Hades (ou Plutão) também simbolizava a riqueza da terra e era um juiz por excelência.

Interessante é observar que *discens* é o particípio presente do **verbo latino *disco*** (aprender, instruir-se, estudar). *Discens* significa aluno e vem daí o nosso discente no português.

Voltando a **Quíron**, sua fama como sábio espalhou-se e ele se tornou um mestre e educador para muitos filhos de deuses e mortais. Iniciou terapeutas, músicos, magos e guerreiros, incluindo Orfeu, Asclépios, Hércules, Jasão, Aquiles. Quíron preparava as pessoas ensinando não apenas métodos de sobrevivência, mas especialmente valores culturais e éticos para servirem a seus países.

Foi acidentalmente ferido na coxa (aqui há várias versões, desde a coxa até o pé, mas de qualquer forma em seu lado animal) por Hércules, um de seus alunos, com uma seta envenenada com o sangue da tenebrosa Hidra de Lerna: o veneno era tão potente que fez uma ferida incurável e muito dolorosa, até mesmo para os conhecimentos médicos de Quíron. Mas exatamente em decorrência de sua ferida é que ele tinha um profundo conhecimento sobre o sofrimento, em todas as suas formas. É esta "sabedoria" que lhe permitia aliviar a dor alheia.

Asclépios (cultuado em Roma a partir do século III a.C. como Esculápio), filho de Apolo e Coronis, foi iniciado na arte de curar por Quíron. E aprendeu-a tão bem que conseguia restabelecer a saúde de todos os que o procuravam, chegando mesmo a ressuscitar os mortos. E tal "furor" desmedido lhe foi fatal... Esta ambição de Asclépios gerou a ira de Hades (Plutão), soberano do inferno, que pediu providências a Zeus (Júpiter). Asclépios foi então fulminado por um raio.

Talvez Quíron não tenha ensinado a importância de "olhar para a própria ferida" (que todos possuem e faz lembrar dos limites) ou Asclépios não tenha desejado aprender...

Quíron, embora não pudesse morrer, pois imortal, sofria terrivelmente, até que fez um pacto com o titã Prometeu – o qual havia sido castigado por Zeus por ter roubado o fogo dos deuses e entregue aos homens e estava acorrentado a uma montanha, sendo bicado eternamente no fígado por abutres.

Quíron renuncia então à sua imortalidade, toma o lugar de Prometeu e desce ao Hades, assim ambos se libertaram de seus sofrimentos. Foi depois de lá tirado e transformado por Zeus na Constelação de Sagitário, em reconhecimento às suas muitas realizações positivas e para, nesta posição elevada, poder ser uma inspiração visível para toda a humanidade. Essa constelação se situa ao lado da de Escorpião, no Hemisfério Sul, e é mais bem observada nos meses de inverno.

O MITO, O MENTOR E O MENTORANDO

O mito de Quíron e Asclépios é um paradigma da importância da aceitação dos limites nas artes de cuidar e curar.

Para os participantes da mentoria, permite ilustrar um ponto fundamental: nem **o mentor**, nem **o mentorando** devem almejar a "imortalidade" e **ambos** precisam lembrar de tomar **cuidado com a Híbris**.

É importante que nós, mentores, reconheçamos nossas falhas e dúvidas, nossos possíveis erros e acertos. Precisamos de suporte e orientação para nosso desenvolvimento e para lidar, como Quíron, com nossa "ferida incurável".

Mas também os mentorandos, tal como Asclépios, têm um papel importante nesse sentido – a relação mentor-mentorando é complementar. É preciso também que eles percebam e aprendam (se nós, mentores, tivermos coragem de mostrar a eles) a importância dessa "**ferida**". Afinal, é ela que nos conecta, verdadeiramente, com o sofrimento (nosso e do outro) e com a nossa "**humanidade**".

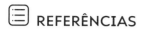# REFERÊNCIAS

BULFINCH, T. *O livro de ouro da mitologia.* Rio de Janeiro: Ediouro, 2001.
VILELA, M. A. (Coord.). *Dicionário básico de mitologia.* Rio de Janeiro: Ediouro, 2000.

Leitura complementar

ANDERSON, PC. Mentoring. *Academic Medicine*, v. 74, n. 1, p. 4-5, 1999.

ANDREWS, M.; CHILTON, F. Student and mentor perceptions of mentoring effectiveness. *Nurse Education Today*, v. 20, p. 555-562, 2000.

BELLODI, P. L. *et al.* Temas para um Programa de Tutoria em Medicina: uma investigação das necessidades dos alunos da FMUSP. *Revista Brasileira de Educação Médica*, v. 28, n. 2, 2004.

BELLODI, P.L. *O clínico e o cirurgião* – estereótipos, personalidade e escolha da especialidade médica. São Paulo: Casa do Psicólogo, 2001.

CHEW-GRAHAM, C. A.; ROGERS, A.; YASSIN N. 'I wouldn't want it on my CV or their records': medical students' experiences of help-seeking for mental health problems. *Medical Education*, v. 37, n. 10, p. 873-880, 2003.

COLES, C. Support for medical students in the United Kingdom. *Medical Education*, v. 27, p. 186-187, 1993.

HOMERO. *Odisséia*. Trad. Antônio Pinto de Carvalho. São Paulo: Nova Cultural, 2002.

JOHNSON, J. C.; WILLIAMS, B.; JAYADEVAPPA, R. Mentoring program for minority faculty at the University of Pennsylvania School of Medicine. *Academic Medicine*, v. 74, n. 4, p. 376-379, 1999.

KURY, M. G. *Dicionário de mitologia grega e romana*. Rio de Janeiro: Jorge Zahar, 1990.

LEE, I. C. J. *et al.* Academic coaching of medical students during the COVID-19 pandemic. *Medical Education*, v. 54, n. 12, p. 1184-1185, 2020.

LOOP, F. D. Mentoring. *Journal of Thoracic Cardiovascular Surgery*, v. 119, 4 Pt 2, p. S45-8, 2000.

POLOLI, L. H. *et al.* Helping medical school faculty realize their dreams: an innovative, collaborative mentoring program. *Academic Medicine*, v. 77, n. 5, p. 377-384, 2002.

RAMANAN, R. A. *et al.* Mentoring in medicine: keys to satisfaction. *American Journal of Medicine*, v. 112, n. 4, p. 336-341, 2002.

Índice remissivo

A

Acting out, 185
Administração do tempo, 102
Aluno(s), 84
    de início de curso, 101
    do internato, 101
Aprofundamento do conhecimento
  teórico e técnico, 8
Atenas clássica, 10
Atuação profissional, 4
Autonomia, 8

B

Barreiras culturais e institucionais
  ao *mentoring*, 306
Believers, 91
Brainstorming, 38

C

Calouro(s), 125, 165, 274
    em plena pandemia, 275
Capacidade de autorregulação, 8
Cheir erga
    Χείρ Εργα, 327
Ciclo
    de vida acadêmico, 12
    reflexivo, 69

D

Comentores, 240
Comportamentos dos
  mentorandos, 47
Compromisso, 4
Comunicação, 271
Continência, 309
Coordenação geral, 84
Cuidados a serem tomados durante
  a "viagem" do *mentoring*, 314

Desempenho no *mentoring*, 26
Desencontros, 180
Desenvolvimento
    de habilidades sociais, 65
    profissional e de carreira, 103
Diário(s)
    do Mentor, 195, 270
Distanciamento
    do conhecimento, 8
    social, 271
Doubters, 91

E

Efeitos da pandemia para os
  diferentes anos acadêmicos, 273
E-mentoring, 159

Encontros híbridos, 267
Enfrentamento, 185
Enquadres da atividade, 18
Equipe técnica, 84, 114
Espírito universitário, 107
Estigma, 224
Ética médica, 103, 107, 130
Evasão, 185
Evidência empírica, 314

F

Fadiga audiovisual, 261
Fases da relação de *mentoring*, 54
Focus groups, 98
Frustração da idealização, 8

G

Grupo(s)
   de mentoria, 100
   de opinião, 98
   de supervisores, 109
   online de suporte a
      mentores, 267
   temáticos, 102

H

Habilidades cognitivas, 66
Hierofânica, 187
Humanização, 166
Humildade, 320

I

Integração à universidade, 12

M

Medicina e sociedade, 104
Mentor(es), 13, 22, 84, 118
   atributo, 31
   escolha, 249
   jovem, 193
   na agricultura, 319
   online, 262

"tóxicos" e iatrogênicos, 60
Mentoria, 27, 166, 227
   à distância, 255
   de pares, 255
   FMUSP, 82, 83, 88, 158, 181, 239,
      254, 298
   FMUSP *online*, 256
   grupal, 255
   individual, 255
   mentorados, 221
   mista, 303
   modalidades, 255
   obrigatória, 301
   online, 259
   presencial, 256
   tradicional, 255
   virtual, 158
Mentoring, 14, 15, 23, 81, 229,
  239, 300
   à atividade da agricultura e do
      cultivo, 318
   and Mentoring, 20
   clássica, 18
   é formalizada e institucional, 58
Mocós da faculdade, 133
Modelo(s)
   de comunicação efetiva, 66
   pragmáticos, 56

N

Na vida acadêmica, 258

O

Optativa, 301

P

Pandemia da Covid-19, 254, 258,
  263, 273
Papel do mentor, 18, 315
Peer-mentoring, 20
Princípios clássicos do
  mentoring, 304

Processo(s) de
  ensino-aprendizagem, 13
  mudança, 64
  tomada de decisão, 56
Programa(s)
  de mentoria, 13, 18, 177
  de mentoria em escolas
    médicas, 78
  de *mentoring*, 87, 191
  de *mentoring* para jovens, 194
  tutores, 238
Projeto Mentores, 180
Pseudomentoring, 29
Psicoterapia, 27
Publicidade informal, 86

Q

Qualidade técnica, 4
Questão homérica, 299, 317

R

Rapport, 261
Reações dos mentorandos ao
  término, 61
Rede de apoio ao aluno, 13
Relação
  de *mentoring*, 59
  médico-paciente, 103
  mentor-mentorando, 52,
    194, 310
Reuniões de mentoria, 166

S

Self profissional, 69
Sistema de informação, 222
Supervisão, 110
Supervisor(es), 84, 110

T

Tarefa(s)
  de um mentor, 23, 29
  hercúlea, 317
Telêmaco(s), 47
  e o aluno, 46
Telemaquia, 42
Telemedicina, 286
Temário, 108
  da Mentoria FMUSP, 102
Temas médicos, 104
Teoria do apego, 65
Terapêutica, 99
Time de mentores, 91
Treinamento, 89

U

Universidade, 2

V

Videoconferência, 259

Z

Zona de desenvolvimento
  proximal, 67